YUFANG YIXUE XUEXI ZHIDAO

预防医学
学习指导

主　编：王　珍　沈旭慧
副主编：张　颖　费方荣
韩江余　孟祥勇
秘　书：刘　敏

ZHEJIANG UNIVERSITY PRESS
浙江大学出版社
·杭州·

图书在版编目（CIP）数据

预防医学学习指导 / 王珍，沈旭慧主编；张颖等副主编. —杭州：浙江大学出版社，2023.3
ISBN 978-7-308-24020-8

Ⅰ.①预… Ⅱ.①王… ②沈… ③张… Ⅲ.①预防医学—医学院校—教学参考资料 Ⅳ.①R1

中国国家版本馆 CIP 数据核字(2023)第 127444 号

预防医学学习指导
王　珍　沈旭慧　主编　　张　颖 等　副主编

责任编辑	许艺涛
责任校对	张凌静
封面设计	十木米
出版发行	浙江大学出版社
	（杭州市天目山路 148 号　邮政编码 310007）
	（网址：http://www.zjupress.com）
排　　版	杭州青翊图文设计有限公司
印　　刷	浙江新华数码印务有限公司
开　　本	787mm×1092mm　1/16
印　　张	15.5
字　　数	397 千
版 印 次	2023 年 3 月第 1 版　2023 年 3 月第 1 次印刷
书　　号	ISBN 978-7-308-24020-8
定　　价	78.00 元

前 言

预防医学是现代医学的重要分支学科，也是连接基础医学与临床医学的一类桥梁学科。2016年10月25日，中共中央、国务院发布的《“健康中国2030”规划纲要》（以下简称《纲要》）作为今后15年推进健康中国建设的行动纲领，明确提出了“推进健康中国建设要坚持预防为主”的基本理念。2020年突发的新冠疫情更是凸显了我国医学教育在应对突发公共卫生事件中存在的供给水平和支撑能力的严重不足。突发公共卫生事件暴露了复合型医疗人才的严重缺乏，同时也暴露出当今医学教育中医防割裂的弊端。因此，迫切需要高校在医学教育改革实践中加强临床与预防融合、理论教学与实践教学融合，尤其是加快推进临床医学人才预防医学教育的改革。

目前很多高等医学院校没有公共卫生专业，对于非公共卫生专业（临床医学、口腔医学、中医学和护理学等）的学生而言，预防医学相关课程是作为一个模块整合在整个课程教学体系中的。不同的学校根据自己的培养方案，开设预防医学相关课程的情况差别很大。“预防医学”这门课在各专业都有开设，但在重视程度上（比如是作为考试课还是考查课）和学时数上差别很大。本书编者在多年从事一线预防医学相关课程的教学与科研中也发现针对非公共卫生（预防医学）专业医学生的学习指导书较少且较为陈旧，因此，根据自己的教学经历和积累编写了这本适合非公共卫生（预防医学）专业医学生的学习指导书，供学生学习时参考。

本书共分为三个部分。第一部分为习题及答案，每章的主要内容包括教学大纲的各项要求（教学目的与要求、学习内容、重难点和复习思考题）、单项选择题、配伍选择题、多项选择题、简答题和论述题。在出题的时候做到尽量重点突出，重难点把握准确，各种题型的题目不重复，但在重难点知识上从不同的角度和侧面出题帮助学生理解和掌握该知识点。另外，在出某些知识点的题目时也充分体现临床与预防的融合以及理论教学与实践教学的融合。第二部分为实践内容，预防医学是应用性很强的学科，实验教学是预防医学教学的重要环节，对于培养医学生的公共卫生意识和预防医学技能具有重要作用。因此，在设计每个实践内容时，将预防医学的理论知识与实践充分结合，在教学内容、学时设置、教学方法以及考核方式等方面也从培养医学生的综合素质出发。第三部分为历年考试题及答案，在该部分精选了近2年临床医学专业学生“预防医学”考试题，以帮助学生在听课、作业和复习时做到有的放矢，减轻学生学习和考试准备的负担。

在编写本书的过程中，尽管查阅了大量的文献资料、网络资料以及同类相关书籍，但是也可能会出现一些错误或表述不当之处，诚恳希望各院校老师和同学提出宝贵意见，共同促进预防医学教辅资料的改进与提高。发现的问题请发到 2353796681@qq. com。

目 录

第一部分 习题及答案

第二部分 实验及案例讨论

第三部分 考试题型及分析

第一部分

习题及答案

第一章 绪 论

一、教学大纲要求

(一)教学目的与要求

1. 了解
(1)预防医学的价值以及在学科中的地位
(2)我国预防医学取得的成就
(3)疾病的自然史与预防机会窗
2. 熟悉
(1)预防医学的定义及内涵
(2)预防医学与基础医学和临床医学的不同特点
(3)高危人群策略与全人群策略
3. 掌握
(1)健康的内涵及决定因素
(2)健康生态模型
(3)三级预防的策略及基本内容

(二)学习内容

1. 预防医学概念、内容和特点
2. 健康的概念及决定因素
3. 健康生态模型
4. 三级预防策略
5. 医学生学习预防医学的意义

(三)本章重点

1. 健康生态模型
2. 三级预防策略

(四)本章难点

1. 健康生态模型
2. 疾病的三级预防
3. 高危人群策略与全人群策略

(五)复习思考题

1. 预防医学概念、内容和特点
2. 健康的概念及决定因素
3. 健康生态模型
4. 三级预防策略
5. 高危人群策略与全人群策略

二、单项选择题

1. 预防医学研究的主要内容是 ( )
A. 人群的健康状况
B. 环境因素的生物学效应
C. 人群中疾病发生发展的规律和影响健康的各种因素
D. 人类疾病的预防措施
E. 改善生活、生产环境,增进人群健康
2. 预防医学的研究对象着眼于 ( )
A. 个体　　B. 群体　　C. 个体和群体
D. 健康人和病人　　E. 健康人和无症状的患者
3. 从人群健康的角度,健康生态模型的哪一个层次对健康起着根本性、决定性作用? ( )
A. 核心层(先天的个体特质因素)
B. 个体行为特点
C. 人际关系网络
D. 生活和工作条件
E. 宏观条件(国家政策、社会经济)
4. 从人群健康的角度,健康生态模型的哪一个层次是决定健康的上游因素? ( )
A. 核心层(先天的个体特质因素)
B. 个体行为特点
C. 人际关系网络
D. 生活和工作条件
E. 宏观条件(国家政策、社会经济)
5. 根据疾病的自然史,疾病的病理改变已经到了可以检出的阶段,但尚未表现出相应的临床症状,该阶段属于自然史的哪个阶段? ( )

A. 健康期　　B. 病理发生期　　C. 临床前期
D. 临床期　　E. 结局

6. 根据疾病的自然史，机体在致病因素的作用下已经发生病理改变，但是尚未发展到可以检出的阶段，该阶段属于自然史的哪个阶段？（　　）
A. 健康期　　B. 病理发生期　　C. 临床前期
D. 临床期　　E. 结局

7. 以下各项中不适合采取第一级预防的是（　　）
A. 职业病
B. 心血管疾病
C. 病因不明，难以觉察预料的病
D. 脑卒中
E. 糖尿病

8. 预防并发症和伤残工作属于（　　）
A. 一级预防　　B. 二级预防　　C. 三级预防
D. 四级预防　　E. 零级预防

9. 下列哪种疾病的控制可能是一级预防，也可能是二级和三级预防？（　　）
A. 高血压　　B. 大骨节病　　C. 克山病
D. 肿瘤　　E. 职业病

10. 通过筛查以及及早诊断或治疗预后较好的疾病，除了致力于一级预防，还应该兼顾第二和第三级预防，下列哪种疾病适用于此种情况？（　　）
A. 血脂异常　　B. 大骨节病　　C. 克山病
D. 肿瘤　　E. 职业病

答案：1. C　2. E　3. E　4. E　5. C　6. B　7. C　8. C　9. A　10. A

三、配伍选择题

下列 1—17 题共用相同选项。

A. 一级预防　B. 二级预防　C. 三级预防

1. 通过采取措施消除致病因素对机体危害的影响（　　）
2. 通过提高机体的抵抗力来预防疾病的发生（　　）
3. 在疾病的临床前期通过进行分子或遗传学诊断，早期发现疾病（　　）
4. 在疾病的致病因子还没有进入环境之前就采取预防性措施（　　）
5. 通过颁布一系列法律或法规，预防有害健康的因素进入生活环境（　　）
6. 发现传染性疾病，尽早报告（　　）
7. 提供清洁安全的饮用水和食品（　　）
8. 禁止公共场所吸烟（　　）
9. 对患者进行积极有效的治疗（　　）
10. 利用各种媒体开展的公共健康教育（　　）

11. 有组织地进行预防接种，提高人群免疫水平，预防疾病 ( )
12. 发现传染性疾病，尽早隔离 ( )
13. 禁止近亲结婚，预防遗传性疾病 ( )
14. 针对某些疾病的高危个体服用药物预防疾病的发生 ( )
15. 对丧失劳动能力生活不能自理的患者提供监护或长期照料 ( )
16. 病因明确而且是人为的疾病，应采取的预防措施 ( )
17. 病因或危险因素不明又难以觉察的疾病，应采取的预防措施 ( )

答案：1. A 2. A 3. B 4. A 5. A 6. B 7. A 8. A 9. C 10. A 11. A 12. B 13. A 14. A 15. C 16. A 17. C

四、多项选择题

1. 关于健康的组成，下列哪些选项是对的？ ( )

A. 身体 B. 智力 C. 情绪
D. 精神 E. 人际交往和社会适应

2. 关于预防医学不同于临床医学的特点，下列哪些选项是对的？ ( )

A. 预防医学的工作对象包括个体及确定的群体
B. 预防医学主要着眼于健康和无症状的患者
C. 研究方法上注重微观和宏观相结合
D. 预防医学的研究重点为影响健康的因素与人群健康的关系
E. 预防医学采取的三级预防策略更具有积极的预防作用

答案：1. ABCDE 2. ABCDE

五、简答题

1. 简述三次世界公共卫生革命的主要内容及采取的社会卫生策略。

参考答案：

(1)第一次卫生革命，以传染病、寄生虫病和地方病为主要防治对象。社会卫生策略主要是国家制定卫生措施，研究有效疫苗，推广广泛免疫接种计划，推行消、杀、灭等综合性卫生措施，使急、慢性传染病的发病率和死亡率大幅度下降，平均期望寿命延长。

(2)第二次卫生革命，以慢性非传染性疾病为主要防治对象，主要是心脑血管系统疾病、恶性肿瘤、意外伤害、精神病等。社会卫生策略主要是发展早期诊断技术、提高治疗效果、加强疾病监测，提倡建立健康的生活行为方式，不吸烟、不酗酒、不吸毒，提出合理营养与体育锻炼等综合性卫生措施，才有可能降低慢性非传染性疾病的发病率和死亡率。

(3)第三次卫生革命，以提高生活质量，促进人类健康长寿为目标，社会卫生策略注重健康促进策略，应当涵盖决策指挥系统、新型公共卫生体系建设、预防控制系统、执法监督系统、信息系统、应急反应系统、医疗救治系统、后勤保障系统等，以合力保障社会群众生命健康。

2. 什么是健康疾病连续带理论？

参考答案：

从个体来讲，一个人从健康→疾病→健康（或死亡）可以认为是一个连续的过程，称为个体水平的健康疾病连续带理论。

从群体来讲，一个群体从健康高分布（健康问题低分布）→健康低分布（健康问题高分布）→健康高分布（健康问题低分布），也是一个连续的过程，称为群体水平的健康疾病连续带理论。

3. 简述健康的概念及其组成。

参考答案：

世界卫生组织提出的健康概念指的是：健康是身体、心理和社会适应的完好状态，而不仅是没有疾病和虚弱。

健康由三个维度组成：(1)身体维度，主要指的是生理和结构特征方面（体重、视力、力量、协调性、耐力、对疾病的易感性和恢复力等，是身体健康的最重要部分）；(2)心理维度，又细分为智力（接受和处理信息的能力，是健康素养的重要方面）、情绪（主要表现为生气、快乐、害怕、同情、罪恶、爱和恨等，指的是看待现实社会、处理压力、灵活和妥善处理冲突的能力）和精神（个体对整个宇宙的认识、人类行为的本性、服务他人的愿望等）；(3)人际交往和社会适应能力，即社交能力。

4. 谈谈你对健康生态模型的理解。

参考答案：

健康生态模型的理解主要从三个方面阐述：(1)模型结构层次，从内到外指的是个体特质、个体行为、人际网络、生活和工作条件、社会宏观因素；(2)模型强调个体因素和环境因素的相互作用；(3)各层次结构地位或关系，社会宏观因素是起着决定性作用的影响个体和人群健康的上游因素，心理和行为生活方式是中游因素，个体特质和生物因素是下游因素。

5. 世界卫生组织提出的“五星级医生”需要具备哪五个方面的能力？

参考答案：

世界卫生组织提出的“五星级医生”需要具备以下五个方面的能力：(1)卫生保健的提供者，能根据病人预防、治疗和康复的需要，提供卫生服务；(2)医疗决策者，能从伦理、费用以及病人多方面的情况综合考虑各种诊疗技术；(3)健康教育者，即医生不只是诊疗疾病，更应该承担健康教育的任务，主动有效地促进个体和群体健康；(4)社区领导者，即能参与社区卫生决策，根据个人、社区和社会对卫生保健的需求做出适应的反应；(5)服务管理者，即协同卫生部门及其他社会机构开展卫生保健工作，真正做到人人享有卫生保健。

六、论述题

1. 结合疾病的自然史论述疾病的三级预防策略及防治要点。

参考答案：具体见表 1-1。

表 1-1　疾病的三级预防策略及防治要点

疾病的阶段		预防策略	预防要点
健康期	无已知的危险因素暴露	一级预防	健康促进与健康保护(如健康宣教)
	疾病的易感性	一级预防	特殊的保护措施(如预防接种)
	临床前期	二级预防	慢性非传染性疾病(三早);慢性传染性疾病(五早)
临床期	早期治疗	三级预防	加强自我管理能力,治疗疾病,防止并发症的发生
	后期治疗	三级预防	加强失能者的功能和心理康复,长期照料

2. 论述高危人群策略与全人群策略的概念和内涵。

参考答案:

高危人群策略(high-risk strategy)是以临床医学思维为导向的实现第一级预防的策略。高危人群策略是对未来发病风险高的一小部分个体,针对致病危险因素采取有针对性的措施,降低危险暴露水平及其未来发病的风险。

全人群策略(population-based strategy)是以公共卫生思维为导向的实现第一级预防的策略。全人群策略不需要确定哪些个体未来发生疾病的风险高,哪些风险低,而是通过消除有害暴露,尤其是那些个体难以觉察或控制的环境暴露,或针对人群中有害暴露的决定因素,即病因采取措施,降低整个人群有害暴露的水平,进而降低人群总的疾病负担(见表 1-2)。

表 1-2　高危人群策略与全人群策略的情况分析

分析条件	全人群策略	高危人群策略
针对人群	全人群	高危人群
危险因素	病因链上的远端因素(根本性因素,本质因素)	病因链上的近端因素(非根本性因素,现象因素)
采取策略	卫生政策法规、健康教育、健康促进、社区预防服务(实施主体为社区公共卫生人员)	筛检、临床预防服务(实施主体是临床医护人员)
预防策略	一级预防	一级或二级预防
优点	人群覆盖面广、成本低、解决健康的根本性问题、有效降低整个人群风险因素的作用	针对性强、效果明显、易于被理解和接受、解决燃眉之急、显著降低高危人群疾病风险作用
缺点	针对性差、个体效果不明显、不易于被群体接受	标签效应、药物预防(预防性治疗)问题(药物费用、不良反应、个体长期服药的依从性)

3. 以糖尿病为例，论述疾病的三级预防。

参考答案：

糖尿病的一级预防指的是预防糖尿病的发生，针对的是血糖正常的健康人群。采取的主要措施是针对公众的健康教育，提高公民对糖尿病危害的认识，践行健康的生活方式。比如，建议正常血糖患者通过限制高糖和高脂饮食，多吃富含纤维素和维生素的蔬菜和水果，防止能量过多摄入，增强运动，保持体重，坚持好的生活习惯，这样才能够有效地预防血糖升高的发生。

糖尿病的二级预防主要是关注糖尿病的高危人群，定期健康筛查，尽量做到糖尿病的早发现、早诊断和早治疗。糖尿病的高危人群主要包括：(1)家族中有糖尿病病史者；(2)体重超重或者肥胖者；(3)年龄大于 40 岁者；(4)有高血压、高血脂和心脑血管疾病病史者；(5)有多囊卵巢综合征的病史或者有妊娠糖尿病的病史，以及既往分娩过巨大儿者；(6)静坐式的生活方式，长期不从事体力劳动者；(7)长期使用特殊药物，如利尿剂、糖皮质激素者等。

糖尿病的三级预防是针对病人的预防措施，强调糖尿病的规范治疗和疾病管理，预防并发症的发生。主要的措施包括：(1)定期地进行眼底并发症筛查，及时发现眼底病变，预防失明；(2)严格控制好血糖和血压，适当地限制蛋白，及时治疗预防肾功能衰竭，延缓糖尿病肾病的发生与发展；(3)做好双足的保护，任何时候不赤脚，鞋袜合适，特别是冬天双足不用热水袋或取暖器取暖，预防糖尿病足的发生以及降低截肢的风险。

（王珍、韩江余）

第二章　临床预防服务概论

一、教学大纲要求

（一）教学目的与要求

1. 了解
(1)临床预防服务的意义
(2)健康管理的概念及特点
(3)健康管理与临床预防服务的区别
2. 熟悉
(1)循证临床预防服务内容确定的方法
(2)健康维护计划的实施步骤
3. 掌握
(1)临床预防服务的概念及内涵
(2)临床预防服务的内容与实施原则
(3)健康危险因素评估

（二）学习内容

1. 临床预防服务的概念及内涵
2. 临床预防服务的内容与实施原则
3. 循证临床预防服务内容确定的方法
4. 健康维护计划的实施步骤
5. 健康危险因素评估

（三）本章重点

1. 临床预防服务的概念、内涵、主要内容
2. 健康危险因素评估

(四)本章难点

1.循证临床预防服务内容确定的方法
2.健康维护计划的实施步骤
3.健康危险因素评估

(五)复习思考题

1.临床预防服务的概念、内涵、主要内容
2.循证临床预防服务内容确定的方法
3.健康危险因素评估

二、单项选择题

1.以下对临床预防服务的描述最准确的是　(　　)
A.一种临床治疗服务
B.一种基层卫生服务
C.在临床场所下实施第一级、第二级预防结合的服务
D.在临床场所下实施第三级预防服务
E.在社区中实施的治疗服务

2.临床预防服务的对象是　(　　)
A.健康人　B.患者　C.无症状患者
D.健康人和无症状患者　E.病人和无症状患者

3.采用化学预防的对象主要是　(　　)
A.已出现症状的病人　B.有既往病史的人　C.正在治疗的人
D.正在康复的人　E.无症状的人

4.临床预防服务的首要步骤一般是　(　　)
A.收集健康信息
B.疾病危险性评价
C.制订健康改善计划
D.制订健康改善计划并实施
E.疾病风险预测

5.临床预防服务内容中成本效果最好的是　(　　)
A.健康咨询与教育　B.健康筛检　C.免疫接种
D.化学预防　E.以上都不对

6.针对结直肠癌的筛检:建议多少年龄以上的人进行1次大便隐血试验或不定期乙状结肠镜检查,或两者同时采用,如果结果正常,一般每3～5年检查1次?　(　　)
A.60岁　B.50岁　C.40岁
D.30岁　E.45岁

7. 大肠癌最准确的筛检方法是 （　）

A. 指检　B. 潜血　C. 肠镜

D. 体检　E. 钡餐

8. 针对子宫颈癌筛检，建议多少年龄以上的一切有性生活的妇女每1～3年进行1次脱落细胞涂片检查，如果检查结果正常，可以到65岁停止检查？ （　）

A. 30岁　B. 35岁　C. 40岁

D. 45岁　E. 25岁

9. 下列哪项不是临床预防服务的内容？ （　）

A. 健康咨询　B. 健康筛检　C. 化学预防

D. 临床经济学评价　E. 免疫接种

10. 化学预防是指对无症状的人使用药物、营养素、生物制剂或其他天然物质作为预防措施，提高群体抵抗疾病的能力以预防某些疾病，化学预防属于哪级预防的范畴？ （　）

A. 第一级预防　B. 第二级预防　C. 第三级预防

D. 综合预防　E. 零级预防

11. 以下关于化学预防的叙述，错误的是 （　）

A. 已出现症状的患者服用物质来治疗疾病不在化学预防之列

B. 有既往史的人使用预防化学物质也是化学预防

C. 孕期妇女补充叶酸降低神经管缺陷婴儿出生的危险

D. 补充氟化物降低龋齿患病率

E. 对育龄或怀孕的妇女和幼儿补充含铁物质来降低罹患缺铁性贫血的危险

答案：1. C　2. D　3. E　4. A　5. A　6. B　7. C　8. A　9. D　10. A　11. B

三、配伍选择题

下列1—6题共用相同选项。

A. 一级预防　B. 二级预防　C. 三级预防

1. 运用快速、简便的体格检查或实验室检查等手段，在健康人中发现未被识别的患者或有健康缺陷的人，以便及早进行干预 （　）

2. 对无症状的人使用药物、营养素、生物制剂或其他天然物质作为预防措施，提高群体抵抗疾病的能力以预防某些疾病 （　）

3. 对育龄或怀孕的妇女和幼儿补充含铁物质来降低罹患缺铁性贫血的危险 （　）

4. 孕期妇女补充叶酸降低神经管缺陷婴儿出生的危险 （　）

5. 已出现症状的患者服用药物来治疗疾病 （　）

6. 控制高血压以预防冠心病和脑卒中 （　）

答案：1. B　2. A　3. A　4. A　5. C　6. C

四、多项选择题

1. 以下关于化学预防的说法正确的是　　　　　　　　　　　　　　　　（　　）

A. 已出现症状的患者服用药物来治疗疾病不在化学预防之列

B. 有既往史的人使用预防化学物质也是化学预防

C. 孕期妇女补充叶酸降低神经管缺陷婴儿出生的危险

D. 补充氟化物降低龋齿患病率

E. 对育龄或怀孕的妇女和幼儿补充含铁物质来降低罹患缺铁性贫血的危险

2. 临床预防服务的主要内容包括　　　　　　　　　　　　　　　　　　（　　）

A. 健康咨询　　　　B. 健康筛检　　　　C. 化学预防

D. 药物治疗　　　　E. 预防性治疗

3. 健康危险因素评价不是一种独立于常规的患者诊疗过程的工作，而是指在临床工作中通过适当的训练后，从一些基本的临床工作中收集有关个体的危险因素信息，为下一步对危险因素的个体化干预提供依据，这些基本的临床工作主要包括下列哪些过程？（　　）

A. 采集病史　　　　B. 体格检查　　　　C. 实验室检查

D. 临床治疗　　　　E. 住院治疗

4. 健康筛检是指运用快速、简便的体格检查或实验室检查等手段，在健康人中发现未被识别的患者或有健康缺陷的人，以便及早进行干预。以下有关健康筛检概念的叙述不准确的是　　　　　　　　　　　　　　　　　　　　　　　　　　　　（　　）

A. 临床预防服务中特有的内容

B. 属于二级预防

C. 是求医者获取健康知识，从而自觉采纳有益于健康行为的方法

D. 通过筛检可有效发现部分早期疾病

E. 门诊就诊时应该常规检查血压

答案：1. ACDE　　2. ABCE　　3. ABC　　4. AC

五、简答题

1. 临床预防服务由临床医务人员提供的优势有哪些？

参考答案：

(1)实现了治疗与预防一体化的医疗卫生保健服务，是当今最佳的医学服务模式。

(2)临床医务人员占比较大，普通人群中的绝大多数每年至少去看医生 1 次，有机会与就医者进行面对面交流，便于临床医务人员将预防保健与日常诊疗工作进行有机整合。

(3)临床医务人员与就医者进行面对面交流，有助于医务人员掌握第一手资料，提出有针对性的预防和治疗措施。

(4)就医者对临床医务人员的建议和忠告有较大的依从性。

(5)许多预防性服务，比如宫颈脱落细胞涂片、乙状结肠镜检查等由临床医生开展。

2. 简述临床医生开展临床预防服务需要掌握的知识和技能。

参考答案：

(1)鉴别和评估个体疾病危险因素的方法与技能。

(2)应用生物、行为和环境的方法，纠正或减少疾病/损伤的危险因素，并能进行有针对性的健康咨询，提供个性化的健康处方。

(3)掌握组织管理和协调能力，将临床工作和预防工作相结合，成为开展个体健康促进活动的实践者。

(4)对社区各类人群进行健康危险因素评估，减少人群健康危险因素，并通过多种手段在社区实施健康促进活动，成为利用预防策略信息和资源的倡导者。

(5)评估用于减少个人和社区危险因素的技术的有效性，成为医生、工作场所和政府对临床预防服务发展和评价的顾问。

3. 简述临床预防服务的实施原则。

参考答案：

(1)重视危险因素的收集，全面收集就医者的资料是临床预防服务的基础。

(2)医患双方的共同决策。

(3)注重连续性，即医生与患者建立起长期的联系以及对就医者的资料收集及管理的连续性。

(4)以健康咨询为先导。

(5)合理选择健康筛检的内容。

(6)根据不同年龄阶段的特点开展有针对性的临床预防服务。

4. 简述临床预防服务过程中，初次就医者中，所需要了解的就医者重要健康危险因素信息的主要内容。

参考答案：需要重点考虑的主要内容见表 2-1。

表 2-1　重要健康危险因素筛查的主要内容

1. 关于吸烟问题(是否吸烟、吸烟量)
2. 身体活动情况
3. 日常饮食习惯
4. 饮酒情况
5. 婚外性生活(先询问周围朋友是否有，再问就诊者，避免就诊者尴尬)
6. 吸食毒品情况(先询问周围朋友是否有，再问就诊者，避免就诊者尴尬)
7. 遵守交通规则情况(比如不遵守交通法规、酒后驾车等)
8. 口腔卫生习惯(刷牙习惯、牙齿是否经常出血、看牙医等)
9. 心理健康问题
10. 就诊前是否患有某些身体疾患(心脏病、癌症、糖尿病、传染性疾病)
11. 是否有心脏病、癌症、糖尿病等家族史
12. 现在的工作情况以及过往的工作经历
13. 最近一次免疫接种情况以及过往接种情况
14. 最近一次体检情况
15. 主要用药史

六、论述题

1. 论述临床预防服务的概念内涵。

参考答案：

(1)临床预防服务是指在临床场所对健康者和无症状的“患者”病伤危险因素进行评价，然后实施个体的预防干预措施来预防疾病和促进健康。

(2)服务的提供者为临床医务人员。服务地点为临床场所（包括社区卫生服务工作者在家庭和社区场所）。

(3)临床预防服务的对象为“无症状”和“健康”个体，并非指病人目前没有任何主诉，而是针对某些严重威胁生命的特定疾病而言，目前没有相应的症状和体征。这要求医生在处理目前病人疾病的同时，着眼于他/她将来的健康问题。

(4)临床预防主要是针对慢性病防治中的缺陷和不足提出的，在慢性病的自然病史中，临床疾病只是其中的一个环节，必须对其全程关注，尤其是注重早期的病因预防才能使慢性病得到合理控制。

(5)临床预防服务是将第一级预防和第二级预防相结合，推行临床与预防一体化的服务。

(6)临床预防服务强调以个人和家庭的健康意识、生活方式与个人行为相关危险因素等健康危险因素为干预重点。

(7)在具体实施上，临床预防服务尤其注重个体不良行为生活方式等危险因素的收集和纠正，强调医患双方以相互尊重的方式进行健康咨询并共同决策，以实现疾病的早期诊断，早期治疗，推行临床预防服务的一体化、连续性的卫生保健服务。

2. 论述临床预防服务的内容。

参考答案：

(1)对求医者的健康咨询(health counseling)指通过收集求医者的健康危险因素，与求医者共同制订改变不良健康行为的计划，随访求医者执行计划的情况等一系列有组织、有计划的教育活动，促使他们自觉地采纳有益于健康的行为和生活方式，消除或减轻影响健康的危险因素，预防疾病、促进健康、提高生活质量。建议开展的健康咨询内容包括：①劝阻吸烟；②倡导有规律的身体活动；③增进健康饮食；④保持正常体重；⑤预防意外伤害和事故；⑥预防人类免疫缺陷病毒。

(2)健康筛检(screening)指运用快速、简便的测试、体格检查或实验室检查等手段，在健康人群中发现未被识别的可疑患者、缺陷者及高危个体的一项预防措施。目前常用且较为有效的筛查项目有：①定期血压测量；②体重测量；③胆固醇的测定；④视敏度筛查；⑤子宫颈癌筛查；⑥乳腺癌筛查；⑦结肠、直肠癌筛查；⑧听力测试；⑨口腔检查等。

(3)免疫接种(immunization)指接种各种疫苗等免疫源后，使机体自动产生特异性免疫力，从而提高人群免疫力以达到保护个体免于发病或构成人群免疫屏障而控制疾病流行，甚至消灭某些疾病。

(4)化学预防(chemoprophylaxis)指对无症状的人使用药物、营养素（包括矿物质）、生物制剂或其他天然物质作为第一级预防措施，提高人群抵抗疾病的能力以防止某些疾病的发生。常用的化学预防方法包括：①对育龄或怀孕的妇女和幼儿补充含铁物质来降低罹患缺铁性贫血的危险；②补充氟化物降低龋齿患病率（高氟地区不可）；③孕期妇女补充叶酸降低神经管缺陷婴儿出生的危险；④绝经后妇女使用雌激素预防骨质疏松和心脏病；⑤阿司匹林预防心脏病、脑卒中，以及可能的肿瘤。

(5)预防性治疗（preventive treatment）指通过应用一些治疗的手段，预防某一疾病从一个阶段进展到更为严重阶段，或预防从某一较轻疾病发展为另一较为严重疾病的方法。比如早期糖尿病的血糖控制（包括饮食和身体活动等行为的干预以及药物治疗）预防将来可能出现更为严重的并发症；手术切除肠道息肉，预防可能发展为严重的大肠癌。

3. 论述基于循证确定临床预防服务内容的方法或步骤。

参考答案：

(1)选择所要解决的健康问题、确定与其相关的危险因素

疾病的选择，基于下列六条标准：①疾病的严重程度；②未确定合理性的干预措施；③实时性；④考虑成本；⑤数据资料的可获得性；⑥评估的可行性。

危险因素的选择，从两个方面考虑：①导致疾病发生的危险因素在人群中的流行情况；②危险因素对疾病的影响大小。一般优先选择在人群中流行广且影响大的危险因素。

(2)干预效果的评价

干预效果的评价，干预效果用影响程度来评价。影响程度是指干预措施导致人群健康改善的净效益。“净效益”为干预产生的“益处”减去干预所导致的“不良影响”。“净效益”正是判断干预效果好坏的根本原则。因此，干预效果的评价需要考虑两点：①干预能否减少疾病的发病率或降低疾病的严重程度；②干预是否增加了副作用，比如引发其他的疾病、对经济的影响、医源性损伤、时间上的消耗、伦理道德上的影响等。在评价干预措施的效果时还应该充分考虑干预效果的评价是否来自最有说服力的证据，比如设计是否精良以及干预措施是否得到完全正确的实施。

(3)干预措施的特征评价

除了评价干预措施的有效性外，还需要对干预措施的其他特征进行评价，比如操作的难易程度、费用、安全性和可接受性。

(4)循证证据质量的评价

在对疾病负担、危险因素、预防干预措施进行阐述时，都要基于文献评价进行科学阐述，并对所形成的相关证据进行证据等级评定。

4. 论述个体化健康维护计划的概念及制订原则。

参考答案：

(1)健康维护计划的概念

健康维护计划是指在特定的时期内，依据患者的年龄、性别以及具体的危险因素等而计划进行的一系列干预措施。

(2)制订原则

①健康为导向的原则。临床预防服务的核心思想是以健康为中心，因此制订健康维护计划要充分调动个体的主观能动性。

②个体化原则。每个人的健康状况和健康危险因素不一样，个体的生活方式以及兴趣

爱好也不一样，因此健康维护计划应根据个体的具体情况具体制订。

③综合性利用的原则。健康维护计划由一揽子健康促进方案组成，是全方位和多层次的。从健康干预的角度来看，包括生理的、心理的以及社会适应三个层面。从具体的管理项目来看，包括体检方案、系统性的保健方案、健康教育处方、运动及饮食指导等内容。

④动态性原则。个体的健康状况及危险因素是不断变化的，因此要经常对服务对象进行随访，并根据服务对象的变化情况进行相应的调整。

⑤个体积极参与的原则。个体化健康维护计划改变了以往被动型的健康保健模式，增加了个人健康促进活动的主动性和参与性，因此，服务对象的参与与配合极其重要。

（张颖、王珍）

第三章　健康相关行为

一、教学大纲要求

(一)教学目的与要求

1. 了解
(1)健康教育的主要活动领域及其基本策略
(2)健康教育与健康促进的联系与区别
2. 熟悉
(1)健康教育与健康促进的定义
(2)影响健康行为的主要因素
(3)行为改变的阶段模式
(4)社会认知理论
3. 掌握
(1)健康信念模式的基本内容
(2)健康咨询的基本模式与原则

(二)学习内容

1. 健康教育与健康促进的定义
2. 健康教育的主要活动领域及其基本策略
3. 影响健康行为的主要因素及健康行为改变的理论
4. 健康咨询的基本模式与原则

(三)本章重点

1. 影响健康行为的主要因素及健康行为改变的理论
2. 健康咨询的基本模式与原则

(四)本章难点

1. 健康信念模式的基本内容

2. 行为改变的阶段模式

3. 社会认知理论

(五)复习思考题

1. 如何将健康信念模式的基本内容融入健康教育课题设计或者健康教育的实践中?

2. 如何将健康咨询的基本模式与原则整合到临床医学实践环节?

二、单项选择题

1. 下列关于健康促进的概念说法正确的是 ( )

A. 包括健康教育及能促使行为与环境向有利于健康改变的相关组织、政策及经济干预的综合

B. 促使人们自觉地采纳有益于健康的行为和生活方式

C. 包括卫生宣传和健康教育两部分

D. 预防疾病、促进健康和提高生活质量

E. 提供改变行为所必需的知识、技能与服务,并促使人们合理地利用这些服务

2. 下列哪项不是健康促进的基本策略? ( )

A. 倡导　　B. 促成　　C. 增权

D. 协调　　E. 教育

3. 健康促进的核心是 ( )

A. 教育　　B. 行为改变　　C. 增权

D. 环境改变　　E. 社会干预

4. 下列哪项不是适合应用于个体水平的理论或模式? ( )

A. 健康信念模式　　B. 阶段变化理论　　C. 理性行为理论

D. 计划行为理论　　E. 社会认知理论

5. 下列哪项是适合应用于人际水平的理论或模式? ( )

A. 健康信念模式　　B. 阶段变化理论　　C. 理性行为理论

D. 计划行为理论　　E. 社会认知理论

6. 如果某人戒烟后得到了单位的奖励,他的同事也因此开始戒烟。这反映的是下列哪种现象? ( )

A. 间接强化　　B. 自我强化　　C. 观察学习

D. 自我控制　　E. 自我监测

7. 下列哪条不属于健康信念模式的核心? ( )

A. 个人对疾病易感性的认知

B. 个人对疾病严重性的认知

C. 个人对预防性行为相对益处的认知

D. 个人对预防性行为可能面临障碍的认知

E. 个人对实施或放弃某一健康行为的自信力的认知

8. 某肥胖患者，每周至少有一天达到30分钟的中等强度体力活动，但活动不规律，没有达到推荐的合理运动量。请问若用阶段变化模式来评价其所处的行为变化阶段是 （　　）

A. 无打算阶段　　B. 打算阶段　　C. 准备阶段

D. 行动阶段　　E. 维持阶段

9. 有位中年妇女，孩子得了病之后，并不带孩子到医院看病，而喜欢到庙中求神拜佛，这种行为属 （　　）

A. 不良病人角色行为　　B. C型行为　　C. A型行为

D. 预防性行为　　E. 违规行为

10. 某出租车司机开车从来不系安全带，他这是缺乏以下哪种行为的表现 （　　）

A. 预防性健康行为　　B. 病人角色行为　　C. A型行为

D. 生病行为　　E. 违规行为

11. 张阿姨看见自己丈夫坚持锻炼一个月后血压明显下降，她也开始进行锻炼，她的这种行为属于 （　　）

A. 观察学习　　B. 自我控制　　C. 自我监测

D. 角色示范　　E. 以上都不是

答案：1. A　2. E　3. C　4. E　5. E　6. A　7. E　8. C　9. A　10. A　11. A

三、配伍选择题

下列1—7题共用相同选项。

A. 倾向因素　　B. 促成因素　　C. 强化因素

1. 为行为改变提供动机或理由的先行因素 （　　）

2. 允许行为动机或愿望得以实现的先行因素，即实现或达到某行为所必需的技术和资源 （　　）

3. 是产生某种行为的动机或愿望或者诱发某种行为的因素 （　　）

4. 产生某种行为的知识、信念、价值观、态度及自信心、技能或自我效能 （　　）

5. 健康饮食的供给、开展干预性项目所需要的必备资源、行为改变所必需的新技能、医疗卫生服务支持 （　　）

6. 戒烟过程中家庭和同事的支持 （　　）

7. 实施某健康相关行为后的社会效益（受到尊重）、生理效益（减轻痛苦和焦虑）、心理效应（感到愉悦）和经济效益（节省开支） （　　）

答案：1. A　2. B　3. A　4. A　5. B　6. C　7. C

四、多项选择题

1. 下列关于健康教育的描述说法正确的是 （　　）

A. 健康教育是旨在帮助对象个体或人群改善健康相关行为的系统性社会活动

B. 健康教育是在调查基础上采用健康信息传播等干预措施促使人群或个体自觉采纳

有益于健康的行为或生活方式

C. 健康行为是健康教育的核心

D. 健康教育涵盖了健康和疾病连续谱的全过程

E. 健康教育几乎可以在任何场所进行

2. 下列关于健康促进的描述说法正确的是 ( )

A. 包括健康教育及能促使行为与环境向有利于健康改变的相关组织、政策及经济干预的综合

B. 健康促进是在健康教育基础上发展起来的帮助个体或群体建立健康行为的重要的战略或方法

C. 健康促进是指一切能够促使行为和生活条件向有益于健康改变的教育和环境支持的综合体

D. 健康促进等于健康教育加上环境支持

E. 促使人们维护和提高他们自身健康的过程，是协调人类与环境的战略，它规定个人与社会对健康各自所负的责任

3. 下列哪些是健康促进的基本策略？ ( )

A. 倡导　　B. 促成　　C. 增权

D. 协调　　E. 教育

4. 下列哪些适合应用于个体水平的理论或模式？ ( )

A. 健康信念模式　　B. 阶段变化理论　　C. 理性行为理论

D. 计划行为理论　　E. 社会认知理论

5. 下列哪些适合应用于社区或群体水平的理论或模式？ ( )

A. 健康信念模式

B. 阶段变化理论

C. 理性行为理论和计划行为理论

D. 社会组织模型

E. 创新扩散理论

6. 下列哪些属于健康信念模式的核心？ ( )

A. 个人对疾病易感性的认知

B. 个人对疾病严重性的认知

C. 个人对预防性行为相对益处的认知

D. 个人对预防性行为可能面临障碍的认知

E. 个人对实施或放弃某一健康行为的自信力的认知

答案：1. ABCDE　　2. ABCDE　　3. ABCD　　4. ABCD　　5. DE　　6. ABCD

五、简答题

1. 简述健康相关行为的概念、促进健康的行为、危害健康的行为。

参考答案：

(1)健康相关行为，指人类个体和群体与健康和疾病有关的行为，分为促进健康的行为

和危害健康的行为。

(2)促进健康的行为,指与促进、维护或恢复健康相关的个体心理、情感状态和外显的行为模式,主要包括:①日常生活中有益于健康的基本行为(比如合理饮食、运动、良好的心态和人际关系等);②预警行为;③保健行为;④避开环境危害等行为;⑤戒除不良嗜好等。

促进健康的行为具有五方面的主要特征:①有利于自身和他人健康;②有规律;③外显行为与内在认知和情绪无冲突;④与环境和谐;⑤强度与频度适宜。

(3)危害健康行为,指不利于自身和他人健康的一组行为,主要包括:①不良生活方式(如酗酒、吸烟、爱吃零食、暴饮暴食等);②致病性行为模式(A 型和 C 型行为模式);③不良疾病行为(疑病、讳疾忌医、不遵医嘱、自暴自弃、迷信等);④违规行为(滥用药物、酒后驾车等)。

2. 简述 A 型行为模式和 C 型行为模式。

参考答案:

(1)A 型行为模式的特点:①做事动作快、具有时间紧迫感,大声和爆发性地讲话,竞争意识强;②核心行为表现为不耐烦和敌意。冠心病的发病率、复发率和病死率高于其他人 2～4 倍。

(2)C 型行为模式的核心表现为情绪好压抑、自我克制、表面处处依顺、谦和善忍、回避矛盾,内心却是强压怒火、爱生闷气。主要导致的结果是癌症发病率高于其他人 3 倍,并易发生转移。

3. 简述健康教育的基本概念及基本特征。

参考答案:

(1)健康教育是通过信息传播和行为干预,帮助个人和群众掌握卫生保健知识,树立健康观念,自愿采纳有利于健康行为和生活方式的教育活动与过程。健康教育的目的是消除或减轻影响健康的危险因素,预防疾病,促进健康和提高生活质量。

(2)健康教育的基本特征

①健康教育是有计划、有组织、有系统、有评价的教育与社会活动。

②健康教育的核心是帮助人们树立健康意识,建立健康行为和生活方式,追求“知—信—行”的统一(知识是基础,信念是动力,行为是目标)。

③实施健康教育的前提是调查研究,基本策略是信息传播、行为干预。正确的信息是行为转变的基础,行为干预是实现健康教育目标的手段。健康教育应该提供必需的知识、技能和服务,帮助个体、群体转变行为。

④健康教育的场所遍及社区、医院、学校、工厂、公共场所等。不同的场所有不同的目标人群、教育内容和教育方式。

4. 简述健康促进的基本概念及基本特征。

参考答案:

(1)健康促进是促使人们提高、维护和改善他们自身健康的过程。是指一切能促使行为和生活条件向有益于健康改变的教育和生态环境支持的综合体,其中环境包括社会、政治、经济和自然环境,而支持包括政策、立法、财政、组织、社会开发等各个系统。

(2)健康促进的基本特征

①健康促进是健康与环境的整合,强调人与环境的协调发展。

②健康促进涉及整个人群的健康和生活的各个层面,而非仅限于疾病预防。是以健康为中心的全民教育,强调个体和群体有组织地参与。

③在疾病的三级预防中,健康促进强调一级预防甚至更早阶段,即避免暴露于各种行为、心理、社会、环境的危险因素,全面增进健康素质,促进健康。

④健康促进的核心策略是社会动员,强调个体、家庭、社区和各种群体积极地参与。

⑤健康促进工作主体不仅是卫生部门,还包括各个领域和有关部门。

5. 简述健康促进的 5 大活动领域。

参考答案:

(1)建立促进健康的公共卫生政策。

(2)创建健康支持环境。

(3)加强社会行动。

(4)发展个体技能。

(5)调整卫生服务的方向。

6. 简述健康教育与健康促进的关系与区别。

参考答案:

(1)健康教育是先导(具有造势功能),健康促进是发展方向和目标。

(2)健康教育对目标人群的作用需要自觉性,而健康促进具有约束性。

(3)健康促进涉及整个人群和人们生活的各个方面。

(4)健康促进强调一级预防甚至更早预防。

(5)健康促进融客观的支持和主观的参与于一体。

(6)健康教育和健康促进以行为改变为目标,以健康为最终目的。

7. 简述健康信念模式与行为改变阶段模式的区别与联系。

参考答案:

(1)健康信念模式是从行为诱发的角度来探讨人们行为变化的原因。

(2)行为改变阶段模式是从一个动态的过程来描述人们的行为变化。

(3)两者之间存在一定的关系,比如在行为改变无打算阶段以及打算阶段,可以利用健康信念模式,使患者认识到行为导致疾病的严重性与易感性,以及行为改变的好处与障碍,从而提高行为改变的动机。

8. 简述在帮助患者建立健康相关行为、制定可行性目标的过程中采用的 SMART 原则是什么?

参考答案:

SMART 原则是指为了使制定的目标能够准时高效完成的情况下所制定的目标执行准则。

(1)S(Specific):保证目标具体。

(2)M(Measurable):可以测量。

(3)A(Action-oriented):以行动为导向。

(4)R(Reality):可以实现。

(5)T(Time-oriented):时间结点明确。

六、论述题

1. 论述中国当前面临的主要健康问题及挑战。

参考答案:

(1)传染病仍然是当前严重威胁人民群众生命健康的主要疾病。我国是发展中的人口大国,传染病的危害尤为严重,如艾滋病、血吸虫病、结核病、病毒性肝炎、SARS、新型冠状病毒等重大传染病流行态势十分严峻。

(2)新发和再发传染病的不断出现,已不仅是一个公共卫生问题,而是事关国家安全问题。传染性非典型肺炎(SARS)、甲型 H1N1 流感、新型冠状病毒等暴发流行,均对社会产生了重大影响。

(3)慢性非传染性疾病对人民健康的危害加剧。高血压、心脑血管疾病、肿瘤、糖尿病、慢性阻塞性肺疾病(COPD)等慢病引起的死亡比例不断增加,已成为我国居民最重要的死因。同时,慢病发病呈现年轻化趋势。

(4)职业病将长期存在,危害严重。

(5)精神卫生和心理健康问题日益突出。儿童的行为问题、大中学生的心理卫生问题、职业心理健康问题、妇女的产后和更年期抑郁、老年期精神障碍、酒精与麻醉药品滥用以及自杀等问题明显增多。精神卫生问题是公共卫生问题,同时也是社会问题。

(6)意外伤害发生率在我国不断上升。意外伤害是全球各国面临的一个重要的公共卫生问题,越来越引起预防医学研究领域的重视。目前,全球每年有500余万人死于伤害和暴力行为,在大多数国家,伤害都已列入死因的前五位。伤害死亡的前三位死因是自杀、交通事故和溺亡。

(7)人口老龄化带来的问题日趋严重。我国有近2亿60岁以上的老人,占总人口的15%以上,每年以3.2%的速度增加,2025年将达到2.8亿,占总人口18.4%左右;2040年将达到4亿左右,占总人口25.0%以上。老年人的健康问题比任何年龄段的人都多,而且解决难度也大。

(8)妇女儿童健康备受关注。我国地区之间发展不平衡,在经济、文化条件相对落后地区,一些疾病仍然严重威胁着妇女和儿童的健康。过去的25年里,乳腺癌发病率上升51%。乳腺癌已成为城市妇女的第一杀手。近20年来,我国青少年中许多健康危险行为呈上升趋势,包括吸烟、酗酒、药物滥用、少女怀孕、离家出走、自杀、暴力、犯罪、HIV/AIDS等,逐渐成为青少年、特别是城市青少年的主要健康问题。

(9)我国食品安全仍面临严峻的考验。其主要表现为:①缺乏主动、连续、系统的食品污染物和食源性疾病监测和评估数据;②广泛使用的农药、兽药、食品添加剂等暴露评估数据少、覆盖面窄,对机体暴露后的生物学标志物检测技术研究薄弱;③对未知和新发食品污染物的检测技术以及对新技术、新产品安全性的评价技术缺乏。

(10)人类健康与其生存环境的关系日益复杂。环境—健康—发展研究将面临前所未有的挑战。人口剧增、环境污染、气候变暖、臭氧损耗、生态破坏、能源耗竭等问题的出现,为公共卫生提出了新的课题。

2. 论述健康信念模式的基本内容与核心思想。

参考答案：

健康信念模式认为要使患者接受医生的建议而采取某种有益健康的行为或放弃某种危害健康的行为，需要具备以下几方面的认识。

(1)感知到某种疾病或危险因素的威胁，并进一步认识到问题的严重性。

①对疾病易感性的认识：个体对自己罹患某疾病可能性或风险的认识以及对医生判断的接受程度。

②对疾病严重性的认识：患病个体对自己疾病严重性的看法、可能导致的临床后果的判断以及对疾病引起的社会后果的判断。

(2)对采取某种行为或放弃某种行为结果的估计，包括认识到采取某种行为可能带来的好处以及可能遇到的困难。

①对行为有效性的认识：实施或放弃某种行为能否降低患病风险或减轻疾病后果的判断，只有当认识到行为的有效性时人们才会自觉采取行动。

②对采取某种行为或放弃某种行为的障碍的认识，比如可能的花费、可能导致的痛苦与冲突等。

(3)自我效能：指个体对采取某种行为或放弃某种行为的自信。

(4)行为线索：指诱发健康行为发生的因素，是导致个体行为改变的"最后推动力"。

核心思想：个人对疾病的易感性和严重性的认识，对预防性行为的相对益处和障碍的认识。

3. 论述行为改变阶段模式中行为改变需要经历的5个阶段。

参考答案：

(1)行为改变阶段模式的概念内涵

行为改变阶段模式是在1982年，Prochaska 和 Diclimente 在从事戒烟的相关研究中，以其他的理论(个人行为改变意愿、行为改变阶段)为基础提出来的一套行为改变的基本模式。该模式将行为变化解释为一个连续的、动态的、由5个阶段逐步推进的过程。

该模式的基本假设：行为改变是一个过程而不是一个结果，每个人在行为改变的动机、准备方面，处于不同水平(有程度的差别)。

该模式的基本理论：①人们一般要经历5个连续的、动态的行为改变的阶段；②人们经过各个阶段的速度不一；③人们可能会在行为改变的各阶段之间来回变动；④注重个人内在因素，认为人们修正负向行为或采取正向行为实质上是一种个人决策过程。

(2)行为改变的5个阶段概念要点

①无打算阶段：不考虑在未来6个月改变行为，其主要原因可能是还没有意识到自己行为方面存在的问题或者可能曾经尝试过改变，但失败了。

②打算阶段：在未来6个月改变疾病相关的危险行为，其主要原因可能是已经意识到自己行为方面存在的问题或者意识到行为改变后的好处，但也意识到会存在一些障碍或困难。处于该阶段的人可能存在一种矛盾心态而长期停留在此阶段。

③准备阶段：进入该阶段的人将于未来一个月改变行为。这些人一般已在前期有所行动或准备(比如参加过学习、购买相关的资料或材料)。

④行动阶段：此阶段的人，已经对自己的目标行为进行了完善，所要采取的行为已经经过科学评估或专家判断达到足以降低疾病风险的程度。

⑤行为维持阶段：处于此阶段的人已经维持科学合理的行为长达6个月以上，已经达到预期目的，对自己已经比较自信，不易被诱惑而导致旧的不良行为的复发。

4.论述不同行为变化阶段的行为变化过程内容要点。

参考答案：

(1)无打算阶段和打算阶段：提高认识，增加对危险行为的认识，包括行为的原因、后果和治疗方法等。

(2)打算阶段和准备阶段：情感唤起，知觉到如果采取适当的行动，可以减低不良行为带来的负面影响。

(3)准备阶段和行动阶段：①自我再评价，在认知与情感上对自己的健康风险行为进行自我评价，认识到行为改变的重要性；②环境再评价，在认知与情感上对自己的健康风险行为对社会环境产生的影响进行评价，例如评估自己吸烟对他人健康的影响；③自我解放，在建立行动信念的基础上做出要改变行为的承诺；④社会解放，意识到社会环境支持健康行为。

(4)行为维持阶段：①反思阶段，认识到不健康行为习惯的危害，学习一种健康的行为取代它；②强化管理，增加对健康行为的奖赏，反之实施处罚，使改变后的健康行为持续下去；③控制刺激，消除诱发不健康行为的因素，增加有利行为向健康方向改变的提示或暗示；④求助关系，在健康行为形成过程中，向社会支持网络寻求支持。

5.论述社会认知理论的概念及其主要内容。

参考答案：

(1)社会认知理论的概念：社会认知理论属于人际水平的行为改变理论，其主要观点为个人在特定的社会情景中，并不是简单地接受刺激，而是将外界刺激组织成简要的、有意义的形式，并将已有经验运用于要加以解释的对象，在此基础上决定行为方式。

(2)社会认知理论的主要内容

①“环境—行为—个人”三者交互作用：社会认知理论认为个体的行为既不单单是由个体内部认知因素（自我效能、期望和态度）驱动，也不单单是外部环境因素（社会规范、地域因素、他人因素以及社会舆论）控制，而是由行为（技能和实践）、个人的认知和其他内部因素、环境三者之间交互作用所决定的，具体体现在环境和行为因素的双向作用、环境和个人认知等内部因素的双向作用以及环境和人的行为之间的双向交互作用。

②观察学习，社会认知理论认为人类的大多数行为都是通过观察和模仿来学习，了解社会环境，从而形成自己的行为。行为一旦形成，可通过三个方面调节与维持：刺激，特定刺激可以决定某些特定行为在适宜的时间出现；强化，在个体以特定方式活动时给予奖励；认知，将行为同内在标准进行比较，提供自我强化或惩罚，从而指引行为。

观察学习必须具备以下条件：必须引起对象的注意，指在观察时将心理资源开通的过程，这决定观察者将选择什么样的示范原型；对象要将观察的行为保持在记忆中，以便在情景中加以模仿；对象需要具有言语和动作能力，才能模仿一定的行为；对象要有适当的点击，才会有促进学习的效率；对象在实施正确行为后要加以强化。

③自我效能，是社会认知理论的核心内容，对行为的形成、改变至关重要。自我效能不同于一般意义上的自信，而是一种信念，是对自己能力的认知，即相信自己能在特定环境中恰当有效地实施行为。自我效能不是天生就有的，而是在行为实践中、在能力训练和强化刺激下不断得到加强的。

班杜拉认为，个体在活动中是通过四个方面的信息来获得或形成自我效能感的：实践的成功经验，指个体对自己的实际活动过程中所取得的成就水平的感知，成功经验加强其自我效能，反之，则降低自我效能；替代性经验，指看到能力等人格特征和自己相似的他人，在行动中取得了成功，使得观察者相信自己处于类似的情景时也能获得同样的成功，从而提高观察者的自我效能；言语的劝导，指接受别人认为自己具有执行某一任务的能力的语言鼓励而相信自己的能力；身心状态也会影响自我效能的水平，个体在追求目标时，自我效能通过生理唤醒来影响行为改变，乐观积极的自我肯定能创造积极情感，增强自我效能。

6. 论述健康素养的定义及理论框架。

参考答案：

(1)健康素养的定义

健康素养(health literacy)是在进行与医疗服务、疾病预防和健康促进有关的日常活动时，获取、理解、评价和应用健康信息来做出健康相关决定以维持或提高生活质量的知识、动机和能力。健康素养是一种可以由后天培养训练和实践而获得的技巧和能力。健康教育和健康促进是提高健康素养的主要手段。

(2)健康素养的理论框架

根据健康素养的定义以及其应用的层面，世界卫生组织欧洲区办事处(EU WHO)从健康信息处理过程中所涉及的获取、了解、评价及应用 4 个过程以及在医疗服务、疾病预防和健康促进 3 个层面所形成的 12 个维度，构建了健康素养整合模型的理论框架。

①位于整合模型理论框架中心的同心椭圆形是健康素养的核心要素，即处理健康有关信息的 4 个过程(获取、理解、评价和应用)以及所涉及健康相关的知识、能力和动机。

②同心椭圆形外围的 3 个不断扩大的同心椭圆，是健康素养的核心要素贯穿公众在健康领域的 3 个方面：如果是患者，则处在医疗服务系统中；具有患某种疾病风险的高危人群，则处于疾病预防系统中；如果是健康公民，则与社区、工作等场所中的健康促进工作有关。

③健康素养整合模型左侧所展现的影响因素按逻辑由近及远进行排列，个人因素和情境因素为近端影响因素，社会和环境因素为远端因素。

④健康素养和健康相关产出之间的联系展现在模型右侧，包括：卫生服务的利用与健康成本、健康行为与健康产出、参与增权、公平性与可持续性。

⑤框架模型的上侧表明健康素养与整个生命全程息息相关，下侧则展现出健康素养从个体层面扩展到群体层面。

总之，健康素养整合到“临床”与“公共卫生”领域之中，强调了健康素养在三级预防以及减轻疾病负担中的作用。

7. 论述健康咨询的基本概念、“5A 模式”及基本原则。

参考答案：

(1)健康咨询是临床场所尤其是基层卫生保健机构帮助个体及家庭改变不良行为最常用的一种健康教育方式。咨询指的是一个有需求的个体(通常是患者)与一个能提供支持和鼓励的个体(咨询者)接触,通过讨论使有需求的个体获得自信并找到解决问题的办法。

(2)健康咨询的"5A模式","5A模式"不是一个理论,而是由医务人员在临床场所为患者提供健康咨询的5个基本步骤,包括:①评估(Ask/Assess),评估患者目前的行为、病情、改变目前不健康行为拥有的相关知识、技能和自信心;②劝告(Advise),指提供有关健康危害的相关信息,行为改变相关的益处;③达成共识(Agree),根据患者的兴趣、能力共同为患者设立一个改善健康/行为的目标;④协助(Assist),为患者找出可能遇到的障碍,帮助确定正确的策略、解决问题的技巧及获得社会支持;⑤安排随访(Arrange),明确随访的时间、方式、频率等。

(3)健康咨询的基本原则:①与患者建立友好关系;②识别服务对象的问题及需求;③移情,对患者的感受表示理解和接受而不是表示同情;④调动患者的参与积极性;⑤为患者保守秘密;⑥尽量为患者提供信息和资源。

(孟祥勇、王珍)

第四章　烟草控制

一、教学大纲要求

(一)教学目的与要求

1. 了解
(1)烟草使用的流行情况
(2)常见的戒烟问题
(3)烟草控制框架公约(FCTC)
2. 熟悉
(1)二手烟和三手烟的概念
(2)烟草的主要化学成分及对健康的影响
(3)控烟策略(MPOWER)
3. 掌握
(1)烟草依赖疾病的定义、发病机制及其评估
(2)常用的戒烟药物
(3)5A 戒烟干预法在临床场所中的应用
(4)5R 戒烟干预法在临床场所中的应用

(二)学习内容

1. 烟草使用与二手烟流行定义、水平及分布
2. 烟草使用与二手烟流行与健康的主要危害及机理
3. 吸烟行为干预:烟草依赖疾病的概念、临床戒烟指导及常用戒烟药物
4. 人群烟草控制的策略:烟草控制框架公约(FCTC)与控烟策略(MPOWER)

(三)本章重点

1. 烟草依赖疾病的定义、发病机制及其评估
2. 5A 戒烟干预法在临床场所中的应用
3. 5R 戒烟干预法在临床场所中的应用

4. 常用的戒烟药物

(四)本章难点

1. 5A 戒烟干预法在临床场所中的应用
2. 5R 戒烟干预法在临床场所中的应用

(五)复习思考题

1. 烟草依赖疾病的定义、发病机制及其评估
2. 5A 戒烟干预法在临床场所中的应用
3. 5R 戒烟干预法在临床场所中的应用
4. 常用的戒烟药物
5. “吸烟合理化信念”的六个维度

二、单项选择题

1. 下列哪种物质是导致烟草成瘾的主要物质？（　　）

A. 尼古丁　　B. 一氧化碳　　C. 烟草焦油
D. 多环芳烃　　E. 芳香胺类

2. 下列哪项是导致烟草成瘾者心血管疾病高发的重要机制？（　　）

A. 尼古丁是一种交感神经兴奋性物质，可促进交感神经和肾上腺释放儿茶酚胺，导致心率加快，血压升高

B. 尼古丁通过肺部吸入后数秒钟到达大脑，作用于大脑中的尼古丁受体，刺激多巴胺释放，产生欣快感

C. 尼古丁的半衰期为 2～3h，之后，体内尼古丁浓度迅速下降，吸烟者会急切地吸食下一支

D. 尼古丁可降低红细胞的携氧能力，导致机体处于相对缺氧的状态

E. 尼古丁可导致体内红细胞体积和数量的增加，使得血液黏滞度增加，导致体内处于高凝状态

3. 下列哪项是导致烟草成瘾者欣快感的重要机制？（　　）

A. 尼古丁是一种交感神经兴奋性物质，可促进交感神经和肾上腺释放儿茶酚胺，导致心率加快，血压升高

B. 尼古丁通过肺部吸入后数秒钟到达大脑，作用于大脑中的尼古丁受体，刺激多巴胺释放，产生欣快感

C. 尼古丁的半衰期为 2～3h，之后，体内尼古丁浓度迅速下降，吸烟者会急切地吸食下一支

D. 尼古丁可降低红细胞的携氧能力，导致机体处于相对缺氧的状态

E. 尼古丁可导致体内红细胞体积和数量的增加，使得血液黏滞度增加，导致体内处于高凝状态

4. 下列哪种烟草烟雾中的成分一般不具有致肿瘤的作用? ( )

A. 尼古丁　B. 易挥发性的有机物　C. 多环芳烃(PAHs)

D. N-亚硝胺类　E. 芳香胺类

5. 下列关于主流烟雾和侧流烟雾说法哪项是错误的? ( )

A. 主流烟雾指当吸烟者吸卷烟时从卷烟端或者烟蒂端吸入的烟雾

B. 侧流烟雾指从卷烟的燃烧端在两次抽吸之间阴燃(没有火焰缓慢燃烧现象)时产生的烟雾

C. 主流烟雾和侧流烟雾与周围的空气混合形成的烟雾称为环境烟草烟雾

D. 主流烟雾因为燃烧温度比较低,燃烧不完全,且不经过任何过滤,所以一些有害物质的浓度比侧流烟雾更高

E. 主流烟雾因为燃烧温度比较高,燃烧完全,且经过过滤,所以一些有害物质的浓度比侧流烟雾更低

答案:1. A　2. A　3. B　4. A　5. D

三、配伍选择题

下列 1—5 题共用相同选项。

A. 一氧化碳　B. 尼古丁　C. 多环芳烃(PAHs)

1. 一种交感神经兴奋性物质,可促进交感神经和肾上腺释放儿茶酚胺,导致心率加快,血压升高 ( )

2. 通过肺部吸入后数秒钟到达大脑,作用于大脑中的乙酰胆碱受体,刺激多巴胺释放,产生欣快感 ( )

3. 可降低红细胞的携氧能力,导致机体处于相对缺氧的状态 ( )

4. 可导致体内红细胞体积和数量的增加,使得血液黏滞度增加,导致体内处于高凝状态 ( )

5. 是指具有两个或两个以上苯环的一类有机化合物,属于强致癌物 ( )

下列 6—10 题共用相同选项。

A. 尼古丁类替代疗法　B. 盐酸安非他酮(缓释片)　C. 酒石酸伐尼克兰

6. 通过抑制脑内多巴胺(DA)和去甲肾上腺素(NE)的重摄以增加脑内 DA 和 NE 含量,从而消除对吸烟的渴望,同时缓解戒断症状 ( )

7. 商品名为悦亭,是治疗抑郁症五大品牌药物之一,是世界首个非尼古丁替代疗法戒烟药物,临床应用中发现它能够降低戒烟者的烟瘾 ( )

8. 商品名为畅沛,这是一个全新的非尼古丁类口服戒烟药,是为戒烟研制并开发的,是全球唯一一个专门用于戒烟的口服药物,被美国《烟草使用和依赖临床治疗指南》推荐为一线戒烟药物 ( )

9. 戒烟效果体现在其全新的双重作用机制,其既具有部分激动剂作用,也具有拮抗剂的作用 ( )

10. 可以保证吸烟者较长时期地把体内的尼古丁浓度维持在较低水平,可使长期戒烟的可能性加倍,虽然并不能完全消除戒断症状,但可以不同程度地减轻戒烟者戒烟过程中

的不适 （ ）

答案：1. B 2. B 3. A 4. A 5. C 6. B 7. B 8. C 9. C 10. A

四、多项选择题

1. 下列关于烟草制品的说法正确的是 （ ）

A. 烟草制品按照吸食过程中是否产生烟雾主要分为有烟烟草和无烟烟草

B. 有烟烟草指吸食过程中需要点燃并吸入烟草烟雾

C. 有烟烟草使用者主要是吸入所产生的烟气

D. 无烟烟草指不用点燃而直接用口咀嚼或鼻子吸用的烟草产品

E. 无论哪种烟草制品都会对健康产生危害

2. 下列关于烟草中尼古丁的作用机制说法正确的是 （ ）

A. 尼古丁是一种交感神经兴奋性物质，可促进交感神经和肾上腺释放儿茶酚胺，导致心率加快，血压升高

B. 尼古丁通过肺部吸入后数秒钟到达大脑，作用于大脑中的尼古丁受体，刺激多巴胺释放，产生欣快感

C. 尼古丁的半衰期为 2～3h，之后，体内尼古丁浓度迅速下降，吸烟者会急切地吸食下一支

D. 尼古丁可降低红细胞的携氧能力，导致机体处于相对缺氧的状态

E. 尼古丁可导致体内红细胞体积和数量的增加，使得血液黏滞度增加，导致体内处于高凝状态

3. 下列关于烟草中一氧化碳作用机制说法正确的是 （ ）

A. 一氧化碳是一种交感神经兴奋性物质，可促进交感神经和肾上腺释放儿茶酚胺，导致心率加快，血压升高

B. 一氧化碳通过肺部吸入后数秒钟到达大脑，作用于大脑中的尼古丁受体，刺激多巴胺释放，产生欣快感

C. 一氧化碳与血红蛋白结合，不仅降低氧合血红蛋白的数量，同时可降低红细胞的携氧能力，抑制血红蛋白中氧的释放，导致机体处于相对缺氧的状态

D. 一氧化碳可导致机体处于相对缺氧状态，为了应对缺氧，红细胞体积和数量可代偿性增加，以供给器官和组织更多的氧气

E. 一氧化碳可导致体内红细胞体积和数量的增加，使得血液黏滞度增加，导致体内处于高凝状态

4. 烟草烟雾中的哪些成分在诱发肿瘤中发挥重要作用？ （ ）

A. 尼古丁　　B. 一氧化碳　　C. 多环芳烃（PAHs）

D. N-亚硝胺类　　E. 芳香胺类

5. 下列关于主流烟雾和侧流烟雾说法正确的有哪些？ （ ）

A. 主流烟雾指当吸烟者吸卷烟时从卷烟端或者烟蒂端吸入的烟雾

B. 侧流烟雾指从卷烟的燃烧端在两次抽吸之间阴燃（没有火焰缓慢燃烧现象）时产生

的烟雾

C. 主流烟雾和侧流烟雾与周围的空气混合形成的烟雾称为环境烟草烟雾

D. 侧流烟雾因为燃烧温度比较低，燃烧不完全，且不经过任何过滤，所以一些有害物质的浓度比主流烟雾更高

E. 主流烟雾因为燃烧温度比较高，燃烧完全，且经过过滤，所以一些有害物质的浓度比侧流烟雾更低

6. 下列关于临床场所的“5A 戒烟法”描述正确的是　（　）

A. 询问患者关于戒烟的问题

B. 建议吸烟者戒烟

C. 评估吸烟者的戒烟意愿

D. 提供戒烟药物或者行为咨询治疗

E. 安排随访

7. 下列关于提高戒烟动机的“5R 干预措施”描述正确的是　（　）

A. 使患者认识到戒烟与他们密切相关

B. 使患者认识到吸烟的潜在戒烟危害

C. 使患者认识到戒烟的益处

D. 使患者认识到戒烟过程中可能会遇到的障碍

E. 利用每次与患者沟通的机会，反复加强戒烟动机的干预

8. 新西兰戒烟指南将临床场所的“5A 戒烟法”简化为易记的“ABC”方案，指的是下列哪三种情况？　（　）

A. 询问患者是否吸烟

B. 建议吸烟者立即戒烟

C. 评估吸烟者的戒烟意愿

D. 为吸烟者提供戒烟支持

E. 安排随访

答案：1. ABCDE　2. ABC　3. CDE　4. CDE　5. ABCDE　6. ABCDE　7. ABCDE　8. ABD

五、简答题

1. 简述烟草依赖疾病的概念及发生机制。

参考答案：

(1)烟草依赖疾病是一种慢性高复发性疾病，其本质是尼古丁依赖。烟草依赖特点为无法克制的尼古丁觅求冲动，以及强迫性地、连续地使用尼古丁，以体验其带来的欣快感和愉悦感，并避免可能产生的戒断症状。

(2)尼古丁是烟草成瘾的主要物质，具有交感神经兴奋活性，可导致心率增快，血压升高。尼古丁经肺到达大脑，作用于大脑尼古丁受体，刺激多巴胺释放产生快感。尼古丁半衰期为 2～3h，浓度下降后吸烟者很难受，导致持续吸入，大脑持续释放多巴胺，导致在大脑中形成多巴胺依赖的奖赏回路，最终产生对尼古丁的依赖成瘾。

2. 简述烟草依赖综合征的判定依据。

参考答案：

诊断为烟草依赖综合征需要在过去一年内体验过或表现出下列6条中的至少3条：(1)对吸烟的强烈渴望或冲动感；(2)对吸烟行为的开始、结束及剂量难以控制；(3)当停止吸烟或减少烟量时出现生理戒断症状；(4)尼古丁耐受的依据，如必须使用较高剂量的烟草才能获得过去较低剂量的效应；(5)因吸烟逐渐忽视其他的快乐或兴趣，在获取、使用烟草或从其作用中恢复过来所花费的时间逐渐增加；(6)固执地吸烟而不顾其明显的危害性后果，如过度吸烟引起相关疾病后仍然继续吸烟。尼古丁依赖程度的判定见表4-1。

表4-1 Fagerström尼古丁依赖性评分情况

评估内容	0分	1分	2分	3分
1. 您早晨醒来后多长时间吸第一支烟？	>60min	31～60min	6～30min	≤5min
2. 您是否在许多禁烟场所很难控制吸烟的需求？	否	是		
3. 您认为哪一支烟您最不愿意放弃？	其他时间	早晨第一支烟		
4. 您每天吸多少支卷烟？	≤10支	11～20支	21～30支	>30支
5. 您早晨醒来后第一个小时是否比其他时间吸烟多？	否	是		
6. 您卧病在床仍旧吸烟吗？	否	是		

注：积分0—3分为轻度依赖；4—6分为中度依赖；≥7分提示高度依赖。

3. 简述尼古丁戒断综合征的概念及应对策略。

参考答案：

(1)尼古丁戒断综合征的概念：戒烟者身体会由于突然缺失尼古丁，而导致内循环和内分泌的失衡，出现渴望、易怒、挫败感或者愤怒、焦虑、难以集中精力、心律减慢、睡眠紊乱、食欲增加或者体重增大。

(2)应对策略：①让自己忙起来，可以培养散步、阅读、烹饪等兴趣爱好；②让手和嘴忙起来，如手拿玩物或健身器材、练书法、唱歌、吃健康零食等；③改变生活习惯和社会交往的方式，比如饭后散步或做家务、听音乐或聊天、去无烟场所、结交不吸烟的朋友等；④获得家人和朋友的支持，告诉他们你正在戒烟，当出现戒断症状时，请他们理解包涵，当烟瘾发作时，请他们监督支持等。

4. 世界卫生组织(WHO)在《2008年全球烟草流行报告》中提出的6项人群烟草控制策略(MPOWER战略)中各英文字母的含义是什么？

参考答案：

M(Monitor)：监测烟草使用与预防策略。

P(Protect)：保护免受烟草烟雾。

O(Offer):提供戒烟帮助。

W(Warm):警示烟草危害。

E(Enforce):执行禁止烟草广告。

R(Raise):提高烟草税率。

六、论述题

1. 论述烟草的主要化学成分及对健康的影响。

参考答案:

(1)有害的一面

①尼古丁是烟草成瘾的主要物质,具有交感神经兴奋活性,可导致心率增快,血压升高。尼古丁经肺到达大脑,作用于大脑尼古丁受体,刺激多巴胺释放产生快感。尼古丁半衰期为2～3h,浓度下降后吸烟者很难受,导致持续吸入,大脑持续释放多巴胺,导致在大脑中形成多巴胺依赖的奖赏回路,最终产生对尼古丁的依赖成瘾。

②一氧化碳是烟草烟雾的主要成分,与煤气中毒的机理类似,导致体内氧合血红蛋白的浓度下降,碳氧血红蛋白浓度上升。规律吸烟者体内碳氧血红蛋白浓度平均为5%左右,重度吸烟者可高达10%左右。长此以往,导致体内红细胞体积和数目代偿性增加,后果是血液黏滞度增加,使得体内处于高凝状态。

③多环芳烃(PAHs)是烟草焦油中的成分,也是一种常见的致癌物。烟草中的PAHs、*N*-亚硝胺类、芳香胺类以及某些易挥发性有机物在吸烟诱发的肿瘤中发挥重要作用。PAHs还具有加速动脉粥样硬化的作用。

④烟草中的细颗粒物(PM2.5)是室内空气污染的重要来源。可进入呼吸道深部,并进入血液循环,导致肿瘤和心血管系统疾病的产生。

⑤需要强调的是,无论烟草制品如何改良都无法真正降低吸烟带来的疾病风险,这仅仅是烟草业的营销手段。

(2)可能有益的一面

①抗阿尔茨海默病活性,作用机制可能是烟草中的烟碱能够阻断炎性细胞因子的分泌,同时抑制Aβ激活小胶质细胞的过程,减弱神经系统炎症反应,缓解症状。

②抗肿瘤活性,烟碱中的相关成分能够发挥中等程度的抗肿瘤活性。实验研究结果表明,烟碱中的成分能够作用于PC－3M细胞产生良好的抗前列腺活性,其细胞毒性较弱,但具有较强的抗增生活性。

③其他活性,烟碱等化合物在褪黑素受体1、2以及辣椒素受体1的活性试验筛选中都表现出了较好的激动活性。对单体化合物体外抗乙肝病毒活性进行筛检试验的结果表明,绿原酸的抗乙肝病毒DNA复制活性较高。

(3)小结

目前主要的研究点在于吸烟的成瘾成分、有害成分、香气成分和挥发性成分。但是,如果对烟草进行合理的开发利用,对烟草的化学成分(比如生物碱、倍半萜、二萜等)以及其生物活性进行深度研究,有望在医药以及工业领域发挥作用。

2. 谈谈您对“二手烟”和“三手烟”的理解。

参考答案：

(1)二手烟

①二手烟，称被动吸烟、环境烟草烟雾，又称“强迫吸烟”或“间接吸烟”，即非自愿吸取其他吸烟者喷吐的烟雾的行为，也是指由卷烟或其他烟草产品燃烧端释放出的以及由吸烟者呼出的烟草烟雾所形成的混合烟雾。

②二手烟实际上由两种烟雾构成，一种是吸烟者呼出的烟雾，称为主流烟；另一种是香烟燃烧时所产生的烟雾，称为侧流烟。

③二手烟也是危害最广泛、最严重的室内空气污染，是全球重大死亡原因。有研究指出，二手烟有焦油、氨、尼古丁、悬浮微粒等超过4000种有害化学物质及数十种致癌物质。

④二手烟暴露所吸入的烟草烟雾与吸烟者吸入的主流烟雾相比，其化学成分及各成分浓度有所不同。一些对人体有严重危害的化学成分在二手烟中的含量甚至要高于主流烟雾，其中一氧化碳、烟碱、强致癌性的苯并芘、亚硝胺的含量分别为主流烟雾含量的5倍、3倍、4倍、50倍。

⑤ 二手烟暴露会对人体健康造成严重损害。大量证据表明，二手烟造成诸多健康危害，包括增加成年人罹患心血管疾病、癌症、呼吸道疾病的概率，加重儿童哮喘程度，引发儿童肺炎、中耳炎乃至行为问题，特别是对孕妇对青少年，更有着你始料未及的危害。

⑥二手烟之所以会有这么大的危害，主要原因有：二手烟没有安全线界定，吸入烟草烟雾即有害健康，二手烟虽然比直接吸入气道烟浓度要低，但也达到了致伤害域值；二手烟的有害成分可以长时间存在空气中和尘埃、物品表面，不易消散，非吸烟者往往“享受”多个吸烟者的轮番轰炸，暴露时间长，致伤性很突出；一个人吸烟会造成一屋子多个人的被动吸烟；二手烟暴露没有安全水平，即使短时间少量接触，仍能导致心肌梗死、哮喘发作等疾病。只有全面禁止室内吸烟行为，才能保护非吸烟者免受二手烟危害。

(2)三手烟

①三手烟是指烟民“吞云吐雾”后残留在衣服、墙壁、地毯、家具甚至头发和皮肤等表面的烟草烟残留物。亦称非自愿性吸烟，是一种被动吸烟方式，也是危害最广泛、最严重的室内空气污染。

②三手烟所含的有毒成分包括氢氰酸、丁烷、甲苯、砷、铅、一氧化碳以及11种高度致癌的化合物。

③三手烟在人体细胞会引起基因突变，从而增加癌症和其他疾病的可能性。

④婴幼儿和儿童更易受三手烟危害：婴幼儿和儿童的体重相对成人低，同样水平的有毒物质对儿童造成的危害更大；婴幼儿和儿童的活动特点使其更容易近距离接触残留在环境中的有害物质，婴幼儿和儿童的免疫系统比较脆弱，更容易暴露在“三手烟”的危害中，当他们在地板、地毯上爬行或玩耍时，很容易接触到这些有害物质，皮肤吸收这些有害物质后，最直接的后果就是引起婴幼儿的呼吸系统问题，如急性支气管炎、哮喘等；儿童处在生长发育的特殊时期，其对有害物质的抵抗能力远比成人低，环境中的烟草残留物，包含铅和砷等有毒物质，对儿童的神经系统、呼吸系统、循环系统等均可造成不小的危害。

3. 论述“吸烟合理化信念”的6个维度。

参考答案：

6个维度分别为：吸烟有益健康信念、怀疑及自我赦免信念、社会环境信念、安全减害信念、戒烟有害信念及生活风险论。

(1)吸烟有益健康信念，主要强调吸烟方面的种种好处，为自己寻找吸烟的种种借口，比如“吸烟有助于提神醒脑”、“吸烟有助于人际交往”以及“吸烟有助于国家税收”等过分夸大吸烟的好处而忽视吸烟对健康的危害。实际上，吸烟有助于解除疲劳仅仅是暂时性的多巴胺释放，吸烟只能是短暂的兴奋神经的过程，长期吸烟很容易造成精神不振、乏力、没有胃口等症状。

(2)怀疑及自我赦免信念，包括怀疑吸烟对于健康的危害程度，不相信吸烟危害的科学证据，认为自己对吸烟可能造成的危害具有免疫性或赦免性等。之所以这样认为，主要是因为周围吸烟的人导致严重危害的比例少，吸烟者甚至比不吸烟者寿命更长等。另外，认为自己可以得到赦免的可能理由是，除了吸烟，其他方面的生活方式比较好，以及自己并没有感受到吸烟对身体的伤害等。事实上，吸烟对健康造成的危害已经从人群的角度通过流行病学进行过科学的验证，与不吸烟者相比，吸烟者导致的相关性健康损害的比例要高数倍。另外，吸烟对健康造成的损害具有累积效应，吸烟导致的严重损害(比如癌症、心血管疾病和死亡等)往往在开始吸烟后的20～30年的时间才会出现。

(3)社会环境信念，强调社会环境对于吸烟的作用，比如“社会交往离不开烟和酒”“在社会上不吸烟者反而另类”“周围或身边的人不认为我可以将烟瘾戒掉”等等。实际上，有这些观念的人将自己吸烟归结于环境因素，过分夸大环境对自己行为的影响，而放弃自己应对吸烟行为负有主要责任。同时，吸烟者应该注意到自己可以吸烟的环境或场所越来越局限，到处设有无烟公共场所，而无烟环境是未来社会发展的潮流和趋势。

(4)安全减害信念，吸烟者认为改变吸烟方式或烟草的种类可以降低危害。比如，有很多人认为“吸得浅一点，只要烟气不到肺里，危害就会减少”“吸低焦油烟可以大大降低危害”等。事实上，无论哪种烟草或吸烟方式都不能从根本上消除吸烟对健康的危害。

(5)戒烟有害信念，很多人认为“戒烟会导致体重增加”“戒烟会导致种种不适”“戒烟导致反应力下降”等。事实上，对于戒烟者而言，从开始戒烟的那一刻起感受到戒烟带来的种种好处，比如，短期内就可以感受到味嗅觉的提升、肺活量增加，长期戒烟，罹患各种吸烟相关慢性病的风险就会大大降低。戒烟后导致的体重增加可以通过增加身体活动量、控制饮食等方法进行预防。戒烟后因为尼古丁成瘾所导致的短期尼古丁戒断症状(失眠、注意力不集中、脾气暴躁易怒等)都是正常的戒断反应。

(6)生活风险论，强调生活中风险无处不在，大气中的雾霾和烟霾中的PM2.5比吸烟对健康的危害更大，天灾人祸不知道哪天会降临到自己头上，还是活在当下为好。存在这些观点的人过分夸大了现实社会中的不确定性，甚至可能涉及心理精神因素层面，情节严重者需要寻求专业人员的帮助。这里仅强调一点，吸烟是导致健康损害的一个独立危险因素，也就是指在控制了可能对健康造成影响的其他因素后，仅仅吸烟就可以导致相关的危害，并且无法通过其他生活方式来消除其危害。

总之，对“吸烟合理化信念”的认识有助于了解吸烟者的心理，分析影响戒烟者戒烟意愿的相关因素，为针对吸烟者的健康教育和干预提供关键的信息。

4. 以戒烟为例，论述临床场所戒烟的“5A 戒烟法”的基本实施步骤。

参考答案：

(1)询问所有患者关于吸烟情况以及相关问题(Ask)：可以将吸烟者状态分为不吸烟、吸烟(吸烟的年龄、吸烟的年份、定量评估目前的吸烟量、戒烟的意愿等)和戒烟三种状态。

(2)建议吸烟者戒烟(Advice)：询问患者与吸烟相关的不良健康行为的发生情况和疾病的患病情况，宣讲戒烟的危害，态度明确地告诉患者需要戒烟很关键。

(3)评估吸烟者的戒烟意愿(Assess)：根据评估结果可以将吸烟者分为愿意尝试戒烟的人和不愿意尝试戒烟的人，对于愿意戒烟的人采用行为改变的阶段模式提供戒烟干预，对于不愿意戒烟的人采用 5R 戒烟干预法提高戒烟者的戒烟动机。

(4)提供戒烟药物或者行为咨询治疗(Assist)；对于有强烈戒烟意愿的患者，医生应该帮助患者确定戒烟日期以及提供关于戒烟的一揽子干预方案。

(5)安排随访(Arrange)：随访可以采取面对面的方式以及电话随访的方式，在最开始的 1～2 个月内随访频率可以稍微高些(每周 1 次)，之后的随访可以每月 1 次。通过随访增强信心，解决患者戒烟过程中可能遇到的障碍。

5. 患者在戒烟门诊咨询时，医生根据评估结果可以将吸烟者分为四类：不吸烟者、曾经吸烟现在已经戒烟者、现吸烟并愿意尝试戒烟者、现吸烟但不愿意尝试戒烟者。根据不同类型的对象，请提出具体的戒烟干预指导意见。对现吸烟但不愿意尝试戒烟者运用提高戒烟动机的 5R 法提出干预要点。

参考答案：

(1)对于愿意戒烟的人：一般采取快速干预和强化干预的策略与措施。快速干预法基本遵循 5A 戒烟法的策略与措施。强化干预的策略与措施包括及时的健康咨询、健康行为干预和药物治疗。

(2)对于不愿意戒烟的人或者暂无戒烟意愿的人，采用 5R 法提高戒烟的动机。5R 法的主要内容包括：

①相关(Relevance)，使吸烟者认识到吸烟与自己和家人密切相关，如果能结合吸烟者目前的健康状态和患病状态、家庭状况(比如妻子备孕、怀孕或者家中有小孩)进行干预更好；

②危害(Risk)，使吸烟者认识到吸烟的严重危害，特别是对自己本人可能造成短期或长期的危害以及对周围环境的影响，如果患者已经出现了相关的健康问题，强调继续吸烟会加重和恶化现在的病情，以及即使采用吸低焦油、低尼古丁烟或者其他形式的烟草(比如无烟烟草、雪茄和烟斗)并不能减少相关的风险；

③益处(Rewards)，使吸烟者充分认识到戒烟的益处，突出强调最可能戒烟相关的益处，比如改善体味、增加食欲、节约钱、良好的自我感觉、家庭和衣服以及周围环境清新、给孩子树立形象和榜样等；

④障碍(Roadblocks)，医生应该让患者意识到戒烟过程中可能遇到的障碍并为他们提供帮助，比如阶段状态、对戒烟失败的恐惧、体重增加、缺少家庭和环境的支持、抑郁、吸烟冲动、周围吸烟者的影响、缺乏相关的戒烟知识等；

⑤反复(Repetition)，利用每次与患者接触或交流的机会，反复强调戒烟动机的干预，对于尝试戒烟却失败的患者，应该告知多数戒烟成功的人都有反复多次戒烟失败的经历。

(3)针对不吸烟者、曾经吸烟现在已经戒烟者，给予鼓励和一级预防干预。

6. 论述戒烟药物使用的必要性及几类常用戒烟药物的使用。

参考答案：

(1)戒烟药物使用的必要性

①吸烟是一种慢性成瘾性疾病，当患者成瘾后想摆脱烟草依赖是一件非常困难的事，患者戒烟时除了要克服烟瘾所导致的对烟的渴求，还必须战胜各种或轻或重的戒断症状，而烟瘾和戒断症状是绝大多数患者仅靠自身毅力无法克服或摆脱的，且戒烟时难忍的烟瘾和以焦虑、易怒、烦躁为主的戒断症状严重干扰了患者的日常生活和工作，这就是很多患者无法将戒烟进行到底的最根本原因，因此真正靠毅力戒烟成功的患者不超过5％。

②戒烟药物的强势介入，为患者开辟了一条轻松戒烟的途径，有些戒烟药物既可减轻烟瘾，又能明显地缓解戒断症状。

③国内开展的一项研究，通过对700多名服药物患者的随访结果提示，药物可降低并缓解70％～90％的烟瘾和戒断症状，当患者的毅力和戒烟药物的辅助戒烟作用有效地结合后，烟瘾可以轻松摆脱，戒断症状可以基本克服，患者则有信心将戒烟进行到底，这就是药物不可或缺的作用。但必须强调的是，药物治疗始终应该与行为改变相结合，戒烟才能完全成功。

(2)几种常用的戒烟药物使用

①尼古丁替代疗法

通过向人体提供外源性尼古丁以代替或部分代替从烟草中获得的尼古丁，从而减轻尼古丁戒断症状(如注意力不集中、焦虑、易怒、情绪低落等)。这种外源性尼古丁的吸收和释放速度远低于烟草中尼古丁的代谢速度。因此，可以保证吸烟者可以较长时期地把体内的尼古丁浓度维持在较低水平。这类药物辅助戒烟安全有效，可使长期戒烟的可能性加倍，虽然并不能完全消除戒断症状，但可以不同程度地减轻戒烟者戒烟过程中的不适。

尼古丁替代疗法的使用优缺点：优点，使用方便，可频繁使用，是一种行为替代；缺点，主要是口、鼻、皮肤的刺激作用，贴剂会引致皮肤过敏，口服剂能产生不良味觉，咀嚼的尼古丁可产生咽部烧灼感和呃逆。

尼古丁替代疗法使用需要注意的问题：戒烟者预期的戒烟难度取决于吸烟者对尼古丁的依赖程度而非吸烟量，需按照尼古丁依赖程度决定是否安排患者使用此类药物；不同的尼古丁替代类药物(包括口香糖、贴片、吸入剂、喷雾剂等)以不同方式提供尼古丁，目前尚无证据表明这些药物在戒烟疗效上存在差别，药物选择应遵从戒烟者的意愿；吸烟者经常由于未能使用足量的尼古丁替代类药物而不能达到最佳的治疗效果。

尼古丁替代疗法使用持续时间及禁忌：尼古丁替代类药物疗程应持续8～12周，而少数吸烟者可能需要治疗更长时间(5％可能需要继续治疗长达1年)，长期的尼古丁替代类药物治疗无安全性问题；心肌梗死后近期(2周内)、严重心律失常、不稳定型心绞痛患者慎用；妊娠期吸烟者应鼓励其通过非药物方式戒烟；不同的尼古丁替代类药物能否帮助怀孕期吸烟者戒烟尚无定论，对于哺乳期吸烟者是否有效尚未进行评估。

②盐酸安非他酮缓释片

盐酸安非他酮缓释片(商品名：悦亭)，是治疗抑郁症五大品牌药物之一，是世界首个非尼古丁替代疗法戒烟药物。在中国被批准用于治疗吸烟成瘾的安非他酮是悦亭，临床应用中发现它能够降低戒烟者的烟瘾。

悦亭是通过抑制脑内多巴胺(DA)和去甲肾上腺素(NE)的重摄以增加脑内DA和NE含量,从而消除对吸烟的渴望,同时缓解戒断症状。

使用注意事项:悦亭主要通过肾脏排泄,并可分泌于乳汁,故有肝肾功能损伤者慎用,孕妇和哺乳期妇女禁用,同时癫痫患者禁用;悦亭治疗时常见的不良事件是失眠,应避免睡前服用;悦亭是缓释片,所以需嘱咐患者顿服,2次服药间隔不少于8h。

③酒石酸伐尼克兰

酒石酸伐尼克兰(商品名:畅沛),这是一个全新的非尼古丁类口服戒烟药,是为戒烟研制并开发的,是全球唯一一个专门用于戒烟的口服药物,2008年被美国《烟草使用和依赖临床治疗指南》推荐为一线戒烟药物。

酒石酸伐尼克兰的戒烟效果体现在其全新的双重作用机制,其既具有部分激动剂作用,也具有拮抗剂的作用,激动作用是药物进入大脑后可与尼古丁乙酰胆碱受体高亲和力地结合,刺激多巴胺少量释放,以缓解患者对尼古丁的渴求与戒断症状;而拮抗作用是药物阻断了烟草中的尼古丁与尼古丁乙酰胆碱受体的结合,从而减少了患者吸烟时的快感,进而降低患者对吸烟的期待,减少再度吸烟的可能。

由于酒石酸伐尼克兰在体内代谢率很低,且不经肝脏代谢,因而本品可用于肝功能损伤的患者。虽然此药主要经肾脏排泄,但92%以原形药物经尿排出。故伐尼克兰具有良好的安全性。

酒石酸伐尼克兰治疗时常见的不良事件有恶心、失眠以及头痛等,且症状多为轻度,建议患者饭后服用。

(3)小结

在戒烟治疗的过程中,尼古丁替代类药物、伐尼克兰(酒石酸伐尼克兰)和盐酸安非他酮是经常使用的药物。在戒烟的健康获益方面,这些药物是能够挽救生命的有效治疗手段,配合行为干预疗法会提高戒烟成功率,但单独使用戒烟药物仍然是有效的。吸烟常常被错误地视为单纯的个人选择,然而事实并非如此。在充分认识到了吸烟的健康危害后,多数吸烟者都有戒烟的意愿,但往往因为尼古丁的成瘾性而难以戒除。在条件允许的情况下,应同时使用戒烟药物治疗及戒烟劝导和咨询措施。

7.论述吸烟常见的误区及其应对策略。

参考答案:

(1)“吸低焦油烟安全”

应对策略:①烟草中的焦油量虽然大大降低,但吸烟相关疾病的发病率并没有明显下降;②烟草中焦油量的大大降低给烟民造成一种错觉,目前的烟草比较安全,会导致吸烟者吸烟习惯的改变,产生补偿性吸烟行为,导致吸烟量的增加以及吸进去的有害物质更多更深;③“中草药卷烟”也给烟民造成一种错觉,认为可以降低吸烟的危害,实际上,其中的有害成分并不低于普通卷烟;④目前已经发现烟草中至少含有69种致癌物,焦油量的下降并不意味着其他致癌物的含量也降低。对于吸烟者而言,改吸低焦油烟、中草药烟或者减少吸烟量都无法从根本上降低吸烟所致疾病的风险,戒烟是唯一的选择。

(2)“并不是每个吸烟的人都得肺癌,有些人不吸烟,照样得肺癌”

应对策略:持这种观点的人犯的主要错误是仅从个案而没有从群体的角度考虑问题,

只见树木不见森林。实际上，仅从绝对数来看，全球每年因吸烟导致的相关死亡人数超过600万人，且仍处于上升的趋势。流行病学研究结果表明：与不吸烟者相比，长期吸烟者平均减寿10年；吸烟是肺癌、慢性阻塞性肺部疾患、心脑血管疾病等多种疾病的重要致病因素；吸烟导致的相关疾病往往发生在吸烟后的10年、20年甚至更长时间；吸烟者不一定患肺癌，但是肺癌患者中80%具有吸烟史；肺癌的发生既有遗传因素、也有环境和行为方面的因素，是多种因素相互作用的结果；有些人虽然不吸烟，但是长期接触二手烟、三手烟也是肺癌的罪魁祸首。

(3)“有的人一直在吸烟没有什么问题，而一旦戒烟就大病一场”

应对策略：从吸烟到发病甚至死亡是一个漫长的过程，吸烟期间即使没有发现严重的疾病，但是已经为健康埋下了重大隐患。有些人戒烟后诊断出肿瘤或发生心脑血管疾病，这与戒烟没有关系，而是吸烟导致的直接结果。

戒烟后发生的一个普遍反应就是尼古丁戒断症状，主要表现为对吸烟渴求、焦虑、头痛、唾液腺分泌增加、注意力不集中、睡眠障碍和心率加快等。尼古丁戒断症状是戒烟过程中的一种正常反应，戒断症状不会一直存在，一般情况下，戒断症状可在停止吸烟后数小时内开始出现，在戒烟最初14天内表现最为强烈，大约1个月后开始减轻，一般不超过3个月，部分患者对吸烟的渴求会持续1年以上。

针对戒断过程中出现的具体症状可以采取针对性的措施：①压力增加或具有强烈想吸烟的冲动时，可以尝试做深呼吸和喝水（喝一大口水并分几小口咽下，动作反复多次直到感觉压力减轻）；②食欲或体重增加时，应注意饮食均衡规律，多吃水果和蔬菜，多喝水，嚼无糖口香糖，吃黄瓜、小西红柿等低热量的食物，不要吃快餐、方便食品和油炸食品，减少热量摄入，适当运动；③当出现焦虑、情绪低落或抑郁、烦躁、易怒等神经精神症状时，可以转移注意力，比如找个没人的地方大声说出来，打电话给亲人或朋友倾诉，自己或找人一起看电影、逛街、K歌、运动等等。

(4)“我已经年纪很大了，戒烟没有多大意义”

应对策略：戒烟永远不会太迟，戒烟越早，对健康的损害越小。从停止吸烟的那一时刻起，身体的各项功能都会朝着好的方向改变，吸烟相关疾病的风险也会逐渐下降。即使已经患有相关疾病，戒烟也会延缓甚至终止疾病的进展，以及提高药物治疗的效果。

以上讨论了关于戒烟过程中的一些常见误区，实际上，戒烟误区远远不止这些，作为医务人员应该结合患者的实际情况，正确应用相关理论具体问题具体分析以解决实际问题。

（韩江余、王珍）

第五章 合理营养指导

一、教学大纲要求

(一)教学目的与要求

1.了解

临床营养治疗的基本内容和方法

2.熟悉

(1)人体必需的七大营养素和三大产能营养素:蛋白质、脂类、碳水化合物、维生素、矿物质、膳食纤维和水的主要生理功能、营养价值评价和食物来源

(2)营养、营养素、合理膳食、膳食营养素参考摄入量的概念

(3)平衡膳食的基本要求、中国居民膳食指南及平衡膳食宝塔

(4)各种营养素缺乏或过剩可导致的健康相关问题(比如营养缺乏病、营养过剩性疾病)

(5)人群营养状况评价方法和干预策略

3.掌握

(1)糖尿病患者营养状况的评价方法

(2)糖尿病膳食处方的编制原则和基本步骤

(二)学习内容

1.合理营养

2.人体必需的营养素和能量

3.合理营养和平衡膳食

4.特殊人群营养指导

5.人群营养调查及其营养状况评价

(三)本章重点

1.平衡膳食的基本要求

2.人群营养状况评价方法和干预策略

3. 糖尿病膳食处方的编制原则和基本步骤

(四)本章难点

1. 人群营养状况评价方法和干预策略
2. 糖尿病膳食处方的编制原则和基本步骤

(五)复习思考题

1. 各种营养素缺乏或过剩可导致的健康相关问题
2. 特殊人群营养指导(糖尿病、高血压、肥胖等)
3. 糖尿病膳食处方的编制原则和基本步骤

二、单项选择题

1. 不属于营养素的是 ( )

A. 酒精　　B. 蛋白质　　C. 无机盐
D. 脂肪　　E. 碳水化合物

2. 下列哪个营养素摄入指标的目的是限制膳食补充剂和强化食品中某一营养素的总摄入量,以防止该营养素引起的不良作用? ( )

A. 平均需要量(EAR)　　B. 推荐摄入量(RNI)　　C. 适宜摄入量(AI)
D. 可耐受最高摄入量(UL)　　E. 推荐的膳食营养素供给量(RDA)

3. 下列哪种氨基酸对于外伤、手术后患者而言属于条件必需氨基酸? ( )

A. 胱氨酸　　B. 酪氨酸　　C. 牛磺酸
D. 精氨酸　　E. 苯丙氨酸

4. 评价蛋白质营养价值高低的主要指标是 ( )

A. 蛋白质的含量
B. 蛋白质的消化吸收
C. 蛋白质的利用
D. 氨基酸含量
E. 蛋白质含量、氨基酸组成及机体消化吸收利用的程度

5. 目前公认的必需脂肪酸是 ( )

A. 亚麻酸和花生四烯酸　　B. 亚油酸和白三烯　　C. 亚油酸和 a-亚麻酸
D. a-亚麻酸和短链脂肪酸　　E. 花生四烯酸和支链脂肪酸

6. 膳食营养素参考摄入量(DRIs)是在每日膳食中营养素推荐供给量基础上发展起来的一组每日平均膳食营养素摄入量的参考值,下列不属于 DRIs 的是 ( )

A. 平均需要量(EAR)　　B. 推荐摄入量(RNI)　　C. 生理需要量(PR)
D. 适应摄入量(AI)　　E. 可耐受最高摄入量(UL)

7. 下列氨基酸属于谷类蛋白质的限制氨基酸的是 ( )

A. 蛋氨酸　　B. 亮氨酸　　C. 缬氨酸
D. 赖氨酸　　E. 丝氨酸

8. 下列哪些不是膳食纤维的营养学意义？（　　）

A. 提供碳水化合物，供给热量，节约蛋白质

B. 排除有害物质，预防结肠癌

C. 促进肠蠕动，防止便秘

D. 降低血胆固醇

E. 防治糖尿病

9. 膳食蛋白质中哪种非必需氨基酸具有节约蛋氨酸的作用？（　　）

A. 半胱氨酸　　B. 酪氨酸　　C. 精氨酸

D. 丝氨酸　　E. 色氨酸

10. 膳食蛋白质中哪种非必需氨基酸具有节约苯丙氨酸的作用？（　　）

A. 半胱氨酸　　B. 酪氨酸　　C. 丙氨酸

D. 丝氨酸　　E. 色氨酸

11. 中国营养学会推荐我国居民的碳水化合物的膳食供给量应占总能量的（　　）

A. 45%～50%　　B. 70%以上　　C. 55%～65%

D. 30%以下　　E. 50%～55%

12. 中国营养学会推荐成人脂肪摄入量应控制在总能量的（　　）

A. 45%　　B. 25%～30%　　C. 20%以下

D. 20%～30%　　E. 10%～15%

13. 下列哪种维生素一般不引起中毒？（　　）

A. 维生素 A　　B. 维生素 D　　C. 维生素 E

D. 维生素 K　　E. 叶酸

14. 下列哪种是补钙过量所导致的症状？（　　）

A. 佝偻病　　B. 骨质软化症　　C. 骨质疏松症

D. 手足痉挛症　　E. 肾结石

答案：1. A　2. D　3. D　4. E　5. C　6. C　7. D　8. A　9. A　10. B　11. C　12. D　13. E　14. E

三、配伍选择题

下列 1—4 题共用相同选项。

A. 普通膳食　　B. 软食　　C. 半流质膳食　　D. 流质膳食

1. 主要适用于消化道功能正常、无发热、无腹泻患者和产妇以及疾病恢复期患者（　　）

2. 主要适用于轻微发热、消化不良、胃肠道疾病恢复期、口腔疾病患者、咀嚼不便的幼儿和老人（　　）

3. 主要适用于轻微发热、消化道疾病、口腔疾病、身体虚弱的患者以及刚分娩的产妇等（　　）

4. 主要适用于高热、急性传染病、消化道出血、咀嚼困难、术后患者等（　　）

答案：1. A　2. B　3. C　4. D

四、多项选择题

1. 下列关于膳食营养素参考摄入量(DRIs)的描述正确的是 (　　)

A. DRIs是在每日膳食中营养素供给量基础上发展起来的一组每日平均膳食营养素摄入量的参考值,包括平均需要量(EAR)、推荐摄入量(RNI)、适宜摄入量(AI)和可耐受最高摄入量(UL)4组营养水平指标

B. 平均需要量(EAR)是指某一特定性别、年龄及生理状况群体中个体对营养素需要量的平均值

C. 推荐摄入量(RNI)是指可以满足某一特定性别、年龄及生理状况群体中绝大多数(97%～98%)个体需要量的摄入水平

D. 适宜摄入量(AI)是指通过观察或实验获得的健康人群某种营养素的摄入量

E. 可耐受最高摄入量(UL)是指平均每日摄入营养素的最高限量,这个量对一般人群中的几乎所有个体不至引起不利于健康的作用

2. 下列关于平均需要量(EAR)的描述正确的是 (　　)

A. 是指某一特定性别、年龄及生理状况群体中个体对营养素需要量的平均值

B. 根据个体需要量的研究资料制定的

C. 制定推荐摄入量(RNI)的基础

D. 摄入量达到EAR水平时可以满足群体中50%个体对该营养素的需求,而不能满足群体中另外50%个体对该营养素的需求

E. EAR可以用于评估群体中摄入不足的发生率。针对个体,可以检查其摄入不足的可能性

3. 下列关于可耐受最高摄入量(UL)的描述正确的是 (　　)

A. 可耐受最高摄入量(UL)是指平均每日摄入营养素的最高限量,这个量对一般人群中的几乎所有隔日不至引起不利于健康的作用

B. 当摄入量超过可耐受最高摄入量(UL)且进一步增加时,损害健康的危险性随之增大

C. 可耐受最高摄入量(UL)并不是建议的摄入水平,而是指从生物学意义上可以耐受的剂量

D. 可耐受最高摄入量(UL)表示生物学上可耐受,但并不表示对身体可能有益

E. 可耐受最高摄入量(UL)用于防治在慢性病防治过程中的营养过剩

4. 下列关于膳食营养素摄入量的描述正确的是 (　　)

A. 当某种营养素的日摄入量为0时,摄入不足的概率为1

B. 当摄入量达到平均需要量(EAR)水平时,发生营养素缺乏的概率为0.5

C. 当摄入量达到推荐摄入量(RNI)的水平时,摄入量不足的概率很小,一般小于0.05

D. 当摄入量达到可耐受最高摄入量(UL)水平后,若再继续增加摄入可能会开始出现毒副作用

E. 当摄入量在推荐摄入量(RNI)和可耐受最高摄入量(UL)之间时,为一个“安全摄入范围”

5. 下列关于氨基酸的描述正确的是 （ ）

A. 按照能否在体内合成以及合成速度是否能满足机体需要，可将合成人体蛋白质的氨基酸分为必需氨基酸和非必需氨基酸

B. 对成人而言，必需氨基酸有 8 种；对婴幼儿而言，必需氨基酸有 9 种

C. 半胱氨酸可以由蛋氨酸转变而来，酪氨酸可以由苯丙氨酸转变而来，两者称为半必需氨基酸

D. 当机体代谢障碍或机体处于某一生理条件下不能大量合成来满足机体需要的氨基酸称为条件必需氨基酸

E. 对于早产儿而言，胱氨酸、酪氨酸和牛磺酸是条件必需氨基酸

6. 对于早产儿而言，下列哪些氨基酸属于条件必需氨基酸？ （ ）

A. 胱氨酸　　B. 酪氨酸　　C. 牛磺酸

D. 精氨酸　　E. 苯丙氨酸

7. 下列关于氨基酸模式的描述正确的说法是 （ ）

A. 某种蛋白质中各种必需氨基酸的构成比例称为氨基酸模式

B. 是根据蛋白质中必需氨基酸含量，以含量最少的色氨酸为 1 计算出的其他氨基酸的相应比值

C. 鸡蛋的蛋白质氨基酸模式与人体最接近，作为参考蛋白质

D. 食物蛋白质的氨基酸模式与人体越接近，蛋白质的营养价值也越高

E. 氨基酸评分是指被测食物蛋白质的必需氨基酸评分模式与推荐的理想模式或参考蛋白模式比较来反映蛋白质的构成与利用关系

8. 评价蛋白质营养价值高低的主要指标是 （ ）

A. 蛋白质的含量　　B. 蛋白质的消化吸收　　C. 蛋白质的利用

D. 氨基酸的含量　　E. 肽的含量

9. 常用的衡量食物蛋白质利用率的指标体系是 （ ）

A. 生物价　　B. 蛋白质的利用率　　C. 氨基酸评分

D. 蛋白质净利用率　　E. 氨基酸模式

10. 下列营养素中属于产能营养素的是 （ ）

A. 膳食纤维　　B. 蛋白质　　C. 碳水化合物

D. 脂肪　　E. 酒精

11. 下列哪些是维生素 D 缺乏所导致的症状？ （ ）

A. 佝偻病　　B. 骨质软化症　　C. 骨质疏松症

D. 手足痉挛症　　E. 脚气病

12. 烟酸缺乏引起的“三 D”症状包括 （ ）

A. 皮炎　　B. 腹泻　　C. 腹泻

D. 干性脚气病　　E. 湿性脚气病

13. 用于预防婴儿由于维生素 D 缺乏所致佝偻病的措施有 （ ）

A. 补充鱼肝油　　B. 补充维生素 D 制剂　　C. 补充大豆异黄酮类

D. 晒太阳　　E. 多喝牛奶

14. 维生素 D 的较好食物来源有　(　　)

A. 牛奶　B. 蛋黄　C. 肝脏

D. 谷类　E. 深海鱼

15. 维生素 A 缺乏可引起　(　　)

A. 干眼病　B. 免疫功能下降，易感染　C. 夜盲症

D. 生长发育迟缓　E. 失明

16. 维生素 B1 缺乏可引起　(　　)

A. 成人脚气病　B. 婴幼儿脚气病　C. 干性脚气病

D. 湿气脚气病　E. 口腔—生殖系统综合征

17. 维生素 B2 缺乏可引起　(　　)

A. 口角炎　B. 眼睑缘炎　C. 阴囊阴唇炎

D. 脂溢性皮炎　E. 口腔—生殖系统综合征

18. 叶酸缺乏可引起　(　　)

A. 巨幼红细胞性贫血　B. 舌炎　C. 胃肠道功能紊乱

D. 新生儿神经管畸形　E. 高同型半胱氨酸血症

19. 下列哪些属于脂溶性维生素？　(　　)

A. 维生素 A　B. 维生素 D　C. 维生素 E

D. 维生素 K　E. 叶酸

20. 下列哪些蛋白可作为参考蛋白？　(　　)

A. 醇溶蛋白　B. 酪蛋白　C. 鸡蛋蛋白

D. 人乳蛋白　E. 牛肉蛋白

21. 下列哪些营养素可促进钙的吸收？　(　　)

A. 蛋白质　B. 糖类　C. 维生素 D

D. 膳食纤维　E. 脂肪酸

22. 下列哪些物质可影响钙的吸收？　(　　)

A. 蛋白质　B. 蔬菜中的草酸　C. 谷类中的植酸

D. 膳食纤维　E. 脂肪酸

23. 关于孕期营养需求下列说法正确的是　(　　)

A. 孕妇自妊娠中期到后期，基础代谢增加，因此要求在妊娠 4 个月开始在正常能量的基础上增加能量摄入，每日 200kcal

B. 整个妊娠期间均应该增加蛋白质的摄入，早期每日增加 5g，中期每日增加 15g，后期每日增加 25g，优质蛋白质供应占 1/3 以上

C. 为预防酮症，妊娠中后期碳水化合物供能应占总能量的 55%～60%为宜，又因为孕妇常患便秘，膳食中需要供应一定数量的膳食纤维

D. 妊娠过程中需要增加一定数量的脂肪储备以供分娩和哺乳之需，要适量补充饱和和多不饱和脂肪以供应胎儿神经系统发育

E. 孕妇体内需要有大量的钙贮存，以供胎儿骨骼和牙齿的发育，预防孕妇骨质软化症

24. 关于孕期的膳食原则说法正确的是 （　　）

A. 孕前期和早期要多摄入富含叶酸的食物以补充叶酸

B. 孕前期要多摄入富含铁和碘的食物

C. 孕早期饮食要清淡、适口、少量多餐

D. 孕早期饮食要摄入足够数量富含碳水化合物的食物

E. 孕中期和末期要适量增加肉、蛋、奶、禽、鱼和海产品的摄入

25. 关于产褥期膳食需要注意的问题，下列说法正确的是 （　　）

A. 正常分娩后产妇可进食适量、易消化的半流质食物

B. 分娩时若会阴部撕裂伤缝合，应给无渣膳食 1 周左右，以保证肛门括约肌不会因排便再次撕裂

C. 剖宫产手术的产妇术后 24h 给予流质食物 1 天，但忌用牛奶、豆浆、蔗糖等胀气性食物

D. 如果在分娩过程中失血过多，应补充富含铁和蛋白质的食物以促进造血，但每日进食的蛋白质不宜超过 6g，以免增加肝脏和肾脏负担

E. 在增加肉、蛋、奶、禽、鱼和海产品等动物性食物的摄入外，还应该注重蔬菜和水果的摄入，否则容易造成维生素和膳食纤维的缺乏

26. 关于母乳喂养的特点，下列说法正确的是 （　　）

A. 母乳营养素齐全，能全面满足婴幼儿生长发育的需要

B. 维生素 D 难以通过乳腺进入乳汁，母乳喂养儿应在出生 2～4 周后补充维生素 D 并且要多晒太阳

C. 母乳（尤其是初乳）含有丰富的抗感染物质，能提高婴儿对疾病的抵抗力

D. 母乳中含有特异性免疫物质，如 T、B 淋巴细胞以及分泌性免疫球蛋白 A，可保护婴儿呼吸道和消化道抵抗细菌和病毒的侵袭

E. 母乳中含有非特异性免疫物质，如吞噬细胞、乳铁蛋白、溶菌酶、过氧化氢酶、补体以及双歧杆菌因子，可保护婴儿呼吸道和消化道抵抗细菌和病毒的侵袭

27. 关于老年人群的膳食原则，下列说法正确的是 （　　）

A. 饮食多样化，搭配合理，清淡少盐，少食多餐

B. 主食中包含一定量的粗粮、杂粮

C. 每天饮用牛奶，食用奶制品以及大豆或豆制品

D. 适量食用禽肉和鱼类等脂肪含量少易消化的动物性食品

E. 多食蔬菜和水果等富含维生素和膳食纤维的食物

答案：1. ABCDE　2. ABCDE　3. ABCDE　4. ABCDE　5. ABCDE
6. ABC　7. ABCDE　8. ABC　9. ABCDE　10. BCD
11. ABCD　12. ABC　13. ABD　14. BCE　15. ABCDE
16. ABCD　17. ABCDE　18. ABCDE　19. ABCD　20. BCD
21. ABC　22. BCDE　23. ABCDE　24. ABCDE　25. ABCDE
26. ABCDE　27. ABCDE

五、简答题

1. 常用的衡量食物蛋白质利用率的指标体系有哪些?

参考答案:

食物蛋白质营养价值的高低主要从食物蛋白质的含量、被消化吸收的程度和被人体利用的程度三方面来评价。常用的衡量食物蛋白质利用率的评价指标有三种,具体如下。

(1)生物价,即蛋白质利用率,指食物蛋白质被消化吸收后在体内利用的程度。生物价越高,表明其被机体利用的程度越高。

(2)氨基酸评分(AAS)是指被测食物蛋白质的必需氨基酸评分模式与推荐的理想模式或参考蛋白模式的比较,反映蛋白质的构成与利用关系。

(3)蛋白质净利用率:反映食物中蛋白质被利用程度的指标,即机体利用的蛋白质占食物中蛋白质的百分比,包含了食物蛋白质的消化和利用两个方面。

2. 简述二十碳五烯酸(EPA)和二十二碳六烯酸(DHA)的功能。

参考答案:

(1)二十二碳六烯酸(docosahexenoic acid,DHA)是大脑及视网膜的组成成分,可促进胎儿大脑和视网膜的发育。

(2)二十碳五烯酸(eicosapentaenoic acid,EPA)和二十二碳六烯酸(DHA)具有降血脂、抑制血小板凝聚、防止血栓形成、降血压及防治冠心病等作用。

(3)降低机体炎症反应。

3. 简述膳食纤维的主要生理功能。

参考答案:

(1)增强胃肠功能,利于粪便排出:促进肠蠕动,吸水膨胀。

(2)控制体重和减肥:延缓胃排空和吸水,增加饱腹感,能量吸收下降。

(3)降低血糖和血胆固醇:①减少糖或碳水化合物的吸收,胰岛素释放降低,胆固醇合成降低;②发酵,导致短链脂肪酸合成,肝脏胆固醇合成下降;③膳食纤维吸附胆汁酸,导致脂肪和胆固醇吸收率降低,血脂下降。

(4)预防结肠癌:①短链脂肪酸可降低粪便 pH 值,抑制致癌物的产生;②膳食纤维直接吸附致癌物;③膳食纤维增加肠腔内的抗氧化剂。

4. 简述心血管疾病的营养防治原则。

参考答案:

(1)肥胖是心血管疾病的重要危险因素,控制总能量摄入,保持理想体重。

(2)限制脂肪和胆固醇的摄入,膳食中脂肪摄入量占总能量的 20%～25%为宜,饱和脂肪酸摄入量应小于总能量的 10%。饱和脂肪酸∶单不饱和脂肪酸∶多不饱和脂肪酸的比例为 1∶1∶1。适当多吃些富含必需脂肪酸的鱼类,少吃富含胆固醇的动物内脏。

(3)适量摄入大豆以及制品等富含优质蛋白质的食物,少食单糖和双糖的甜食以及含糖饮料。

(4)保证充足的膳食纤维摄入,比如燕麦、蔬菜和玉米等。

(5)供给充足的维生素和无机盐,多吃新鲜的富含维生素 C 和 E、具有抗氧化作用的蔬菜和水果，多吃牛奶、鱼虾等富含钙和镁的食物，适当增加根茎类、杏和梅等含钾元素丰富、有利于钠和水排出的食物。

(6)饮食清淡、少盐、限酒，每日食盐的摄入量应在6g以下(包含酱油、咸菜等含盐的食物)。

(7)适当多吃保护性食物，比如洋葱、香葱等富含植物化学物质的物质，对心血管具有保护作用。

5. 简述糖尿病的营养防治原则。

参考答案：

(1)控制总能量是糖尿病饮食治疗的首要原则。

(2)供给适量的碳水化合物，碳水化合物的供能占总能量的60%，特别是血糖生成指数和糖负荷低的碳水化合物。

(3)供给充足的膳食纤维。

(4)供给充足的蛋白质，主张蛋白质占总能量的10%～20%。当肾脏功能正常时，糖尿病患者的膳食蛋白质与正常人近似，当合并肾脏疾病时，应在医生的指导下合理安排每日膳食的蛋白质质量。

(5)控制脂肪摄入量，主张脂肪占总能量不能高于25%。

(6)多食蔬菜，供给充分的维生素和无机盐。

(7)糖尿病患者不宜饮酒。

(8)糖尿病患者应合理安排每日三餐，必要时少量多餐。

6. 简述肥胖的营养防治原则。

参考答案：

(1)控制总能量。

(2)限制脂肪摄入量。

(3)碳水化合物的供给要适量。

(4)限制辛辣及刺激性食物及调味品的摄入，因为这些食物可以刺激胃酸分泌，容易使人增加饥饿感，提高食欲。

(5)膳食中必须有足够数量的新鲜蔬菜和水果。

(6)应注意烹调方法，多采用蒸、煮、炖等，避免油煎、油炸和爆炒等。

(7)养成良好的饮食习惯。

7. 简述骨质疏松的营养防治原则。

参考答案：

(1)提高骨钙峰值，从儿童期开始注意补充足够的钙，青春期摄入量应在1000mg/天以上。

(2)提高身体活动量，负重运动有助于骨骼发育、增加骨量，多进行户外活动，多接受日光照射以增加维生素D的合成。

(3)避免一些不良习惯，比如吸烟、过量饮酒和咖啡都不利于提高骨钙峰值，而且在更年期骨钙流失会更多。

(4)要注意钙的补充，尤其是更年期或绝经后的妇女。钙的补充应以饮食为主。

(5)补充维生素D，每日需要一定时间的户外活动，可适当补充维生素D。

(6)多食用一些大豆及其制品,补充大豆异黄酮的摄入。

(7)必要时在医生的指导下服用治疗骨质疏松症的药物。

8. 简述癌症的营养防治原则。

参考答案:

(1)食用营养丰富的、以植物性食物为主的多样化膳食。

(2)维持适宜体重,不宜体重过轻或过重。

(3)坚持身体活动。

(4)多吃蔬菜和水果。

(5)选用富含淀粉和蛋白质的植物性主食。

(6)不要饮酒,尤其反对过度饮酒。

(7)限制肉类食品中红肉及其制品的摄入量,尽量选择禽类、鱼肉类。

(8)总脂肪和油提供的能量占总摄入量的15%～30%。

(9)限制每日食盐的摄入量在6g以下。

(10)尽量食用新鲜食物,注意冷藏及冰冻食物的保藏方法。

(11)注意食品中添加剂、农作物残留以及各种化学品的污染问题。

(12)尽量少吃营养补充剂,营养素的补充尽量从食物中获得。

(13)食品的制备和烹调也有一定的讲究。

六、论述题

1. 论述血糖生成指数(glycemic index,GI)和血糖负荷(glycemic load,GL)的概念内涵。

参考答案:

(1)血糖生成指数(GI)

①血糖生成指数(GI)是表示某种食物升高血糖效应与标准食品(通常为葡萄糖)升高血糖效应之比,指的是人体食用一定食物后会引起多大的血糖反应。

②血糖生成指数(GI)反映了一个食物能够引起人体血糖升高多少的能力,血糖生成指数是由人体试验而来的,而多数评价食物的方法是化学方法,因此也常说食物血糖生成指数是一种生理学参数。

③当血糖生成指数在55以下时,可认为该食物为低GI食物;当血糖生成指数在55～70时,该食物为中等GI食物;当血糖生成指数在70以上时,该食物为高GI食物。

④食物血糖生成指数还会受多方面因素影响,如受食物中碳水化合物的类型、结构、食物的化学成分和含量以及食物的物理状况和加工制作过程的影响等,如果忽视这些不同,将很难控制血糖平稳。

在食物的烹调加工过程中,会对血糖生成指数产生影响。比如"淀粉糊化程度",在加工过程中,淀粉颗粒在水和热的作用下,有不同程度的膨胀,有些淀粉颗粒甚至破裂并分解,变得很容易消化,如煮粥时间越长,血糖生成指数越高,对血糖影响越大。又如"颗粒大小",也会对其产生影响——食物颗粒越小,越容易被水解吸收,其血糖生成指数也越高,故食物不宜太精细。

食物的成分也会对血糖有影响。豆类食品难消化，血糖生成指数低。面粉易消化，故食物血糖生成指数高。可溶性黏性纤维由于增加了肠道内容物的黏性，从而降低了淀粉和消化酶的相互作用，如燕麦、豆类等含有大量黏性纤维，都是低血糖生成指数食物。

另外，餐中脂肪和蛋白质摄入增多，可以降低胃排空及小肠中食物的消化率，所以高脂肪食物比等量低脂肪食物具有相对低的血糖生成指数。

由于随着碳水化合物摄入量的增加，人体内的胰岛素反应会随着碳水化合物摄入量增加而增高，从而维持血糖的稳定，这是属于一种代偿性反应，但是长期高碳水化合物的摄入，会导致长期高胰岛素反应进而加重胰腺负担，易引发胰岛素抵抗型糖尿病。因此，食用含高碳水化合物饮食时，选择低血糖生成指数食物对降低胰岛素分泌相当重要。

酸能延缓食物的胃排空率，延长进入小肠的时间，故可以起到一定程度的降血糖作用，在各类型的醋中发现红曲醋最好，同时柠檬汁的作用也不可忽视。

(2)血糖负荷(GL)

①血糖负荷(GL)是指特定食物所含碳水化合物的质量(克)与其血糖生成指数值的乘积(一般以克为计量单位)，GL 的提出体现了碳水化合物数量对血糖的影响。GL 表示为血糖生成指数与摄入该食物的实际可利用碳水化合物的含量构成比的乘积。

②GL≥20 为高负荷饮食，表示对血糖影响很大；10≤GL≤19 为中负荷饮食，表示对血糖影响不大；GL＜10 为低负荷饮食，表示对血糖的影响很小。

2. 论述人体的能量来源与消耗。

参考答案：

(1)人体的能量来源

①人体的能量来源主要来自三大产热营养素(蛋白质、脂肪和碳水化合物)在氧化生成二氧化碳和水的过程中释放出的大量能量。需要注意的是乙醇仅提供热量，不能称为产热营养素。

②几大能源物质的产热系数或热价：蛋白质＝碳水化合物＝4kcal/g；脂肪＝9kcal/g；乙醇＝7kcal/g。

③能量计算：热量(kcal)＝糖类克数×4＋蛋白质克数×4＋脂肪克数×9＋酒精克数×7。

(2)能量的消耗

①人体对能量的消耗主要用于基础代谢(60%～75%)、食物的特殊动力作用消耗(5%～10%)和体力活动(15%～30%)。

②基础代谢，指维持生命的最低能量消耗，即机体处于清醒、安静(静卧)，禁食 12h 后，用来维持体温和基本的生理机能所需要的热量。基础代谢的影响因素包括机体的体型、机体构成、年龄、性别、生理和病理因素以及环境条件的影响。一般而言，瘦高者的基础代谢率高于矮胖者和瘦体质者；随着年龄的增长基础代谢率逐渐下降，30 岁以上每 10 年降 2%；男性的基础代谢率比女性高 5%～10%；处于生病发热、甲状腺、肾上腺疾病、儿童、孕妇、乳母等生理或病理情况下的基础代谢率高；高温或寒冷、过多摄食、精神紧张的情况下基础代谢率升高；禁食、饥饿或少食时的基础代谢率降低；尼古丁和咖啡因等因素的刺激也可导致基础代谢水平升高。

③体力活动，影响体力活动热能消耗的因素包括劳动强度(主要影响因素)、劳动持续时间、工作熟练程度、肌肉发达程度、作业姿势和机体状况。

④食物的热效应，又称为食物的特殊动力作用消耗。一般而言，摄入蛋白质的热消耗相当于蛋白质所产生热能的30%；碳水化合物消耗其产热的5%～6%；脂肪消耗其产热的4%～5%；混合膳食时，消耗的能量约为基础代谢的10%，或全日总热量的6%。

3. 论述低蛋白膳食的特点、适用对象、膳食原则。

参考答案：

(1)特点：①在保证能量供应充足的情况下，控制膳食中蛋白质的摄入量；②一般每日蛋白质总量在20～40g；③以优质蛋白质为主，以减少含氮的代谢产物，减轻肝脏和肾脏负担。

(2)适用对象：急性肾脏疾病（如肾炎、肾功能衰竭）、慢性肾功能衰竭、肾病综合征、尿毒症以及肾透析患者。

(3)膳食原则：①膳食中能量要供应充足，碳水化合物功能不低于55%，必要时采用纯淀粉食物和水果增加能量；②肾功能不全者以优质蛋白质为主；③肝功能不全者应选用高支链氨基酸、低芳香族氨基酸为主的食物，避免肉类蛋白质；④要保证维生素和无机盐的供应；⑤增加膳食纤维摄入量，减少氨类吸收、增加排出，制作方法要软、烂，预防出血。

4. 论述低盐膳食的特点、适用对象和膳食原则。

参考答案：

(1)特点：低盐饮食主要用于纠正水钠潴留以维持水和电解质的平衡。

(2)适用对象：高血压、心力衰竭、急性肾炎、妊娠高血压、各种原因引起的水钠潴留。

(3)膳食原则：①每日膳食中的含盐量在1～4g；②根据病情确定每日膳食中的具体食盐量，水肿明显者食盐量为1g/天，一般高血压患者为4g/天；③在具体适用时需要用天平准确称量后加入烹饪食材中；④已明确含盐量的食物先计算后再称重配置，其他营养素正常摄入。

5. 论述低嘌呤饮食的特点、适用对象和膳食原则。

参考答案：

(1)特点：①通过限制膳食中嘌呤的摄入量为150～250mg/天，减少外源性嘌呤的摄入，降低血尿酸的水平；②调整膳食中呈酸性食物和呈碱性食物的配比，增加水分的摄入，促进尿酸的排出。

(2)适用对象：急慢性痛风、高尿酸血症、尿酸性结石。

(3)膳食原则：①肥胖和超重患者，控制总能量的摄入；②蛋白质适量为50～65g/天，优质蛋白质为主，选用不含核蛋白或含少量核蛋白的奶类、鸡蛋和干酪，限制肉、鱼、虾、禽等核蛋白高的食物；③低脂肪饮食，脂肪摄入量占总能量的20%～25%为宜，高脂肪饮食可降低尿酸的排出；④适量食用富含维生素B和C的食物；⑤无肾功能不全者宜多喝水，以增加尿酸的排出。

（沈旭慧、王珍）

第六章 身体活动促进

一、教学大纲要求

(一)教学目的与要求

1. 了解

(1)身体活动、静态行为的定义

(2)身体活动与健康的关系

2. 熟悉

(1)有氧运动和无氧运动的区别

(2)有益健康的身体活动推荐量

(3)身体活动强度的衡量指标和身体活动总量的决定因素

3. 掌握

(1)制定个体化运动处方的步骤

(2)单纯性肥胖、2 型糖尿病、高血压等常见疾病的运动处方的制定

(二)学习内容

1. 身体活动概述
2. 身体活动的强度及其衡量指标
3. 制定个体化运动处方的步骤
4. 单纯性肥胖、2 型糖尿病、高血压等常见疾病的运动处方的制定

(三)本章重点

1. 有氧运动和无氧运动的区别
2. 身体活动的强度及其衡量指标
3. 制定个体化运动处方的步骤
4. 单纯性肥胖、2 型糖尿病、高血压等常见疾病的运动处方的制定

(四)本章难点

1. 制定个体化运动处方的步骤

2. 单纯性肥胖、2 型糖尿病、高血压等常见疾病的运动处方的制定

(五)复习思考题

1. 有氧运动和无氧运动的区别

2. 身体活动的强度及其衡量指标

3. 制定个体化运动处方的步骤

4. 单纯性肥胖、2 型糖尿病、高血压等常见疾病的运动处方的制定

二、单项选择题

1. 最大心率指的是当人体剧烈运动时，人体耗氧量和心率所达到的极限水平，按照年龄估计，最大心率可表示为　（　　）

A. 180－年龄(岁)　　B. 220－年龄(岁)　　C. 240－年龄(岁)

D. 250－年龄(岁)　　E. 160－年龄(岁)

2. 1 代谢当量(METs)相当于每分钟每千克体重消耗多少毫升的氧气？　（　　）

A. 2.5mL　　B. 2.9mL　　C. 3.0mL

D. 3.5mL　　D. 4.0mL

3. 对于有氧耐力运动，如果想要达到锻炼心肺功能的目的，推荐每周运动时间为累计多少分钟？　（　　）

A. 50～80min　　B. 80～100min　　C. 100～130min

D. 150～180min　　D. 180～200min

4. 以下哪类高血压病人的运动计划应获得医生的批准？　（　　）

A. 所有高血压的病人，从事各种强度运动

B. 血压＞180/110mmHg，从事中等强度以下的运动

C. 血压 160～180/100～110mmHg 从事中等强度运动，或血压＜160/100mmHg，从事中等强度以上运动

D. 血压＜160/100mmHg 从事中等强度以下的运动

E. 血压＜180/110mmHg 从事中等强度以上的运动

5. 下列关于一个千步当量正确描述的是　（　　）

A. 一个千步当量等于 4km/h 中速步行 10min 的活动量

B. 一个千步当量等于 6km/h 跑步 10min 的活动量

C. 一个千步当量等于 8km/h 跑步 10min 的活动量

D. 一个千步当量等于 10km/h 骑自行车 10min 的活动量

E. 一个千步当量等于洗盘子或熨衣服 10min 的活动量

6. 有助于体重的控制的运动是　（　　）

A. 累计尽量多的能量消耗、关节柔韧性练习、身体平衡练习

B. 累计尽量多的能量消耗、中等以上的有氧耐力运动、关节柔韧性练习

C. 中等以上的有氧耐力运动、大肌肉群抗阻力训练、身体平衡练习

D. 累计尽量多的能量消耗、中等以上的有氧耐力运动、大肌肉群抗阻力训练

E. 大肌肉群抗阻力训练、关节柔韧性练习、身体平衡练习

7. 如果一个人进行 4MET 的身体活动 30min，其身体活动总量是 （ ）

A. 2.0MET.h　　B. 2.4MET.h　　C. 2.5MET.h

D. 3.0MET.h　　E. 3.5MET.h

答案：1. B　2. D　3. D　4. C　5. A　6. D　7. A

三、配伍选择题

下列 1—6 题共用相同选项。

A. 静态生活方式　B. 身体活动不足　C. 身体活动活跃　D. 身体活动高度活跃

1. 一周内没有任何的中等强度或者高强度活动 （ ）

2. 一周内中等强度身体活动时间少于 150min （ ）

3. 一周内高强度身体活动时间少于 75min （ ）

4. 一周内中等强度身体活动时间累积达到 150～300min （ ）

5. 一周内高强度身体活动时间累积达到 75～150min （ ）

6. 一周内中等强度身体活动时间累计超过 300min （ ）

答案：1. A　2. B　3. B　4. C　5. C　6. D

四、多项选择题

1. 世卫组织(WHO)制定的《关于身体活动有益健康的全球建议》中针对 5～17 岁儿童青少年，下列哪些说法是正确的？ （ ）

A. 每天累计至少 60min 中等到高强度身体活动

B. 大于 60min 的身体活动可以提供更多的健康效益

C. 大多数日常身体活动应该是有氧活动

D. 每周至少应进行 3 次高强度身体活动，包括强壮肌肉和骨骼的活动等

E. 每天累计至少 60min 中等强度身体活动

2. 世卫组织(WHO)制定的《关于身体活动有益健康的全球建议》中针对 18～64 岁中青年，下列哪些说法是正确的？ （ ）

A. 每周累计至少完成 150min 中等强度有氧身体活动

B. 每周累计至少完成 75min 高强度有氧身体活动

C. 每周累计至少完成 75min 中等和高强度两种活动相当量的组合

D. 氧活动应该每次至少持续 10min

E. 为减少骨骼肌肉系统损伤的风险，适当的方式是鼓励循序渐进，从相对适中的身体活动量开始，逐渐向较大身体活动量过渡

3. 关于最大心率百分比描述正确的是　（　）

A. 最大心率指的是当人体剧烈运动时，人体耗氧量和心率所达到的极限水平，按照年龄估计，最大心率可表示为 220—年龄(岁)

B. 身体活动中应达到的适宜心率即为靶心率

C. 最大心率百分比指的是靶心率与最大心率的百分比值

D. 对于大多数成年人来讲，推荐以最大心率百分比为 60%最为运动强度的有效界值

E. 对于大多数成年人来讲，推荐以最大心率百分比为 85%最为运动强度的安全界值

4. 关于靶心率的监测方法描述正确的是　（　）

A. 一般在运动后的即刻心率即为靶心率

B. 运动后的心率下降较快，一般采用终止运动后立即测量 10s 脉搏数，然后乘以 6 表示 1min 脉率

C. 测脉率的部位常用桡动脉、耳前动脉或颞动脉

D. 测脉率的部位常用尺动脉、耳前动脉或颞动脉

E. 测脉率的部位常用上臂肱动脉、耳前动脉或颞动脉

5. 最大耗氧量是指正在收缩的肌肉所能携带并利用的氧气量最大值，要提高最大耗氧量，主要涉及的因素描述正确的是　（　）

A. 冠状动脉血液循环的增强，血液循环的增强意味着更多的血液到达心脏

B. 心室壁增厚，特别是左心室。随着心室壁的增厚，心脏收缩所能提供的动力增强。心脏的每次跳动都能将更多的血液输入动脉

C. 心室腔变大，这能让更多的动脉血暂时贮存在心室腔，然后再进入循环系统

D. 心率降低，如果心肌足够强壮，心脏跳动次数就将下降

E. 耐力训练导致红细胞体积和血流量增加、红细胞比容下降，血液黏稠度下降，血液运输氧的能力加强，血液在心脏和动脉中的流动更加顺畅

6. 耐力训练带给身体的变化，下列哪些说法是正确的？　（　）

A. 耐力训练可增加毛细血管的密度，毛细血管密度增加意味着肌肉细胞与红细胞之间氧气交换频率更高、速度更快，最终的结果就是能给肌肉提供更加持续、稳定的训练动力

B. 耐力训练能提高线粒体酶的数量和活性，酶的含量越高，在相同时间范围内，线粒体反应速度越快，能量产生就越快

C. 耐力训练能增加线粒体密度，线粒体是脂肪和碳水化合物分解为能量的具体场所，线粒体越多，消耗脂肪作为有氧活动能量来源的量就越高

D. 耐力训练能增大线粒体体积，线粒体体积越大，在同一地点产生的能量就越多，同时能够代谢更多脂肪酸，降低碳水化合物的使用，起到节约蛋白质的作用

E. 耐力训练导致红细胞体积和血流量增加、红细胞比容下降，血液黏稠度下降，血液运输氧的能力加强，血液在心脏和动脉中的流动更加顺畅

7. 关于身体活动强度分级，下列哪些情况可判定为低强度？　（　）

A. 最大心率百分比为 40%～60%

B. 自我感知的运动强度(PRE)为“较轻”

C. 代谢当量小于 3MET

D. 最大耗氧百分比小于 40%

E. 代谢当量小于 3.5MET

8. 关于身体活动强度分级，下列哪些情况可判定为中强度？（ ）

A. 最大心率百分比为 60%～70%

B. 自我感知的运动强度(PRE)为“稍累”

C. 代谢当量小于 3～6MET

D. 最大耗氧百分比小于 40%～60%

E. 代谢当量小于 8MET

9. 关于身体活动强度分级，下列哪些情况可判定为高强度？（ ）

A. 最大心率百分比为 71%～85%

B. 自我感知的运动强度(PRE)为“累”

C. 代谢当量小于 6～10MET

D. 最大耗氧百分比小于 60%～75%

E. 代谢当量小于 10MET

10. 关于身体活动强度分级，下列哪些情况可判定为极高强度？（ ）

A. 最大心率百分比高于 85%

B. 自我感知的运动强度(PRE)为“很累”

C. 代谢当量小于 10～11MET

D. 最大耗氧百分比高于 75%

E. 代谢当量小于 12MET

11. 关于老年人身体活动应注意的事项，描述正确的是（ ）

A. 患有慢性病老年人，应与医生一起制定运动处方

B. 老年人宜参加个人熟悉并有兴趣的运动项目

C. 老年人参加运动期间，应定期做医学检查和随访

D. 合并有骨质疏松的老年人，应鼓励进行高冲击性的活动

E. 运动中，体位不宜变换太快

答案：1. ABCD　2. ABCDE　3. ABCDE　4. ABC　5. ABCDE　6. ABCDE　7. ABCD　8. ABCD　9. ABCD　10. ABCD　11. ABCE

五、简答题

1. 简述有氧运动与无氧运动的区别。

参考答案：

有氧运动是指躯干、四肢等大肌群参与为主的有节律、时间较长、能够维持在一个稳定状态的身体活动。这类运动需要氧气参与能量供应，以有氧代谢为主要供能途径，也称为耐力运动。无氧运动是指以无氧代谢为主要供能途径的身体活动形式，一般表现为肌肉的强力收缩活动。这种运动用力肌群的能量主要靠无氧酵解供能，因此不能长期维持在一个稳定的状态。两者的区别见表 6-1。

表 6-1　有氧运动与无氧运动的区别

	有氧运动	无氧运动
供能方式	有氧代谢	无氧酵解
能量来源	糖、脂肪和蛋白质	三磷酸腺苷、磷酸肌酸、糖
代谢产物	水、二氧化碳	乳酸
运动强度	中、低	最大、次最大
运动持续时间	较长、几分钟、几小时	一般不超过 3 分钟
个人感觉	运动中能完整地说出一句话，感觉不太累或有点累，少量出汗	感觉很累、大汗淋漓、心慌气短、不能完整地说中等长度的句子
肌肉酸痛感	无	有
运动形式	散步、健步走、慢跑、太极拳、自行车、长距离游泳等	100 米跑、长跑冲刺时、健身器械、哑铃杠铃、投掷类
作用	增进心肺功能、降低血压、血糖、增强胰岛素的敏感性、改善血脂和内分泌系统的调节能力、提高骨密度、减少体内脂肪蓄积、控制体重增加	促进心血管健康、改善血糖调节能力，特别是对骨骼、关节和肌肉的强壮作用更大，有助于预防老年人的骨折和跌倒

2. 简述体适能的概念及其要素。

参考答案：

(1)概念

两种表述：①人们拥有或获得的、与完成身体活动的能力相关的一组要素或特征；②人体所具备的有充沛的精力从事日常工作(学习)而不感疲劳，同时有余力享受休闲活动的乐趣，能够适应突发状况的能力。

(2)要素

美国运动医学学会认为，体适能包括健康相关体适能与技能相关体适能。健康相关体适能是与健康有密切关系的体适能，是指心血管耐受性、身体组成、肌肉力量、柔韧性等。技能相关体适能包括灵活性、协调性、平衡性、力量、反应时间、速度等。体适能既是身体活动的基础，也是身体活动健康效益的目的。

六、论述题

1. 论述运动处方的制定原则及个体化运动处方制定的基本要点(运动前风险评估的内容、身体活动目标量的确定、活动进度安排、预防意外情况和不适的处理)。

参考答案：

(1)运动处方的制定原则

①制定运动处方要个体化，具有针对性；

②制定运动处方要循序渐进；

③制定运动处方要具有有效性和安全性；

④制定运动处方要具有全面性和长期性。

(2)个体化运动处方制定的基本要点

①运动前风险评估:主要评估内容包括个体健康史,当前的疾病状况,症状/体征,危险因素,当前的体力活动/运动的习惯、运动环境以及用药情况。

运动前风险评估包括自我评估和专业评估:自我评估有助于提高个体对危险因素的认知,最常用的自我评估方式是填写身体活动相关问卷,根据问题的回答情况及得分来决定是否需要寻求医学帮助。

专业评估:由经过培训的专业人员进行的心血管、呼吸系统以及代谢性疾病危险因素及症状与体征的评估,用以决定个体身体活动或运动项目是否需要在必要的医学检查和医学监督下开展,以及是否需要进行运动测试。通过合理的个体分析及评估可以将个体划分为低危、中危和高危三个类别。

②确定身体活动目标量:运动处方在确定身体活动目标量时应遵循 FITT 原则,即确定身体活动的频度、强度、时间和频率。

③活动进度安排:循序渐进是成功的关键。对久坐少动的患者以及长期处于静态生活方式的人群,如果开始参加规律的运动锻炼,在考虑个体的体质、健康状况、年龄、身体活动量后,制定阶段目标和总目标,以日常身体活动水平为基础,循序渐进地增加活动量、强度、时间和频度。

④预防意外情况和不适的处理:个人在活动时或者活动后可能出现不适症状,应根据具体情况制定预防和采取应急处理的措施。比如在进行各类可能对身体有伤害的身体活动时,应使用防护器具。个体应掌握一些运动的基本知识,比如运动量适宜、运动量过大和运动量不足的标志有哪些等。

2. 论述单纯性肥胖的运动处方。

参考答案:

(1)运动可以提高身体的代谢水平、增加肌肉和骨骼组织等非体脂成分的重量,改善机体血糖调节和脂肪代谢的能力,提高循环呼吸功能。运动对于超重和肥胖者而言,不仅在于减轻体重,更重要的在于降低过早死亡和发生多种慢性病的风险。

(2)单纯性肥胖患者的运动处方,其主要目标是增加能量消耗,减控体重,保持和增加瘦体重,改变身体成分分布,减少腹部脂肪,以改善循环、呼吸、代谢调节为目标。为实现这些目标,需要做到:①如果要增加能量消耗,则建议进行多种形式和强度的身体活动,以有氧运动为主,抗阻力训练为辅;②在减控体重的过程中,要注意加强肌肉能量训练、避免或减少肌肉和骨骼等瘦体重成分丢失;③在为单纯性肥胖患者制定运动处方之前,需要进行运动前的医学检查,在医生监督下进行适宜性运动。

(3)单纯性肥胖患者的身体活动量需要达到一般成人的推荐量。如果以控制体重为目的,则每天要达到 3.5MET. h 的身体活动量。如果以减重为目的,则需要根据控制计划、减体重的速度、个人体质条件决定活动总量,每天也要至少达到 3.5MET. h 的身体活动量。运动频率至少每周 5 次,每天 30～60min 的中等至高强度的运动,若要使能量消耗达到最大化,最好每天都运动。为了减少减体重期间瘦体重的丢失,每周需要进行 2～3 次肌肉力量训练,每次 1～3 组,每组 10～15 次重复。身体活动总量应该循序渐进,比如由开始的每周 150min 中等强度运动,逐渐增加到每周 300min 中等强度,或者 150min 高强度运动,或者两种强度的运动各半。

(4)单纯性肥胖患者在运动时需要注意的问题:①肥胖者运动容易发生运动损伤,应注意在锻炼时采取一定的保护措施,比如骑自行车和游泳对下肢关节的承重小,发生关节损伤的风险相对较小;②肥胖患者运动中产热多,容易发生脱水和中暑,因此,在大量出汗的情况下,应注意补液;③运动消耗能量有限,单靠运动很难达到减重的目的,因此需要结合饮食控制才能成功减肥;④减肥速度不应该过快,每天减少500～1000kcal的能量,每周减重0.5～1kg为宜;⑤应建立一个长期的减重计划,在具体实施过程中,根据情况的变化,不断调整饮食和运动方案。

3. 论述原发性高血压的运动处方。

参考答案:

(1)原发性高血压通常伴有外周血管的阻力增加,心脏负荷增加。运动具有扩张外周血管和改善心脏功能的作用。身体活动对血压偏高者和轻度高血压患者疗效明确,同时也有助于高血压患者的体重控制,改善血脂和血糖水平。

(2)高血压患者的身体活动主要以提高心肺和代谢系统功能、稳定血压、控制体重、预防并发症和缓解精神压力为目标。运动形式以大肌肉参与的有氧耐力运动为主。

(3)在为高血压患者制定运动处方前,需要进行运动前风险评估。根据风险评估流程将患者分为低危、中危和高危组。无临床症状者、危险因素分层为低危和中危的患者在进行中等及以下运动强度的运动时,除了常规医疗评估,不必进行运动测试,而危险分层为高危的患者,在参加中等及以上运动强度的运动时,必须进行运动测试。

(4)高血压患者如果没有运动禁忌,其目标活动量可以参考一般健康人的推荐量,运动频率为每周3～5次,每天30～60min的中等强度的运动,心率达到60%～70%的最大心率。发生运动伤害风险较高的患者,应根据个体健康和体质来定。

(5)服用药物的高血压患者还应特别注意:①β受体阻滞剂影响运动中的心率反应,应采用自我感知运动强度量表等指标来综合判断运动强度;②β受体阻滞剂和利尿剂影响代谢和体温调节,湿热天气和运动出汗时,应注意补充水分;③α_2受体阻滞剂、钙通道拮抗剂和血管舒张药物,可诱发运动后低血压,因此,在运动后需要延长运动后的放松时间,并逐渐降低运动时间;④利尿剂可诱发低钾,发生心律失常的风险增加,因此,应适量补钾;⑤病情较重的高血压患者,运动中的血压上限为收缩压220mmHg,舒张压105mmHg;⑥在进行抗阻力训练时,应采用合理的呼吸模式,避免憋气;⑦耐力运动作为治疗方案的一部分时,要考虑运动与降血压药物的协同作用;⑧运动作为高血压治疗的一部分时,需要同时注意饮食、限烟、戒酒等生活方式的协同调节,才能起到好的效果。

4. 论述2型糖尿病患者的运动处方。

参考答案:

(1)对2型糖尿病患者而言,运动可促进肌肉摄取葡萄糖、辅助降血压,预防和治疗与糖尿病有关的并发症。糖尿病患者的身体活动,可选择大肌肉群参与的有氧耐力运动和肌肉力量训练。

(2)糖尿病患者往往涉及多系统、多器官的损害,不适当的运动和活动量也可能导致多种身体损害。因此,糖尿病患者的身体活动管理,需要对疾病本身和运动能力进行全面评估,综合多方面的情况,与患者共同制订个体化的身体活动计划。

(3)在没有运动禁忌和特殊限制的情况下，糖尿病患者目标活动量可以参考一般健康人的推荐量，运动频率为每周3～5次，每天30～60min的中等强度的运动，心率达到60%～70%的最大心率。日常活动较少或者发生运动伤害风险较高的患者，应根据个体健康和体质来定。为了保持和增强肌肉代谢血糖的功能，应鼓励糖尿病患者从事各种肌肉力量训练。

(4)糖尿病患者应注意防止心血管意外的发生，注意事项包括：①合理安排运动强度，在增加运动量时，以保证安全为前提，循序渐进；②实时监测，在运动量和运动强度改变时，应注意血糖的监测，如果运动时间较长，还应考虑运动中和运动后的血糖监测，避免发生低血糖；③根据血糖变化和相应的运动量，在进行胰岛素治疗的患者，应考虑胰岛素用量或主食的调整；④糖尿病患者往往伴随血管和神经病变，足部微循环和感觉障碍，因此，运动前需要进行足部检查和保护。

（费方荣、王珍）

第七章　传染病的预防与控制

一、教学大纲要求

(一)教学目的与要求

1. 了解

医院感染的预防与控制

2. 熟悉

新时期传染病流行特点及其防治对策

3. 掌握

(1)传染病流行过程的三环节、疫源地及流行过程

(2)传染病预防控制策略与措施

(3)计划免疫及其效果评价

(二)学习内容

1. 传染病流行过程
2. 传染病预防控制策略与措施
3. 计划免疫及其效果评价

(三)本章重点

1. 传染病流行过程
2. 传染病预防控制策略与措施
3. 计划免疫及其效果评价

(四)本章难点

1. 传染病流行过程
2. 传染病预防控制策略与措施
3. 计划免疫及其效果评价

(五)复习思考题

1.新发传染病的概念及特征
2.潜伏期的流行病学意义及用途
3.感染谱及其卫生学意义
4.传染病发生与传播的基本条件
5.主动免疫和被动免疫的区别
6.常见疫苗的种类及特征
7.疫苗的效果评价指标
8.预防接种反应的类型、哪些情形不属于预防接种异常反应
9.预防接种异常反应诊断、预防接种异常反应及处理原则
10.传染病流行时的预防与控制措施

二、单项选择题

1.感染性疾病和传染病的主要区别是 ( )
A.是否有病原体 B.是否有传染性 C.是否有感染后免疫
D.是否有发热 E.是否有毒血症症状
2.决定病人隔离期限的重要依据是 ( )
A.有无临床症状 B.能够排除大量病原体 C.活动范围的大小
D.疾病的传染期 E.疾病的潜伏期
3.病原携带者作为传染源意义大小,主要取决于 ( )
A.其排出的病原体量、携带病原体的时间长短、携带者的职业等
B.携带者携带病原体的毒力
C.携带者携带病原体的时间
D.携带者病原体的种类
E.携带者携带病原体的数量
4.关于病原携带者的论述,正确的是 ( )
A.所有的传染病均有病原携带者
B.病原携带者不是重要的传染源
C.发生于临床症状出现之前者称为健康携带者
D.病原携带者不显出临床症状而能排出病原体
E.处于潜伏性感染状态者就是病原携带者
5.传染过程中,下列哪种感染类型增多对防止传染病的流行有积极意义? ( )
A.病原体被清除 B.隐性感染者 C.病原携带者
D.潜伏性感染 E.显性感染
6.下列哪种为我国法定的乙类传染病但可直接采取甲类传染病的预防、控制措施? ( )
A.病毒性肝炎 B.霍乱 C.传染性非典型肺炎
D.流行性感冒 E.麻疹

7. 对乙类传染病中采取甲类传染病的预防，控制措施是 ( )
A. 传染性非典型肺炎、病毒性肝炎、艾滋病
B. 传染性非典型肺炎、肺炭疽、人感染高致病性禽流感
C. 传染性非典型肺炎、艾滋病、人感染高致病性禽流感
D. 人感染高致病性禽流感、艾滋病、流行性出血热
E. 人感染高致病性禽流感、肺炭疽、流行性出血热

8. 可降低人群易感性的因素为 ( )
A. 新生儿的增加
B. 易感染人口的迁入
C. 免疫人口的死亡
D. 免疫人口免疫力的自然消退
E. 预防接种

9. 可降低人群易感性的因素为 ( )
A. 新生儿的增加
B. 易感染人口的迁入
C. 免疫人口的死亡
D. 免疫人口免疫力的自然消退
E. 传染病的流行

10. 下列哪种是被动免疫的生物制品？ ( )
A. 伤寒菌苗　　B. 卡介苗　　C. 白喉类毒素
D. 麻疹疫苗　　E. 破伤风抗毒素

11. 对甲类传染病接触者隔离的时限是 ( )
A. 开始接触之日算起，相当于该病的最长潜伏期
B. 最后接触之日算起，相当于该病的平均潜伏期
C. 开始接触之日算起，相当于该病的平均潜伏期
D. 最后接触之日算起，相当于该病的最短潜伏期
E. 最后接触之日算起，相当于该病的最长潜伏期

12. 评价疫苗接种效果的最关键指标是 ( )
A. 接种不良反应发生率
B. 接种的安全性
C. 接种的临床效果评价
D. 接种的不良反应和安全性评价
E. 接种的流行病学效果和免疫学评价

13. 20 世纪 70 年代，WHO 开展的全球扩大免疫计划(Expanded Programme on Immunization,EPI)要求通过免疫方法防治六种传染病，这六种传染病的疫苗是 ( )
A. 白喉类毒素、百日咳菌苗、破伤风类毒素、麻疹疫苗、脊髓灰质炎疫苗、卡介苗
B. 白喉类毒素、乙脑菌苗、破伤风类毒素、麻风腮疫苗、脊髓灰质炎疫苗、流脑疫苗
C. 白喉类毒素、百日咳菌苗、破伤风类毒素、甲肝疫苗、脊髓灰质炎疫苗、卡介苗
D. 白喉类毒素、百日咳菌苗、破伤风类毒素、麻疹疫苗、脊髓灰质炎疫苗、乙脑疫苗

E. 白喉类毒素、百日咳菌苗、破伤风类毒素、麻风腮疫苗、脊髓灰质炎疫苗、卡介苗

14. 我国计划免疫工作的主要内容是儿童基础免疫，即对 7 周岁以下儿童进行下列哪几种疫苗的接种？（　　）

A. 百白破菌苗、麻疹疫苗、脊髓灰质炎三价疫苗、卡介苗

B. 百白破菌苗、麻疹疫苗、脊髓灰质炎三价疫苗、流脑疫苗

C. 百白破菌苗、脊髓灰质炎三价疫苗、卡介苗、乙脑疫苗

D. 百白破菌苗、麻疹疫苗、脊髓灰质炎疫苗、乙脑疫苗

E. 百白破菌苗、麻疹疫苗、脊髓灰质炎三价疫苗、麻风腮疫苗

15. 按儿童基础免疫要求，儿童在一岁至两岁半内应完成下列哪几种生物制品的接种？（　　）

A. 卡介苗、百日咳菌苗、麻疹疫苗、脊髓灰质炎疫苗、乙肝疫苗

B. 麻疹疫苗、脊髓灰质炎疫苗、白喉类毒素、破伤风类毒素

C. 百日咳菌苗、麻疹疫苗、脊髓灰质炎疫苗、白喉类毒素、乙肝疫苗

D. 脊髓灰质炎疫苗、白喉类毒素、破伤风类毒素、乙脑疫苗、卡介苗

E. 脊髓灰质炎疫苗、卡介苗、麻疹疫苗、乙肝疫苗、百白破混合制剂

16. 某人被狂犬咬伤，医生对他进行如下处理：清理伤口、接种狂犬疫苗和抗狂犬病免疫血清。对该患者的免疫接种属于（　　）

A. 人工自动免疫　　B. 人工被动免疫　　C. 被动自动免疫

D. 自然自动免疫　　E. 自然被动免疫

17. 某市及医院医生确诊一例病毒性乙型肝炎，该医生应该在几小时内进行网络报告或寄出传染病报告卡？（　　）

A. 72h　　B. 48h　　C. 12h

D. 8h　　E. 24h

18. 对传染性非典型肺炎，主要实施四早，其中不包括（　　）

A. 早发现　　B. 早诊断　　C. 早报告

D. 早隔离　　E. 早治疗

19. 计划免疫工作的具体考核指标不包括（　　）

A. 建卡率　　B. 接种率　　C. 疫苗保护率

D. N 苗覆盖率　　E. 冷链设备完好率

20. 某厨师的粪便培养出伤寒杆菌，但无任何症状，应对该厨师采取的措施是（　　）

A. 隔离治疗

B. 继续从事原工作，同时积极治疗

C. 调离接触食品的工作，并做好登记管理及随访

D. 接种伤寒菌苗

E. 临床治疗

21. 我国计划免疫预防的疾病不包括（　　）

A. 结核病　　B. 脊髓灰质炎　　C. 百日咳

D. 丙型病毒性肝炎　　E. 麻疹

答案:1.B　2.D　3.A　4.D　5.B　6.C　7.B　8.E　9.E　10.E　11.E　12.E　13.A　14.A　15.E　16.C　17.E　18.B　19.C　20.C　21.D

三、配伍选择题

下列1—15题共用相同选项。

A.经空气传播　B.经水传播　C.经食物传播　D.经接触传播

E.经节肢动物传播　F.经土壤传播　G.医院性传播　H.垂直传播

1.孕妇体内的病原体通过胎盘血液传给胎儿而引起宫内感染　(　)

2.皮肤破损导致破伤风　(　)

3.饮用水被污染而引起的肠道传染性疾病　(　)

4.赤脚劳动导致钩虫病　(　)

5.在接受检查或治疗时因为污染的器械导致的感染　(　)

6.伤寒和痢疾杆菌在苍蝇、蟑螂等体表或体内存活数天后将病原体排出体外,污染食物或餐具,感染接触者　(　)

7.分娩过程中胎儿通过严重感染的阴道产生的感染　(　)

8.吸血类节肢动物通过叮咬血液中带有病原菌的感染者,将病原菌吸入体内,然后再叮易感者,造成感染　(　)

9.病原体经阴道通过宫颈口抵达胎盘引起的感染　(　)

10.易感者接触了被传染源的排除物或分泌物等污染的日常用品所造成的传播　(　)

11.输血或输液时由于血液或生物制品受到病原体的污染而感染　(　)

12.性传播疾病或狂犬病的发生　(　)

13.食物本身含有病原菌或者受到病原菌的污染而引起的传播　(　)

14.血吸虫病、钩端螺旋体病的流行　(　)

15.结核病和百日咳的流行　(　)

答案:1.H　2.F　3.B　4.F　5.G　6.E　7.H　8.E　9.H　10.D　11.G　12.D　13.C　14.B　15.A

四、多项选择题

1.下列哪些为我国法定的乙类传染病但可直接采取甲类传染病的预防、控制措施?　(　)

A.炭疽中的肺炭疽　B.人感染高致病性禽流感　C.传染性非典型肺炎

D.甲型H1N1流感　E.新型冠状病毒感染

2.下列哪些可直接采取甲类传染病的预防、控制措施?　(　)

A.鼠疫　B.霍乱　C.传染性非典型肺炎

D.甲型H1N1流感　E.新型冠状病毒感染

3. 导致人群易感性升高的因素包括 ( )
A. 新生儿增加
B. 易感人口迁入
C. 免疫人口免疫力的自然消退
D. 免疫人口死亡
E. 计划免疫
4. 导致人群易感性降低的因素包括 ( )
A. 新生儿增加
B. 易感人口迁入
C. 免疫人口免疫力的自然消退
D. 传染病的流行
E. 计划免疫
5. 下列哪些属于水平传播? ( )
A. 经空气传播
B. 经水传播
C. 产前从母亲到后代之间的传播
D. 经食物传播
E. 经媒介节肢动物传播
6. 下列哪些属于垂直传播? ( )
A. 经胎盘传播
B. 上行性传播
C. 经媒介节肢动物传播
D. 产前从母亲到后代之间的传播
E. 分娩时传播
7. 下列哪些是与人类肿瘤发生关系密切的病毒? ( )
A. 肝炎病毒与肝细胞癌
B. 人类疱疹病毒(EBV)与 Burkitt 淋巴瘤、鼻咽癌、胃癌
C. 人乳头状瘤病毒(HPV)与宫颈癌
D. 人乳头状瘤病毒(HPV)与肛管癌
E. 人类免疫缺陷病毒(HIV)与卡波西肉瘤

答案:1. ABCDE 2. ABCDE 3. ABCD 4. DE 5. ABDE 6. ABDE 7. ABCDE

五、简答题

1. 简述法定传染病的概念及类型。

参考答案:

法定传染病指《中华人民共和国传染病防治法》规定范围内的特定传染病。法定报告传染病发生时,医师或医疗机构需向卫生主管机关报告,并依照法律的规定进行治疗甚至

采取隔离等措施。被列为法定传染病者通常具有传播速度快、病情严重、致死率高等特性。

中国目前的法定传染病根据其传播方式、速度及其对人类危害程度的不同有甲、乙、丙3类,共40种。

甲类传染病(2种),也称为强制管理传染病,包括鼠疫、霍乱。

乙类传染病(27种),也称为严格管理传染病,包括传染性非典型肺炎、艾滋病、病毒性肝炎、脊髓灰质炎、人感染高致病性禽流感、麻疹、流行性出血热、狂犬病、流行性乙型脑炎、登革热、炭疽、细菌性和阿米巴性痢疾、肺结核、伤寒和副伤寒、流行性脑脊髓膜炎、百日咳、白喉、新生儿破伤风、猩红热、布鲁氏菌病、淋病、梅毒、钩端螺旋体病、血吸虫病、疟疾、甲型H1N1流感(原称人感染猪流感)和新型冠状病毒感染。对此类传染病要严格按照有关规定和防治方案进行预防和控制。其中,传染性非典型肺炎、炭疽中的肺炭疽、人感染高致病性禽流感、甲型H1N1流感和新型冠状病毒感染这五种传染病虽被纳入乙类,但可直接采取甲类传染病的预防、控制措施。

乙类原26种传染病的快速记忆口诀:

破麻布,百钩悬:破伤风、麻疹、布鲁氏菌病、百日咳、钩端螺旋体病;

飞禽集合(结核)吸脑肝:非典、禽流感、流脑脊髓膜炎、结核、血吸虫病、乙脑、乙肝;

灰犬热,红梅寒:脊髓灰质炎、狂犬病、流行性出血热、猩红热、梅毒、伤寒和副伤寒;

白米登临(淋)艾滋坛(炭):白喉、阿米巴痢疾和细菌性痢疾、登革热、淋病、AIDS、炭疽。

丙类传染病(10种):也称为监测管理传染病,包括流行性感冒、流行性腮腺炎、风疹、急性出血性结膜炎、麻风病、流行性和地方性斑疹伤寒、黑热病、包虫病、丝虫病,除霍乱、细菌性和阿米巴性痢疾、伤寒和副伤寒以外的感染性腹泻病。2008年5月2日,卫生部已将手足口病列入传染病防治法规定的丙类传染病进行管理。

2. 简述新发传染病的概念及特征。

参考答案:

(1)概念

新发传染病是指在人群中新出现的病原体或经过变异具有新的生物学特征的已知病原体引起的人和动物传染病,或是过去存在于人群中但没有被认识的传染性疾病。

新发传染病大致可分为3类:①疾病在人间早已存在并被人类所认知,但人类并不知道它是传染病,比如消化性溃疡、T淋巴细胞白血病;②疾病在人间早已存在但并不被人类所认知,近年来才被认知,如军团病、莱姆病、丙型肝炎等;③过去可能不存在,近年来新出现的人类传染病,如艾滋病、严重急性呼吸综合征(SARS)、人感染高致病性禽流感、新型冠状病毒感染等。

(2)特征

①不确定性,即不知道何时何地会发生何种传染病,给防控的准备工作带来困难;

②缺乏有效的治疗药物和免疫预防;

③容易造成医院内感染的暴发流行,对医务人员容易造成直接伤害;

④病原体多为动物源性,有研究资料显示新发传染病的病原体75%为动物源性;

⑤人群对新发传染病缺乏免疫力,全球人群均易感;

⑥在疫情发生初期,不能充分被认识,大众得不到有效的宣传和教育,容易导致心理恐慌和社会不稳定;

⑦新发传染病的病原体、传播因素及防治对策尚不清楚，易形成暴发或流行，病死率高。

3. 简述潜伏期的流行病学意义及用途。

参考答案：

潜伏期是一般疾病在发展过程中的一定阶段，这一阶段是从病原菌侵入机体或对机体发生作用起，到机体出现反应或开始呈现症状时止。在传染病学中通常称这一阶段为“潜伏期”。各传染病的潜伏期长短不一。通常所说的潜伏期指的是平均潜伏期。潜伏期的变动可能与进入机体内病原菌的数量、毒力、繁殖能力以及机体的抵抗能力有关。

潜伏期的流行病学意义及用途如下。

(1)根据潜伏期可以判断受感染的时间，用于追踪传染源，查找传播途径；

(2)根据潜伏期确定接触者的留验、检疫和医学观察期限(一般为平均潜伏期加 1～2 天，危害严重者按该病的最长潜伏期予以留验和观察)；

(3)根据潜伏期可确定免疫接种时间；

(4)根据潜伏期确定评价措施效果，一项防治措施实施后经过一个潜伏期，如果发病明显下降，则可能认为与措施有关；

(5)潜伏期的长短可以影响疾病的流行特征，一般潜伏期比较短的疾病，一旦流行，常呈暴发态势且疫情凶猛。

4. 简述什么是人群易感性、群体免疫力和免疫屏障？影响人群易感性升高和降低的主要因素是什么？

参考答案：

人群易感性，指人群作为一个整体对传染病的易感程度。人群易感性的高低取决于该人群中易感个体所占的比例。

与人群易感性相对应的是群体免疫力，即人群对传染病侵入和传播的抵抗力，可以通过人群中有免疫力的人口占全部人口的比例来衡量。

当人群中的免疫个体足够多时，尽管此时尚有相当比例的易感者存在，但免疫个体构建的“屏障”使得感染者(传染源)“接触”易感个体的概率较小，进而新感染者发生的概率降至很低，从而可以阻断传染病的流行，这种现象称为“免疫屏障”。

影响人群易感性升高的因素包括：①新生儿增加；②易感人口迁入；③免疫人口免疫力的自然消退；④免疫人口死亡。

影响人群易感性降低的因素包括：①计划免疫；②传染病的流行。

5. 简述什么是超级传播者？什么是基本再生指数？

参考答案：

超级传播者，指能够将病原体传播给多名其他接触者的传染病患者或病原携带者，也就是说，这样的患者具有极高的传染性，很容易导致传染病的聚集性疫情。

基本再生指数，指一个感染者在具有传染性的这一段时间内平均可以传染多少个人。基本再生指数主要用来衡量某种病原体的传染能力、传播效率。基本再生指数越高，说明病原体的传染性越强。

6.简述疫源地、疫点、疫区的概念，影响疫源地范围大小的因素以及疫源地是否消灭的判断依据。

参考答案：

疫源地，指传染源及其排除的病原体向四周播散所能波及的范围。一般将范围较小的或者单个传染源所构成的疫源地称为疫点，较大范围的疫源地或若干疫源地连成片时称为疫区。

影响疫源地范围大小的因素：①传染源存在的时间；②传染源活动的范围；③疾病的传播方式；④周围人群免疫力；⑤环境条件。

疫源地是否已经被消灭，需要依据以下几方面进行判断：①传染源已被移走（指被隔离、治疗或死亡）或消除了排除病原体的状态（如已被治愈）；②通过各种措施已将传染源排至外环境中的病原体彻底杀灭；③所有的易感接触者均已经度过了该病的最长潜伏期，再无新的病例或感染发生。

7.简述什么是传染病的传染过程？什么是传染病的流行过程？

参考答案：

(1)传染病的传染过程

传染过程，指病原体侵入机体后，与机体相互作用、相互斗争的过程，也就是传染发生、发展直至结束的整个过程。传染过程一般可分为潜伏期、前驱期、临床症状期和恢复期。

潜伏期，指从人接触病原体到出现临床症状时的时间。不同的传染病潜伏期不同。潜伏期是临床诊断、追溯传染源、确定检疫期、选择免疫方式的重要依据。潜伏期的长短与病原体感染的量成反比。

前驱期是从起病至症状明显开始为止的时期。前驱期的临床表现通常是非特异性的，为很多传染病所共有，持续 1～3 日，起病急骤者前驱期可很短暂或无。

临床症状期，在此期间患者表现出该传染病所特有的症状和体征，如特征性的皮疹、肝脾大和脑膜刺激征、黄疸、器官功能障碍或衰竭等。

恢复期，机体免疫力增长到一定程度，体内病理生理过程基本终止，症状及体征基本消失。但体内可能有残余病原体，病理改变和生化改变尚未完全恢复。一些患者还有传染性，血清中抗体效价逐渐升高，直至达到最高水平。

(2)传染病的流行过程

传染病流行过程一般分为 5 个阶段：传入期、扩散期、暴发流行期、下降期和终止期。

8.简述什么是隔离？什么是医学观察？

参考答案：

隔离，指将处于传染期的患者或病原携带者安置于特定医院、病房或其他不能传染给他人的环境中，防止病原体向外扩散和传播，以便对患者和病原携带者的管理和患者的治疗。隔离是预防和控制传染病的一项重要措施。隔离期限取决于不同传染病传染期的长短，一般应将传染源隔离至不再排出病原体为止。

医学观察，指对曾经与传染病患者或者疑似患者密切接触的人（密切接触者），按照传染病的最长潜伏期采取隔离措施，观察健康状况。进行医学观察一方面能使密切接触者在疾病的潜伏期和进展期内及早获得诊断、治疗与救护，另一方面可减少和避免他们将病原体传播给健康人群。这是一项针对疑似患者、密切接触者和周围人群的医学保护措施。

9. 简述传染期和潜伏期的区别。

参考答案：

患者排出病原体的整个时间称为传染期，传染期一般需要根据病原学检查和流行病学检查加以确定。传染期是决定传染病患者隔离期限的重要依据，并且在一定程度上也影响疾病的流行特征，如传染期短的疾病，继发病例往往成簇出现，传染期长的疾病，继发病例往往持续时间较长。

潜伏期，指病原体侵入机体至最早出现临床症状的这段时间，根据潜伏期的长短确定接触者的留验、检疫或医学观察期限。

10. 简述什么是社区传播？什么是社区免疫？

参考答案：

社区传播，指某地区发现的新病例中出现了没有明确流行病学史的本地病例。以新型冠状病毒感染为例，如果出现了不是来自武汉市或湖北省其他地区，也没有与疑似或确诊新型冠状病毒患者接触的新病例，则可判断该地出现了社区传播。

社区免疫，指社区群体中大部分个体已对特定病原体具有免疫力，以致一个已患病个体在此群体中传染他人的可能性变小。

11. 简述传染病的预防与控制策略。

参考答案：

(1)预防为主，包括：①加强人群免疫；②加强健康教育；③改善卫生条件。

(2)加强传染病的监测，包括：①常规报告(国家规定的法定传染病)；②哨点监测(比如艾滋病、流感监测)。

(3)传染病的全球化控制。

12. 简述疫苗的效果评价指标。

参考答案：

(1)免疫学效果：通过测定接种后人群抗体阳转率、抗体平均滴度和抗体持续时间来评价。

(2)流行病学效果：可用随机对照双盲的现场试验结果来计算疫苗保护率和效果指数。

疫苗保护率(%)＝(对照组发病率－接种组发病率)/对照组发病率×100%

疫苗效果指数＝对照组发病率/接种组发病率

13. 简述计划免疫管理评价指标。

参考答案：

(1)建卡率：以 WHO 推荐的抽样方法，调查 12～18 月龄儿童建卡情况，要求达到 98%以上。

(2)接种率：12 月龄儿童，某疫苗接种率(%)＝按免疫程序完成接种人数/某疫苗应接种人数×100%。

(3)四苗覆盖率：四种疫苗的全程接种率(%)＝四苗均符合免疫程序的接种人数/调查的适龄儿童人数×100%。

(4)冷链设备完好率：冷链设备完好率(%)＝某设备正常运转数/某设备装备数×100%。

六、论述题

1. 什么是传染病的感染谱？了解传染病的感染谱的卫生学意义是什么？

参考答案：

(1)传染病的感染谱

感染谱，又称感染梯度，指的是机体感染了病原体后，经过传染过程所表现出的轻重不等的临床表现。具体可表现为以下三种情况。

①以隐性感染为主的传染病

隐性感染又称为亚临床感染，是指病原体侵入人体后可以引起机体产生抗体，但不引起或只引起轻微的组织损伤，在临床上不显示任何症状和体征，只能通过免疫学检测才能发现。虽然隐性感染者没有临床症状，但仍然可能具有传染性，能够将病原体传播给他人，成为传染源。

在这类传染病中，隐性感染所占比例很大，只有一小部分感染者在感染后有明显临床征象出现，严重的和致死性病例更属罕见，此种感染状态在流行病学上称为“冰山”现象。人们之所以把此种感染状态比喻为冰山，是由于所能观察到有明显症状与体征的病人如同冰山外露于海面上的尖顶部分，而感染的绝大部分在临床上无法观察到，如同隐于海平面之下庞大的山体。许多传染病是以隐性感染为主，如结核菌素试验阴性者的人数远超过有临床症状的结核病病人。此外，流行性脑脊髓膜炎、脊髓灰质炎等传染病也属于此类以隐性感染为主的疾病。根据近年全世界资料分析，确诊为典型艾滋病病例者，仅仅是感染HIV者的一小部分，即“冰山”的尖顶。

②以显性感染为主的传染病

这类传染过程中绝大多数呈显性感染，隐性感染只有一小部分。绝大多数感染者有明显临床症状和体征，而隐性感染及严重症状或导致死亡的病例占极少数，例如麻疹、水痘等。

③大部分感染者以死亡为结局的传染病

在这类传染病的特征是绝大部分感染者呈现严重临床症状和体征，以死亡为结局，狂犬病为本组感染中最突出的例子。以死亡为结局的传染病，其病死率高，影响该病的死亡率，对患者个体危害性大。

(2)意义

①了解一种传染病的感染谱，有助于制定相应的防治对策与措施。从预防措施的实施而言，许多传染病隐性感染者能向外界排出病原体，具有传染性。因此，对传染源采取隔离措施，只能对那些以显性感染为主的疾病方才有效，而对隐性感染者，往往难以查清，因而不可能将隐性感染者全部进行隔离。所以，对隐性感染为主的疾病，隔离传染源的预防措施作用甚微。

②从发现传染源来说，显性感染往往只凭临床表现便可确诊，而隐性感染必须借助实验室方法才能发现。

③就疫情统计来说，以隐性感染为主的疾病，由于就诊者仅系全部感染者中的一小部分，因而，即使疫情登记和疫情统计做到无一遗漏，也不可能反映这类疾病在人群中的流行

全貌。若要弄清全貌，势必要借助实验室方法，主动进行流行病学调查，方能达到目的。

2. 论述病原携带者作为传染源的意义。

参考答案：

(1)病原携带者，指没有任何临床表现而排出病原体的人。根据病原体的不同，病原携带者可以分为带菌者、带毒者和带虫者。

(2)病原携带者按其携带状态和疾病分期可分为三类，即潜伏期携带者、恢复期携带者和健康病原携带者。

①潜伏期携带者，指在潜伏期内携带并排出病原菌；潜伏期，指病原体侵入机体到最早临床症状出现的这一段时间。

②恢复期携带者，指临床症状消失后继续携带和排除病原体，恢复期病原携带状态一般持续时间较短，凡是临床症状消失后病原携带时间在3个月以内者，称为暂时性病原携带者，如果超过3个月者，称为慢性携带者；少数人甚至可以终身携带。慢性病原携带者因其携带病原时间长，具有重要的流行病学意义。

③健康病原携带者，指整个感染过程中均无明显临床症状与体征而排出病原体者。严格来讲，感染病原体后不应为健康者，但因其无临床表现，与一般人不宜区分，以健康携带者作为其携带者的特征进行表述。

(3)病原携带者作为传染源的意义：其排出病原体的量、携带病原体的时间长短、携带者的职业、社会活动范围、个人卫生习惯、环境卫生条件及防疫措施等。

3. 论述传染病发生与传播的基本条件。

参考答案：

任何一种传染病的发生、发展及传播都是病原体、宿主和环境相互作用的结果。

(1)病原体

病原体，指能够引起宿主治病的各类微生物和寄生虫等。病原体入侵机体后能否治病取决于病原体的特征、数量和入侵门户。

病原体的特征主要如下。

①传染力，指病原体在宿主内定居与繁殖，引起易感宿主发生感染的能力。病原体的传染力可通过引发感染所需要的最小病原微生物量来衡量。在自然条件下，可用二代发病率来衡量一种病原体的传染力，即易感者暴露于一个传染病患者后在一定时期内发生感染的比例。传染力也可以用感染人数/易感人数来表示。

②致病力，指病原体侵入宿主后引起临床疾病的能力。一般认为，致病力的大小取决于病原体在体内的繁殖速度、组织损伤的程度以及病原体能否产生特异性毒素。致病力可用发病人数/感染人数来表示。

③毒力，指病原体感染机体后引起严重病变的能力。毒力强调的是疾病的严重程度，可用病死率和重症率来表示。重症率＝重症人数/发病人数，病死率＝病死人数/发病人数。

(2)宿主

宿主，指在自然条件下被具有传染性的病原体感染的人和动物。一些病原体只能感染人，如人类免疫缺陷性病毒(艾滋病病毒)，而有些病原体可能有多种宿主，如N7N9禽流感病毒，既可以感染禽类，也可以感染人。宿主可以分为自然宿主和中间宿主。

自然宿主,指为微生物提供长期稳定寄生环境的生物。自然宿主可以为微生物提供营养和保护,但不会因感染病原微生物而致病。

中间宿主通常是指天然不携带某种病原体,但是可以被自然宿主携带的病原体感染,并可以向其他物种传播病原体的宿主。

(3)环境因素

传染病的流行受自然环境和社会环境的影响和制约。两个因素通过作用于传染病流行过程的三个基本环节(传染源、传播途径和易感人群)而发挥促进和抑制传染性疾病流行的双向作用,其中社会因素更为重要。

自然因素包括地理、气候、土壤和动植物等,对传染病的影响较为复杂。其中地理和气候因素的影响较为显著。

社会因素包括人类的一切活动,范围非常广泛。近年来新发或再发传染病的流行,很大程度受到了社会因素的影响,主要体现在以下几个方面:①抗生素和杀虫剂的滥用使得病原体和传播媒介的耐药性日益增强;②城市化和人口的快速增长使人类传染病有增无减;③战争、动乱、难民潮和饥荒促进了传染病的传播和流行;④全球旅游业的急剧发展,航运速度的不断增快也有助于传染病的全球性蔓延;⑤工业化进程的加速造成环境污染和生态环境的恶化。

4.举例说明主动免疫和被动免疫的区别。

参考答案:

(1)主动免疫

①概念:暴露于特定抗原的结果,在随后的免疫反应中,浆细胞产生特异性抗体,预防传染性疾病的发生;在抗原接触到抗体产生之间有一段延迟,即接触抗原后数天才产生抗体。

②主动天然免疫:人体接触病原体产生的自然感染,从而获得特定性免疫,包括记忆细胞的产生。比如小孩感染水痘病毒,就会产生对该病毒的持久性免疫。

③主动人工免疫:又称人工自动免疫,指的是将疫苗接种到机体产生特异性抗体,从而预防传染性疾病的发生。疫苗是病原微生物或其代谢产物经理化因素处理后,使其失去毒性但保留抗原性所制备的生物制品。比如减毒疫苗、灭活疫苗、类毒素、亚单位疫苗、重组疫苗、DNA 疫苗等。

④主动免疫的特点:主动免疫在获得后会持续存在很长一段时间,甚至可能因为记忆细胞的存在持续终身。

(2)被动免疫

①概念:将抗体注射到体内,如果机体存在特异性抗原,抗体与抗原结合;免疫具有时效性,提供即时免疫。

②被动天然免疫:又称为被动自动免疫,兼有被动和自动免疫的优势,使机体在迅速获得特异性抗体的同时,产生持久的免疫力。此类免疫一般用于疫情发生时或者母亲感染某传染性疾病时,用于保护婴幼儿或者弱势群体的一种免疫方法,使用较为局限,一般只能用于少数感染性疾病。比如 HBsAg 和 HBeAg 母体抗体通过胎盘转移到胎儿体内,并在初乳中转移到婴儿体内产生免疫力。

③被动人工免疫:采用人工方法向机体输入由他人或动物产生的免疫效应物,比如免

疫血清、免疫球蛋白、淋巴因子等，使机体立即获得免疫力，达到防治某种疾病的目的。其特点是产生作用快，输入后立即发生作用。但由于该免疫力非自身免疫系统产生，易被清除，故免疫作用维持时间较短，一般只有 2～3 周。主要用于治疗和应急预防。

④被动免疫的特点：被动免疫会随着时间的推移而消退。因为接受者不能获得记忆细胞，因此无法制造抗体，获得性抗体在机体存活的周期比较短。

5. 论述疫苗的种类及特征。

参考答案：

疫苗：病原微生物或其代谢产物经理化因素处理后使其失去毒性但保留抗原性所制备的生物制品。疫苗的工作原理就是模拟人体自然感染病菌后会产生适应性免疫的特性，通过用一些不容易致病的类似病菌或者抗原来代替真病菌，去诱导人体产生相同的抗体。每种疫苗的研发都需要经过多重试验，筛选出能诱发免疫反应的抗原，制定好合适的剂量，能在绝大多数人身上诱导出的高水平的免疫力，又不至于引起严重的副作用。

(1)减毒活疫苗

减毒活疫苗以病毒本身的完整病原体制成疫苗，使用实验室培养的反复传代、减弱毒性的细菌或者病毒，或者使用与原致病病菌非常相似的其他更安全的活病菌来制作的疫苗。由于制作减活疫苗需大量培养病原体，所以对研发场地的生物安全等级有较高要求。减毒活疫苗的作用类似隐性感染或轻型感染。麻疹疫苗、卡介苗疫苗、脊髓灰质炎疫苗属于减毒活疫苗。

优点：由于这类疫苗使用有活性的病菌，与自然感染激活免疫系统非常相似，可以激发强大而持久的免疫反应。大多数减毒活疫苗只需要 1 剂或者 2 剂就能达到终身免疫的效果。

缺点：由于减毒活疫苗含有少量弱化的活病菌，虽然对大部分人都不会造成问题，但部分免疫系统较弱的人士可能不适用，比如有长期健康问题的人、曾进行器官移植的人和孕妇等。减毒活疫苗不适合用在传染率、致死率高的疾病，因为它感染人体的风险在所有类型的疫苗中是最高的。另外，减毒疫苗不易保存，需要冷链。

(2)灭活疫苗

灭活疫苗(又称死疫苗)，指先对病毒或细菌进行培养，然后用化学或者物理方式(通常是福尔马林)将其灭活制作而成的疫苗，如霍乱、百日咳、伤寒等疫苗。

优点：灭活疫苗既可由整个病毒或细菌组成，也可由它们的裂解片段组成为裂解疫苗，但病原体已经被高温或化学物质杀死，较减毒疫苗安全。由于灭活疫苗包含整个病菌，在体内被分解之后会有最多样化的抗原，免疫系统能产生针对病菌不同部位的抗体，理论上灭活疫苗的有效性不容易受到病菌的变异影响。

缺点：由于使用的病菌没有活性，免疫原性较差，灭活疫苗通常都需要添加佐剂(adjuvant)来帮助刺激人体免疫系统反应，接种 1 剂不产生具有保护作用的免疫，仅仅是“初始化”免疫系统，往往需要接种 2 到 3 剂才能达到保护效果，它引起的免疫反应通常是体液免疫，很少甚至不引起细胞免疫。也就是说，灭活疫苗只能诱发抗体来中和病毒，不太能诱发更强的 T 细胞应答来杀毒。另外，制作灭活疫苗需要特殊的实验室设施来安全地大量复制致病的病毒或者细菌，可能需要相对较长的生产时间。

目前我国使用的灭活疫苗有百白破疫苗、流行性感冒疫苗、狂犬病疫苗和甲肝灭活疫苗等。

(3)亚单位疫苗

亚单位疫苗，指去除病原体中与激发保护性免疫无关的甚至有害的成分，保护有效免疫原成分制成的疫苗，该类疫苗只使用免疫系统需要识别的病毒或者细菌的特定部分（亚单位），比如蛋白、多糖或者衣壳等。如提取百日咳杆菌的丝状血凝素制成的无细胞百日咳疫苗，提取细菌多糖成分制成的脑膜炎球菌、肺炎球菌的多糖疫苗等。

优点：亚单位疫苗并不包含整个病菌，亚单位部分也不会致病，免疫系统弱的人士也可以安全使用，现在儿童期接种的大多数疫苗都属于这类。

缺点：亚单位疫苗一般需要添加佐剂来帮助刺激人体免疫系统反应，需要接种加强针来达到持续保护的效果。如果细菌或病毒刚好在选用的亚单位部位出现变异，那就很有可能会影响到疫苗效果。该类疫苗制作工艺复杂。

(4)类毒素疫苗

类毒素(Toxoid)是一种细菌毒素，主要是革兰氏阳性细菌的外毒素在经过化学处理或者加热后使其失去毒性，但保留免疫原性制成的疫苗。接种后产生抗毒素，中和相应细菌产生的外毒素。用类毒素制作的疫苗可以对引起疾病的细菌部分产生免疫力（这种免疫力针对毒素而不是细菌本身），比如破伤风类毒素、白喉类毒素等。

优点：类毒素疫苗的毒性非常弱甚至无毒性，不含细菌本身，不能自我复制，比较安全，免疫系统弱的人士也可以安全使用。

缺点：免疫原性较差，通常需要添加佐剂和注射加强针来保证持久免疫。

(5)重组疫苗

重组疫苗是利用DNA重组技术制备的只含有保护性抗原成分的纯化疫苗。首先选定病原体编码有效抗原的基因片段，将该基因片段与载体重组后导入细菌、酵母菌或动物细胞内，通过大量繁殖这些细菌或细胞，使目的基因的产物增多。

目前有三大类重组疫苗：①DNA重组疫苗，比如乙型肝炎疫苗，该疫苗对乙型肝炎表面抗原HBsAg进行克隆扩增，应用重组DNA技术从酵母菌生产疫苗；②通过消除和修饰病原微生物上已知的导致致病性基因来制备疫苗，以此方法研制的针对轮状病毒的第一代重组疫苗已在美国和芬兰进行临床试验，研究结果提示该疫苗对由轮状病毒所致的儿童腹泻具有很强的保护性；③通过在一个非致病性微生物如病毒体内插入病原微生物的某个基因，然后被修饰的病毒作为一个携带者或载体来表达该外来基因，从而诱导免疫反应，这一技术正被应用于HIV疫苗的研制。

优点：重组疫苗不含活的病原体和病毒核酸，这种疫苗安全性最佳，不具感染性，能够刺激比较强的免疫反应。

缺点：存在对载体病毒的免疫反应。对于新发的传染病、致死率高的疾病，开发重组病毒疫苗还是有一定风险的，毕竟是导入了一种新的人工重组的活病毒，安全性方面的不确定因素比较多。另外，如果要研发重组基因工程蛋白质疫苗，需对病原体具有较全面的了解，要能精确找到病原体结合人体细胞的最有效的位点（靶点）。

(6)DNA疫苗

DNA疫苗，指将编码某种蛋白质抗原的重组真核表达载体直接注射到动物体内，使外源基因在活体内表达，产生的抗原激活机体的免疫系统，从而诱导特异性的体液免疫和细胞免疫应答，又称“裸”DNA疫苗。比如在口蹄疫病毒(FMDV)上，将FMDV全长基因组的

cDNA 克隆到质粒,并去除其编码核衣壳蛋白 VP1 的细胞结合部位的 DNA 序列,构建成质粒 DNA 以肌肉或皮内注射,初次免疫后 2～4 周,可使所有的猪都产生特异的病毒中和抗体。

优点:疫苗既具有减毒疫苗的优点,并且 DNA 整合到宿主细胞的染色体上不会造成插入突变,也不随卵子和精子传入子代体内,它随生物链进入其他物种体内时也会失活,而且对环境的污染很小,其危险性远低于现用疫苗。

缺点:①质粒 DNA 可以整合到细胞的 DNA 中,根据这种整合的位置,至少有 3 种可能的不良结果,整合可能打开癌基因,关闭抑癌基因,或诱发染色体不稳定;②对多糖疫苗无效,DNA 疫苗对微生物无效,因为微生物对多糖的免疫反应是预防疾病的必要和充分条件;③自身免疫的风险,如果针对反 DNA 疫苗的免疫反应目标包含了反 DNA 疫苗与我们自身 DNA 之间的共同成分,就可能触发自身免疫。

(7)mRNA 疫苗

mRNA 疫苗只使用能生成特定抗原蛋白的 mRNA 片段,它比病毒载体疫苗更加直接,不用病毒载体输送,而是将 mRNA 包裹在脂质纳米颗粒里直接送进细胞,然后指导细胞生产抗原蛋白,激发免疫反应。

优点:疫苗里的 mRNA 不会进入细胞核,不会修改 DNA;一旦病毒的目标基因(S)序列定下来了,就能很快设计出相应的疫苗,生产快速而且成本低;即使病毒出现变异,也能在短时间内修改疫苗设计,制作出新疫苗。与传统疫苗相比,RNA 核酸疫苗可更快投入临床,能更好地应对新病毒引起的大流行,比如最近的一些新型流感疫苗就是 RNA 疫苗。RNA 疫苗安全性也令人看好。因为它没有传染性,不是一个毒株,只是一段序列,包在一个安全的载体里面。而且信使 RNA(mRNA)在体内可以被酶自动生物降解的特点增强了其安全性。RNA 核酸疫苗的最大优点就是研发速度非常快,在所有疫苗平台里堪称第一。

缺点:技术较新,需要更多时间验证。正因为 mRNA 在体内容易被酶降解,增加了不稳定性,也可能影响其有效性。

(8)病毒载体疫苗

病毒载体疫苗是一种相对较新的技术,该疫苗并不向人体提供已经制作好的抗原,而是将可以生成抗原的遗传物质,通过利用一些改良过的、安全无害的病毒(载体)运送进人体,然后直接利用人体细胞生成目标抗原,来激发免疫反应。目前科学家们正在研究利用病毒载体疫苗来预防寨卡病毒(Zika)、流感(Flu)和艾滋病(HIV)等疾病。

优点:病毒载体疫苗模仿正常病毒入侵人体时的复制模式,只要 1 剂就能达到保护效果。但跟一般病毒感染会大量复制病毒本身不同,病毒载体疫苗只会复制出大量的抗原,能激发强大的免疫应答。病毒载体本身不会致病和自我复制,所以理论上很安全。

缺点:理论上,如果人体对选用的病毒载体本身有抗体的话,可能会削弱疫苗的效果。甚至可能产生相关的副作用,比如有利用腺病毒载体技术的阿斯利康疫苗和强生新冠疫苗都出现了有极少数人在接种后患上非常罕见且严重的血栓,虽然暂时还未能找出具体致病原因,但认为可能与疫苗有关。

6. 论述预防接种反应的类型，哪些情形不属于预防接种异常反应，预防接种异常反应诊断、预防接种异常反应及处理原则是什么？

参考答案：

(1)预防接种反应的类型

预防接种一般反应，指在预防接种后发生的，由疫苗本身所固有的特性引起的，对机体只会造成一过性生理功能障碍的反应，主要有发热和局部红肿，同时可能伴有全身不适、倦怠、食欲缺乏、乏力等综合症状。

疑似预防接种异常反应，指在预防接种过程中或接种后发生的可能造成受种者机体组织器官或功能损害，且怀疑与预防接种有关的反应。

预防接种异常反应，指合格的疫苗在实施规范接种过程中或者实施规范接种后造成受种者机体组织器官、功能损害，相关各方均无过错的药品不良反应。

(2)以下情形不属于预防接种异常反应：①因疫苗本身特性引起的接种后一般反应；②因疫苗质量不合格给受种者造成的损害；③因接种单位违反预防接种工作规范、免疫程序、疫苗使用指导原则、接种方给受种者造成的损害；④受种者在接种时正处于某种疾病的潜伏期或者前驱期，接种后偶合发病；⑤受种者有疫苗说明书规定的接种禁忌，在接种前受种者或者其监护人未如实提供受种者的健康状况和接种禁忌等情况，接种后受种者原有疾病急性复发或者病情加重；⑥因心理因素发生的个体或者群体的心因性反应。

(3)预防接种异常反应的诊断：①任何医疗单位或个人均不得做出预防接种异常反应诊断；②与预防接种异常反应相关的诊断，必须由县级以上预防接种异常反应诊断小组做出；③预防接种异常反应的鉴定按照卫生部、原国家药品监督管理局制定的《预防接种异常反应鉴定办法》规定执行；④因预防接种异常反应造成受种者死亡、严重残疾或者器官组织损伤的，应根据有关规定给予补偿。

(4)预防接种异常反应及处理原则

①无菌性脓肿

临床表现：注射局部先有较大红晕，持续多天，2～3 周后接种部位出现大小不等的硬结，局部肿胀、疼痛。炎症表现并不剧烈，可持续数周至数月，轻者可在原注射针眼处流出略带粉红色的稀薄脓液，较重者可形成溃疡，溃疡呈暗红色，周围皮肤呈紫红色。

治疗：干热敷以促进局部脓肿吸收，每日 2～3 次，每次 15min 左右；脓肿未破溃前可用注射器抽取脓液，并可注入适量抗生素，不宜切开排脓，以防细菌感染或久不愈合；脓肿如已破溃或发生潜行性脓肿且已形成空腔需切开排脓，必要时还需扩创，将坏死组织剔除。

②接种卡介苗后的反应

临床表现：淋巴结炎，卡介苗接种后 2～6 个月发生于接种部位同侧或腋下，淋巴结可一个或数个肿大，淋巴结肿大超过 1cm，可发生脓疡破溃。

治疗：若局部淋巴结继续增大，可口服异烟肼或加用利福平，局部用异烟肼粉末或加用利福平涂敷，最好采用油纱布，起初每天换药 1 次，好转后改为 2～3 天换药 1 次，大龄儿童可以采用链霉素局部封闭；脓疡有破溃趋势，应及早切开，用 20%对氨基水杨酸油膏纱条或利福平纱条引流，若脓疡自发破溃，用 20%对氨基水杨酸软膏或利福平粉剂涂敷。

③局部化脓性感染

常因接种时注射器材或疫苗污染，或接种后局部感染引起。

临床表现

局部脓肿：一般以浅部脓肿较为多见，在注射局部有红、肿、热、痛的表现；脓肿浸润边缘不清楚，有明显压痛。脓肿局限后，轻压有波动感；深部脓肿极为少见，可能发生在局部感染后因治疗不及时而延伸至深部，有局部疼痛和压痛，全身症状和患肢的运动障碍比较明显；有时局部可触及清楚的肿块，在肿块的表面可能出现水肿；病人有全身疲乏、食欲减退、头痛、体温升高，有时有寒战等症状。

淋巴管炎和淋巴结炎：一般在局部感染后，化脓性细菌沿淋巴管移行引起淋巴管炎；淋巴管炎以注射侧肢体最为多见，病灶上部的皮肤出现红线条，轻触较硬而疼痛，同时伴有发冷、发热、头痛等症状；局部淋巴结炎有时单独发生，有时同时出现多处淋巴管炎，常伴有同侧淋巴结肿大，以注射侧腋下淋巴结和颈淋巴结最为多见，局部红、肿、痛、热，有显著压痛，严重者常化脓而穿破皮肤，形成溃疡。

蜂窝织炎：常由局部化脓病灶（A组和β-溶血性链球菌和金黄色葡萄球菌最常见）扩散而引起，多沿淋巴管和血管走行而播散，以充血、水肿而无细胞坏死和化脓为其特征。最常见的部位为皮肤和皮下组织，但亦可累及较深部位；注射侧的上肢或颈部蜂窝组织炎症，局部红、肿、痛、热，常形似橘皮，但不像丹毒那样鲜明，边缘不甚明显，有时会有发生组织坏死和溃烂；可伴有全身疲乏、食欲缺乏、头痛和发热等症状。

治疗：炎症初起时，应禁止热敷，有条件者可配合理疗；局部可外涂百多邦、金霉素软膏或鱼石脂软膏，也可用中药或中药提取物（如欧莱凝胶），以减轻局部炎症的症状；脓肿形成后，可用注射器反复抽脓，一般不切开引流，脓液稠厚时则应切开引流，脓肿切开或自行破溃后，可按普通换药处理。

④过敏反应

过敏反应是受同一种抗原（致敏原）再次刺激后出现的一种免疫病理反应，可引起组织器官损伤或生理功能紊乱，临床表现多样化，轻则一过及愈，重则救治不及时或措施不当可危及生命。属于最常见预防接种异常反应，包括局部过敏反应、过敏性休克、过敏性皮疹、过敏性紫癜、血管性水肿等。

过敏原则：支持疗法，如卧床休息、饮食富于营养、保持适宜冷暖环境等；给予肾上腺素治疗，抗过敏治疗，其他对症治疗。

⑤热性惊厥

临床表现：先发热，后有惊厥，体温一般在38℃以上，惊厥多数只发生1次，发作持续数分钟，发生时间一般为发热开始12h之内、体温骤升之时。无中枢神经病变，预后良好，不留后遗症。

处理原则：静卧于软床之上，防咬伤舌头，保持呼吸道通畅，必要时给氧；止痉，紧急情况下也可以针刺人中；可用物理降温和药物治疗退烧。

⑥多发性神经炎

临床表现：对称性的迅速上升的多发性神经炎，一般在接种疫苗后1～2周发病，通常开始为足部和小腿部肌肉物理和刺痛性感觉异常，在几日时间内逐渐累及躯干、臀部和头颈肌肉。预后较好，大部分病人完全或几乎完全恢复正常功能。

处理原则：支持疗法，应用葡萄糖、维生素C等静脉滴注；应用激素治疗；如有呼吸困难，使用人工呼吸机、器官插管、保持呼吸道畅通；其他对症治疗。

⑦脑炎和脑膜炎

临床表现：一般在接种疫苗后15天内发生，常伴有发热、头痛、呕吐、烦躁不安、惊厥、嗜睡、昏迷等。如有脑膜炎者，查体可有颈项强直、克氏征和布氏征等脑膜刺激症状。

处理原则：抗病毒治疗；抗高热和惊厥，保持呼吸道通畅；维持体液和电解质平衡；积极控制脑水肿。

7.论述传染病流行时的预防与控制措施。

参考答案：

(1)传染病的报告：①传染病报告是传染病检测的手段之一，也是传染病控制和消除的重要措施，截止到2021年，法定的传染病报告病种已经上升到40种；②疫情报告的原则，疾病预防控制机构、医疗机构和采血机构及其执行职务的人员发现法定传染病疫情或者发现其他传染病暴发、流行以及其他不明原因传染病时，应当遵循疫情报告属地原则，按照国务院规定的或者国务院卫生行政部门规定的内容、程序、方式和时限报告；③责任报告人及报告时限，任何人发现传染病患者或者疑似传染病患者时，都应该及时向附近的医疗保健机构或者卫生防疫机构报告，其中规定各类医疗机构、疾病预防控制机构、采供血机构均为责任报告单位，执行职务的人员和乡村医生、个体开业医生均为责任报告人。

(2)针对传染源的措施：①对患者的措施，做到早发现、早诊断、早报告、早隔离、早治疗；②对病原携带者的措施，应做好登记、管理和随访至病原体检测2～3次阴性后方可视为阴性；③对接触者的措施，凡与传染源有过接触并有可能受感染者都应该接受检疫，采取的应急措施包括留验、医学观察、应急接种和预防接种；④对动物传染源的措施，视被感染动物对人类的危害程度采取不同的处理措施。

(3)针对传播途径的措施：①估计传染地的范围，对传染源污染的环境必须采取有效的措施去除和杀灭病原体(消毒、杀虫)；②不同传染病因传播途径不同，所采取的措施各异。

(4)针对易感人群的措施：①在传染病流行前或流行间歇期，通过预防接种提高机体免疫力，降低人群对传染病的易感性；②在传染病的流行过程中，通过一些防护措施和药物预防保护易感人群免受病原体侵袭和感染。

(5)传染病暴发、流行时的紧急措施：①限制或停止集市、集会、影剧院演出或其他人群聚集活动；②停工、停业、停课；③临时征用房屋、交通工具；④封闭被传染病病原体污染的公共场所和水源。

8.论述不同人群适用的口罩类型及其用途(以新型冠状病毒感染大流行为例)。

参考答案：

(1)高风险暴露人群

高风险暴露人群主要指的是三类人群：①在收治新型冠状病毒感染患者(确诊病例和疑似病例)的病房、ICU和留观室工作的所有工作人员；②疫区指定医疗机构发热门诊的医生和护士；③对确诊和疑似病例进行流行病学调查的公共卫生医师等。

高风险暴露人群适合的口罩类型：①医用防护罩，在从事感染患者的急救和气管插管、气管镜检查时加戴护目镜或防护面屏；②符合N95/K95及以上标准的颗粒物防护口罩，或自吸过滤式呼吸器配防颗粒物的滤棉。

适合高风险暴露人群的口罩的用途：①过滤空气中的颗粒、阻隔飞沫、血液、体液、分泌物；②能够防护空气中悬浮的各种颗粒物和空气污染物，给佩戴者提供呼吸防护。

(2)较高风险暴露人员

较高风险暴露人员主要指的是三类人员:①急诊科工作的医护人员;②对密切接触人员开展流行病学调查的公共卫生医师;③疫情相关的环境和生物样本检测人员等。

适合较高风险暴露人员的口罩类型:符合N95/K95及以上标准的颗粒物防护口罩。

适合高风险暴露人员的口罩用途:能够防护空气中悬浮的各种颗粒物和空气污染物,给佩戴者提供呼吸防护。

(3)中等风险暴露人员

中等风险暴露人员主要指的是四类人员:①普通门诊、病房工作的医护人员;②人员密集场所(如医院、机场、火车站、地铁、地面公交、飞机、火车、超市、餐厅等)的工作人员;③从事与疫情相关的行踪管理工作的人员,如警察、保安、快递员等;④居家隔离及其共同生活人员。

适合中等风险暴露人员的口罩类型:医用外科口罩。

适合中等风险暴露人员的口罩的用途:为医护工作人员工作时所佩戴的口罩,对于细菌、病毒的抵抗能力较强,可用于预防流感等呼吸系统传染病的传播。

(4)较低风险暴露人员

较低风险暴露人员主要指的是四类人员:①超市、商场、交通工具、电梯等人员密集区的公众;②室内办公环境的工作人员;③医疗机构就诊(除发热门诊)的患者;④集中学习和活动的托幼机构儿童、在校学生等。

适合较低风险暴露人员的口罩类型:一次性使用医用口罩(儿童选用性能相当的产品)。

适合较低风险暴露人员的口罩的用途:阻隔口腔和鼻腔呼出或吸入污染物,细菌过滤效率不低于95%,能在一定程度上预防呼吸道传染病,但无法防霾。

(5)低风险暴露人员

低风险暴露人员主要指的是三类人员:①居家室内活动、散居居民;②户外活动者(包括空旷场所、场地上的儿童或学生);③通风良好的工作场所的工作者。

适合低风险暴露人员的口罩类型:①一次性使用医用口罩(儿童选用性能相当的产品);②非医用口罩;③不佩戴口罩。

适合低风险暴露人员的口罩的用途:①阻隔口腔和鼻腔呼出或吸入污染物,细菌过滤效率不低于95%,能在一定程度上预防呼吸道传染病,但无法防霾;②有一定的防护效果,也有减少咳嗽、喷嚏和说话等产生的飞沫散播的作用,但不能防控新型冠状病毒;③居家、通风良好和人员密度低的场所也可不佩戴口罩。

(张颖、王珍)

第八章　慢性非传染性疾病的预防与控制

一、教学大纲要求

(一)教学目的与要求

1.了解

(1)慢性非传染性疾病的流行特点

(2)国内外慢性非传染性疾病的管理现状

(3)慢性病管理的概念、目的和意义

2.熟悉

(1)慢性非传染性疾病的概念及主要危险因素

(2)常见慢性非传染性疾病的预防控制策略

(3)以自我管理为核心的创新性慢性病管理框架

(4)国内外慢性病管理模式

3.掌握

(1)慢性病自我管理的概念及实质

(2)慢性病自我管理的三大任务和五项基本职能

(3)我国慢性病防治的基本原则和措施

(二)学习内容

1.主要慢性非传染性疾病概述

2.慢性病管理的概念及内容

3.慢性病自我管理的概念及内容

(三)本章重点

1.慢性病自我管理的概念及实质

2.慢性病自我管理的三大任务和五项基本职能

3.常见慢性非传染性疾病的预防控制策略和措施

(四)本章难点

1. 常见慢性非传染性疾病的预防控制策略和措施
2. 以自我管理为核心的创新性慢性病管理框架
3. 国内外慢性病管理模式

(五)复习思考题

1. 慢性非传染性疾病的概念及主要危险因素
2. 慢性病自我管理的概念及实质
3. 慢性病自我管理的三大任务和五项基本职能
4. 以自我管理为核心的创新性慢性病管理框架
5. 慢性病发生发展的生命全程观和生命全程模型
6. 我国慢性病防治的基本原则和措施
7. 国内外慢性病管理模式

二、单项选择题

1. 下列哪项是慢性非传染性疾病的特点？（　　）
A. 绝大多数都可以治愈
B. 绝大多数都不能预防
C. 绝大多数都不能治疗
D. 绝大多数都可以治疗，也可以治愈
E. 绝大多数都可以治疗，但不能治愈

2. 心脑血管疾病，肿瘤，糖尿病和呼吸道疾病的共同危险因素是（　　）
A. 吸烟、饮酒、静坐生活方式
B. 吸烟、营养、静坐生活方式和肥胖
C. 吸烟、饮酒、不健康饮食
D. 吸烟、饮酒、不健康饮食、静坐生活方式
E. 饮酒、不健康饮食、静坐生活方式

3. 慢性病自我管理的基本技能不包括（　　）
A. 解决问题的技能
B. 健康教育与健康指导的技能
C. 建立良好医患关系的技能
D. 寻找和利用社区资源的技能
E. 设定目标与采取行动的技能

4. 某男，45 岁，机关工作，平日工作以坐办公室为主，也不喜欢锻炼，体检发现患有糖尿病，与糖尿病无关的因素是（　　）
A. 吸烟　　B. 饮酒　　C. 缺乏体力劳动
D. 遗传　　E. 高血压

5. 对糖尿病病人制定的三级预防措施中，下列哪项是不正确的？（　　）

A. 筛查和管理糖耐量损伤(IGT)者

B. 定期监测血糖，血脂，血压等代谢控制情况

C. 对患者的饮食、运动等进行指导，采取综合治疗措施

D. 对患者进行规范化的治疗和管理

E. 定期检查，以及发现并发症的发生

6. 冠心病第一、第二级预防内容 ABCDE 防治法中的 E 是指（　　）

A. 运动、控制血压、控制体重指数

B. 运动、教育、情绪

C. 运动、合理饮食、情绪

D. 运动、合理饮食、控制糖尿病

E. 运动、戒烟、教育

7. 冠心病第一级预防的目的是（　　）

A. 积极治疗高危个体，防止其发展为疾病

B. 降低复发事件危险及减少介入治疗

C. 改善患者生活质量

D. 积极治疗以降低其风险

E. 减少人群总体的行为危险因素，并积极治疗高危个体，防止其发展为疾病

答案：1. E　2. B　3. B　4. B　5. A　6. B　7. E

三、配伍选择题

下列 1—3 题共用相同选项。

A. 轻度高血压　B. 中度高血压　C. 重度高血压

1. 收缩压≤160mmHg 或舒张压≤100mmHg，临床上一般无心、脑、肾等重要器官的损害（　　）

2. 收缩压为 160～180mmHg 或舒张压为 100～110mmHg，患者可能出现下列状况之一：左心室肥厚或劳损，视网膜动脉出现狭窄，蛋白尿或血肌酐水平升高（　　）

3. 收缩压≥160mmHg 或舒张压≥100mmHg，患者可能出现下列状况之一：左心衰竭、肾功能衰竭、脑血管意外、视网膜出血或渗出、视乳头水肿（　　）

下列选项为高血压不同水平合并各种风险因素未来 5～10 年发生心血管疾病的风险评估，下列 4—10 题共用共同选项。

A. 平均风险　B. 低风险　C. 中风险　D. 高风险　E. 极高危

4. 血压水平处于正常或正常高值，不合并其他风险因素，无亚临床器官损害和无代谢综合征，无血管疾病或肾脏疾病（　　）

5. 血压水平处于正常或正常高值，合并 1～2 个风险因素，无亚临床器官损害和无代谢综合征，无血管疾病或肾脏疾病（　　）

6. 血压水平处于正常，合并 3 个或更多个风险因素，出现亚临床器官损害和代谢综合征，无血管疾病或肾脏疾病（　　）

7. 血压水平处于正常高值，合并3个或更多个风险因素，出现亚临床器官损害和代谢综合征，无血管疾病或肾脏疾病 ( )

8. 无论血压处于哪种水平，只要合并心血管疾病或肾脏疾病 ( )

9. 当血压水平处于重度高血压水平，只要合并其他风险因素、亚临床器官损害、代谢综合征或者血管疾病或肾脏疾病之一 ( )

10. 血压水平处于中度高血压水平，合并其他风险因素、亚临床器官损害、代谢综合征，无血管疾病或肾脏疾病 ( )

答案：1. A　2. B　3. C　4. A　5. B　6. C　7. D　8. E　9. E　10. D

四、多项选择题

1. 下列关于疾病管理的概念描述，哪些说法是正确的？ ( )

A. 疾病管理是针对疾病发生的各个阶段采取不同的措施，提供不同的服务，及对疾病采取“全程管理”

B. 疾病管理是一种通过综合性医疗资源的介入与沟通来提高患者自我管理效果的管理系统

C. 疾病管理是以疾病发展的自然过程为基础的、综合的、一体化的保健和费用支付管理系统

D. 疾病管理的特点是以人群为基础、重视疾病发生发展的全过程，强调预防、保健、医疗等多学科的合作、提倡资源的早利用、减少非必需的医疗花费，提高卫生资源和资金的使用效率

E. 疾病管理的最终目的是提高人群的健康水平、减少不必要的医疗费用

2. 下列关于慢性病管理的概念描述，哪些说法是正确的？ ( )

A. 慢性病管理以“生物—心理—社会医学模式”为指导

B. 慢性病管理需要“以病人为中心”的管理团队的支持

C. 慢性病管理为健康人、慢性病风险人群、慢性病患者提供全面、连续、主动的管理

D. 慢性病管理以促进健康、延缓慢性病进程、减少并发症、降低伤残率、延长寿命、提高生活质量、降低医疗费用为目的

E. 慢性病管理是一种科学的健康管理模式，该模式全方位、多角度为患者提供健康服务

3. 下列关于慢性病管理计划的几个阶段描述，哪些说法是正确的？ ( )

A. 设计阶段应该掌握相关慢性病的基本知识、明确疾病的病因、发生、发展和转归的各个阶段应采取的最适宜的干预措施

B. 在设计阶段应该明确病人的划分，评价危险因素的聚集情况，确定临床指南、实施路径和决策原则，作出病人保健、自我管理和健康教育的计划

C. 在实施阶段应具备适宜的技术和管理制度，以保证工作的顺利开展

D. 在评价阶段应该有相应的技术和指标评价体系对慢性病管理的效果进行评价

E. 在市场推荐阶段应该评估慢性病管理项目在市场上推荐的前景以及投资风险

4. 下列关于慢性病管理的支持体系的描述，哪些说法是正确的？（　　）
A. 卫生行政部门对社区卫生服务机构的公共投入和规模
B. 建立社区卫生服务和医院之间的双向转诊制度
C. 建立资源整合的完善的卫生信息系统平台
D. 建立有效的团队协作
E. 完善初级卫生保健管理团队
5. 以系统为基础的慢性病管理包含的几个要素是（　　）
A. 建立各部门的协作　B. 建立信息系统平台　C. 初级保健团队建设
D. 对医生进行培训　E. 病人健康教育和自我管理
答案：1. ABCDE　2. ABCDE　3. ABCDE　4. ABC　5. ABCDE

五、简答题

1. 简述慢性非传染性疾病的概念以及我国慢性病的主要特点。

参考答案：

(1)概念

慢性非传染性疾病简称"慢性病"，不是特指某种疾病，而是指一组起病时间长、缺乏明确的病因证据、一旦发病病情迁延不愈的非传染性疾病的总称。广义上讲，慢性病是在多个遗传基因轻度异常的基础上，加上环境因素(不健康的生活方式、环境暴露)共同作用的结果，其中生活方式因素是主要因素。

(2)我国慢性病的主要特点

①高发病率、高死亡率：脑血管疾病、癌症、呼吸系统疾病和心脏疾病位列城乡死因的前四位。

②主要危险因素暴露水平不断提高：人口老龄化、生活方式、环境和遗传因素是目前已知的慢性非传染性疾病的主要危险因素。

③慢性病的疾病谱在不断变化。

④慢性病导致的疾病负担在不断加重。

2. 简述世界卫生组织(WHO)提出的慢性病防治的原则。

参考答案：

①强调在社区及家庭水平上降低最常见慢性病的 4 种共同的危险因素(吸烟、饮酒、不健康饮食、静坐生活方式)，进行生命全程预防。

②三级预防并重，采取以健康教育、健康促进为主要手段的综合措施，将慢性病作为一类疾病来共同防治。

③全人群策略和高危策略并重。

④改变传统的保健系统服务内容和模式，形成以鼓励患者共同参与、促进和支持患者自我管理、加强患者定期随访、加强与社区、家庭合作等为内容的创新性慢性病保健发展模式。

⑤加强社区慢性病防治的行动。

⑥改变行为危险因素预防慢性病时，应以生态健康模式及科学的行为改变理论为指

导，建立以政策及环境改变为主要策略的综合性社区行为危险因素干预项目。

3. 简述我国慢性病防治的三项基本原则和七项措施。

参考答案：

(1)三项基本原则：政府主导、部门合作、社会参与；突出重点、分类指导、注重效果；预防为主、防治结合、重心下沉。

(2)七项措施：①关口前移，推进全民健康生活方式；②拓展服务，筛查和动态管理慢性病高危人群；③通过推广适宜新型技术、自我管理模式等方式规范慢性病的防治、提高诊治效果；④疾病预防与控制机构、医院、基层医疗机构以及健康教育机构要明确指责、加强慢性病防治的有效协同；⑤抓好示范，提高慢性病综合防控能力；⑥共享资源，建立健全慢性病信息管理系统；⑦加强科研，促进技术合作与国际交流。

4. 简述冠心病第一、二级预防内容ABCDE防治法。

参考答案：

(1)A：抗血小板治疗(Anti-platelet therapy)、血管紧张素转化酶抑制剂(ACEI)。

(2)B：β受体阻滞剂(Beta blocker)、血压控制(Blood pressure control)。

(3)C：戒烟(Cigarette quitting)、血脂控制(Cholesterol lowering)。

(4)D：饮食(Diet)、糖尿病控制(Diabetes control)。

(5)E：运动(Exercise)、教育(Education)。

5. 简述我国高血压管理的流行病学特征。

参考答案：

(1)“三高现象”：高发病率、高致死率和高致残率。

(2)“三低现象”：低知晓率、低服药率和低控制率。

(3)“三不现象”：不规律服药、不难受不吃药、不爱用药。

6. 简述高血压运动应遵循的原则。

参考答案：

(1)如果现患高血压或者有高血压病史，在进行中高强度的锻炼时要进行医学评估。

(2)锻炼过程中要定时检测心率。

(3)锻炼过程中出现任何不适，比如气喘、头晕、眼花或者胸痛要停下来休息。

(4)在锻炼过程中可进行说话测试来估计运动是否过度，如果出现呼吸困难以至于不能轻松说话说明可能出现运动过度的情况。

(5)在进餐、走路、改变体位和排便时动作要慢。

7. 简述高血压患者锻炼的注意事项。

参考答案：

(1)生病或不舒服时应停止运动。

(2)饥饿或饭后一小时内不宜运动。

(3)运动中不可立即停止，要遵守运动程序或步骤。

(4)运动中有任何不适现象，应立即停止。

(5)运动不要过量、过强或过累，要采取循序渐进的方式来增加活动量。

(6)运动时要注意周围环境气候，夏天避免中暑、冬天防中风。

(7)穿着舒适吸汗的衣服。

(8)选择安全的运动场所，比如河边、公园、湖边人流量较多的地方，尽量避免独自一个人锻炼。

(9)进行运动时，不要空腹，以免发生低血糖。

六、论述题

1. 论述慢性病发生与发展的生命全程观和生命全程模型。

参考答案：

(1)慢性病发生与发展的生命全程观

生命全程，也称全生命周期，是一个人从出生到死亡、从受精卵开始到生命结束的完整过程。生命周期不同阶段不仅是生长发育积累的过程，也是疾病发生相关危险因素累积的过程，有的甚至可以危害到下一代。研究表明，多种影响发育的因素(包括生物学、行为和环境)从孕前期到生命早期都已经起作用，并影响后来的慢性病发生。

(2)慢性病发生与发展的生命全程模型

①关键期模型，指在特定时期的暴露对器官、组织和身体系统的结构和功能的持久的、终生的影响，这种模式也被称为"生物学规划"或"潜伏期模型"。关键期模型主张在此期间的暴露会造成永久性和不可逆转的损害。关键时期的模式还包括关键的社会转型，比如小学到中学的过渡，自我照顾向他人照顾的过渡等，在这些关键时期可能会由于某些生物或社会因素相互作用而导致健康发生更大的改变。

②后期效应修正的临界模型，指后期生活因素可能会改变关键时期暴露对后来疾病风险的影响，是关键期模型的延伸。晚期暴露的影响可能会增加或减弱疾病发展。风险暴露可以是独立的，也可能是聚集的。风险因素聚集常见于所有的风险都与某单一因素的暴露相关。

③风险累积模型，指多种效应在生命全程中的累积，从基因遗传到子宫内发育、童年、少年、青年、中年和老年的健康和社会暴露，着重于暴露的总量和(或)次序。随着暴露的次数、持续时间和严重程度的增加，生物系统积累的风险增大。

④路径模型/风险链模型，指一系列相互联系的生物、心理和社会途径暴露的整合，而暴露时间可能以多种不同方式影响疾病风险。它与累积模型相似，但在病因暴露的时间上有所不同。早期生活与成人健康之间的各种中间因素如生活方式、受教育程度、社会阶层和健康行为等可能有重要作用。

2. 论述慢性病自我管理的概念及实质、慢性病患者必须完成的3大自我管理任务和必须掌握的5种基本技能。

参考答案：

(1)概念

慢性病自我管理，指在卫生保健专业人员的协助下，个人承担一些预防性或治疗性的卫生保健活动。

慢性病自我管理模式的实质：一是需要开展慢性病自我管理健康教育来提高患者自我管理所需要的基本知识、技能和自信心，让患者有能力、有信心自己照顾自己；二是通过在技术上培训医生，政策环境上支持医生在日常诊疗时为患者提供帮助、支持及进行自我管理。

(2)3 大自我管理任务

①对自己所患疾病的医疗和行为管理(比如按时服药、加强锻炼、就诊、改变不良饮食习惯等);②角色管理(维持日常角色,比如做家务、工作和社会交往);③情绪的管理(对愤怒、未来担心、挫折感和情绪低落的管理)。

(3)5 种自我管理的技能

①解决问题的技能,在管理疾病的过程中,患者能够认识自身问题所在,能够与他人一起找到解决问题的办法,采取适合自己的方法积极尝试解决自身问题并能够帮助他人,并评估所采用的方法是否有效。

②决策技能,学会与医护人员一起制定适合自己的、切实可行的目标、措施和行动计划。

③寻找和利用社区资源的技能,知道如何通过医疗机构或社区卫生服务机构、图书馆、互联网、家人或朋友等渠道,获取和利用有利于自我管理的支持和帮助。

④建立良好医患关系的技能,学会与医生交流沟通、相互理解和尊重、加强联系,最终与医护人员建立起伙伴关系,共同管理疾病。

⑤目标设定与采取行动的技能,学习如何改变个人的行为,制订行动计划并付诸实施,确保对行动的信心和决心,对采取的行动进行评估,完善自己的行动计划,使之更易于实施。

3. 论述以自我管理为核心的创新性慢性病管理框架。

参考答案:

该创新性管理框架包括了 4 个层次的内容,具体如下。

(1)患者日常的自我管理,有效的自我管理能帮助患者及其家人坚持治疗方案、稳定病情、降低并发症及失能,为此,患者必须完成 3 大自我管理任务,掌握 5 种基本自我管理技能。

(2)社区对患者自我管理的支持,主要体现在持续性地开展慢性病自我管理健康教育项目,培训患者自我管理能力。

(3)医务人员对患者自我管理的支持和随访,主要包括:①支持、指导和评估患者日常的自我管理活动;②有效的临床管理;③准确的诊疗计划;④紧密的随访。

(4)卫生系统对医生支持患者自我管理的支持,主要包括:①创造一种行业文化和机制,不断开展创新性服务;②为创新性服务提供政策和制度支持以及激励机制;③调整服务提供的方式,确保有效果和有效率的服务;④促进卫生机构提供符合科学证据的服务供患者选择;⑤建立信息系统,利用患者及人群信息来帮助提高服务质量及效率。

4. 论述国内慢病管理模式。

参考答案:

具体详见表 8-1。

表 8-1 国内慢病管理模式

管理模式	责任主体	主要做法
社区管理模式	社区卫生服务机构	①成立慢病管理团队;②采取门诊、义诊及免费健康体检等形式,对可疑为慢病的患者,转诊至上级医院确诊;③慢性病的分级管理;④慢病随访;⑤加强慢病患者的自我健康管理工作。

续表

管理模式	责任主体	主要做法
俱乐部式慢病管理	全科(专科)医生	①患者可自愿加入俱乐部成为慢性病治疗的会员;②所有病例均按照最新的慢性病防治指南予以诊断和治疗,由全科主治医生负责诊治及健康指导;③俱乐部会员要求定期参加健康教育讲座与交流活动,同时享受一些免费医疗保健待遇;④所有纳入管理的患者均需要遵循项目管理的各项操作规程。
医院—社区慢病管理一体化模式	综合医院、社区卫生服务中心	①由医院派出部分专科医生和社区卫生服务中心的全科医生组成一个管理团队,共同对社区慢性病患者进行诊疗;②建立健康档案、日常基本保健服务、跟踪随访和治疗等工作,则由社区医疗中心的全科医生来执行。
疾控中心—综合医院—社区卫生服务中心一体化管理	疾控中心、综合医院、社区卫生服务中心	①将已确诊的慢性病根据一定的纳入条件或标准确定为管理对象;②由疾控中心负责总的组织管理和质量控制,综合医院负责专科技术支持,社区卫生服务中心负责慢性病患者具体的治疗和管理;③社区医护人员定期对患者进行随访,综合医院专家定期对社区卫生服务中心的医护人员进行技术帮教、对社区管理患者的病情和治疗方案的评估和调整;④建立慢性病(糖尿病)患者的上级医院—社区双向转诊绿色通道;⑤加强慢性病(糖尿病)患者的自我管理知识和能力建设。
三级垂直管理模式	综合医院及其下辖的基层卫生服务机构	①成立专职管理团队(专科医生、社区医生、护士);②构建标准化防治流程,包括高危人群筛查、健康教育、诊断、控制、并发症的检出和转诊等;③充分利用信息化管理平台进行患者的管理及随访;④开展糖尿病患者自我管理;⑤多渠道普及慢性病基础知识(政府主导,街道牵头);⑥采用 PDCA(计划—执行—检查—改善)的管理理念不断优化管理团队,采用专病门诊随访、电话随访、满意度调查等多种形式不断优化沟通流程,提高患者的复诊率和血糖控制率。
医院—社区—个人一体化管理模式	综合医院、基层医疗卫生服务机构、患者	①由医院的糖尿病专科医师、康复师、营养师,社区卫生服务中心的责任医师、护士,以及患者本人共同组成糖尿病一体化管理;②医院和社区信息共享;③医院和社区明确职责,医院层面主要负责安排专科医师为糖尿病患者进行确诊和制定个体化治疗方案,社区卫生服务中心层面主要负责日常基本管理工作;④慢性病患者个人自我管理,社区卫生人员会定期随访指导。

续表

管理模式	责任主体	主要做法
医院—社区—患者—志愿者一体化管理	医院、社区、慢病患者	①成立以慢病患者为主体的同伴支持互助小组；②由三级医院慢病专科医生、护士、健康管理师、营养师以及运动康复师组成多学科的教育团队进行一体化的管理工作；③社区承担慢病患者分组、推荐并协助三级医院多学科教育团队培训，并为定期开展的专家讲坛、小组活动提供场所，协助组长组织社区慢病同伴支持小组活动的工作等；④以志愿者为始动因子辅助社区长效慢病管理。
县级医院—县级疾病预防控制中心—乡镇医院＋社区—家庭一体化慢病管理模式	县级医院	①建立完整的乡镇居民电子健康档案；②建立“321”双向转诊模式，即以县级医院为核心开辟绿色通道，建立双向转诊机制，即社区＋乡镇医院→县级医院→三级医疗机构，如遇疑难问题及时与三级医疗机构专家团队沟通；③对慢病患者进行分类，根据乡镇居民个人及家庭电子健康档案把乡镇居民分为健康人群、亚健康人群、慢病人群，为其提供针对性强、准确性高的个性化健康管理规划。
区域化慢病防治模式	国家层面的机构	①国家相关职能部门或机构制定相关的方案、指南对地方机构的业务进行指导和监督等；②各地创建慢病综合防治示范区域，以社区管理为基础，紧密结合基本公共卫生服务项目，全面开展相关慢性病的管理工作；③建立并逐渐完善由地方卫生行政部门、疾控部门、公立医院和基层医疗机构等共同组成的慢病防治体系；④地方疾病管理机构根据当地疾病慢性病发生状况及疾病负担，确立出应优先防控的慢病策略集，设计出有针对性的地方防治指南和规范作为当地的慢病循证证据。
医院管理模式	综合/专科医院	①通过体检了解患者的健康状况；②对慢性病患者进行并发症的筛查；③开展病房健康教育，促使患者实现自我管理。

5. 论述国外慢病管理模式。

参考答案：

具体详见表 8-2。

表 8-2　国外慢病管理模式

管理模式	比较项目	主要做法
日本慢病管理模式	责任主体	投保人
	管理对象	投保人
	管理流程	定规划→健康检查→对象筛选→保健指导→评价

续表

管理模式	比较项目	主要做法
日本慢病管理模式	各级机构功能定位及分工	①国家层面，制定科学有效的体检和保健指导程序标准等，确立生活方式相关疾病的基本的方向和具体的框架，支援各都道府县的管理工作；②地方政府，采用健康促进对策进行综合性的规划和有关人员的协调，健康促进计划内容的充实；③基层机构，健康知识的普及及慢性病体检；④医疗保险机构，特定健康检查、特定保健指导的具体实施。
	保障机制	①法律保障：从立法层面明确了国家在筹划、推进、实施方面的政府责任，规定了医疗保险机构的义务及利用者的权利和义务；②制度保障：在奖惩制度上，为了监督保健指导的实施者，针对特定保健指导以及医疗保险机构，采取积分制的方式将慢性病的控制情况和经济奖惩直接挂钩；在费用支付制度上，特定健康检查和特定保健指导的费用由国家、都道县、市村町负担，个人则基本免费；在评价制度上，定期对特定健康检查和特定保健指导制度开展短期工作评价和中长期效果评价。
英国慢病管理模式	责任主体	社区全科诊所
	管理对象	社区居民
	管理流程	疾病识别与筛查→综合评估→综合管理
	具体做法	①由专业的协会制定相关慢性疾病的管理指南和疾病管理路径，供全科医生团队参考；②患者自我管理，患者在卫生保健专业人员的协助下，进行一些预防性或治疗性的卫生保健活动；③社区护士分级管理，社区护士分为健康助理、基础护士、专科护士、高级护士，协助社区全科医生完成大多数日常管理工作；④全科医生管理，对患者的全面管理。
	保障机制	①制度保障，实行严格的分级诊疗制度、全科医生培训考核制度、全科诊所绩效考核制度；②信息平台，全国统一，功能齐全。
美国慢病管理模式(1)	责任主体	保险公司、医疗机构
	管理模式	保险公司—医疗机构管理模式
	管理对象	被保险人
	管理流程	对投保人进行体检→综合评估→指导病人自我保健
	具体做法	①保险公司和医疗机构合作；②保险行业，对健康管理中产生的服务费用筹资，从被保险人投保费用中支付健康管理的费用；③医疗机构，对投保人进行健康检查，指导病人进行自我保健；④主要借助计算机系统和物联网实现健康信息的收集与健康管理。
美国慢病管理模式(2)	责任主体	病案管理师
	管理模式	病案管理模式
	管理对象	病情严重复杂以及医疗风险、社会风险和经济风险极高的患者
	管理流程	病案选择→评估健康状况→制定管理计划→多方照护管理协调

续表

管理模式	比较项目	主要做法
美国慢病管理模式（2）	具体做法	①根据风险水平选择患者；②评估患者健康情况，从而确定其医疗、社会照护和管理需要；③由病案管理师、患者、全科医师、照护者等综合考虑相关因素制定个人管理计划；④根据计划进行管理。
德国慢病管理模式	责任主体	家庭医生、临床医师
	管理对象	慢性病患者
	管理流程	经家庭医生确诊→患者注册→纳入管理计划→综合管理→结果评估
	具体做法	依法规范地进行慢性病管理：①规范病种管理（规定纳入管理的疾病需要满足6个条件）；②规范服务提供者（规定各级服务提供者及机构的职责）；③确立质量管理与评价体系（对服务提供者、接受者等进行考核、评价）。
	保障措施	法律保障：政府立法将慢性病管理计划（DMPs）纳入社会医疗保障制度。
芬兰慢病管理模式	责任主体	公共部门/私人企业/非政府机构
	管理对象	社区居民
	管理流程	创造健康的环境→引导建立健康生活方式→提供优质卫生服务
	具体做法	①通过颁布政策法规实现创造健康的环境；②调动社区内一些可利用的资源，动员家庭和个人积极参与，营造有利于慢性病防治的人文环境和社会环境，建立健康的生活方式；③由受过专门训练的公共卫生护士提供优质的健康服务，保证服务质量。
	保障措施	①探究人群行为改变模式，影响其行为生活方式；②建立疾病危险因素监测指示系统；③成立慢性病防治专项小组，协调各项目有序运行；④积极面向人群，倡导健康行为；⑤远程信息化管理，促进双向转诊。

（沈旭慧、王珍）

第九章　环境卫生

一、教学大纲要求

（一）教学目的与要求

1. 了解
(1)环境、自然环境、社会环境、原生环境、次生环境的定义
(2)环境污染的概念、环境有害因素的来源
(3)环境污染的危险度评价目的及意义
(4)环境有害因素的预防与控制策略
2. 熟悉
(1)环境有害因素的接触途径
(2)决定环境有害物质对健康影响的因素
(3)碘缺乏性疾病病因及流行特征
(4)地方性氟中毒病因及流行特征
3. 掌握
(1)环境污染及对健康的危害
(2)环境致病因素的健康效应
(3)碘缺乏性疾病临床表现及预防措施
(4)地方性氟中毒临床表现及预防措施
(5)环境污染的危险度评价组成

（二）学习内容

1. 环境有害因素及其来源
2. 环境有害因素对健康的危害
3. 生物地球化学性疾病
4. 环境有害因素的预防与控制

(三)本章重点

1. 环境污染及对健康的危害
2. 环境致病因素的健康效应
3. 碘缺乏性疾病临床表现及预防措施
4. 地方性氟中毒临床表现及预防措施
5. 环境污染的危险度评价组成

(四)本章难点

1. 环境致病因素的健康效应
2. 碘缺乏性疾病临床表现及预防措施
3. 地方性氟中毒临床表现及预防措施
4. 环境污染的危险度评价组成

(五)复习思考题

1. 环境污染对健康的危害
2. 人群健康效应及人群健康效应谱
3. 常见的生物标志物及其选择原则
4. 污染物联合作用的概念及其表现形式
5. 剂量—效应与剂量—反应关系
6. 环境内分泌干扰物的概念、分类及其危害
7. 介水传染病的概念及流行病学特点
8. 慢性甲基汞中毒的过程
9. 地方病的发病特点
10. 碘缺乏病和地方性氟中毒的发病机制
11. 地方性克丁病的主要临床表现及其主要发病机制
12. 持久性有机污染物的概念、特点及其危害
13. 不良建筑物综合征和建筑物相关疾病的主要区别
14. 环境污染危险度评估的概念、组成和意义

二、单项选择题

1. 酸雨是指 pH 值 (　　)

A. <5.6　　B. <6.6　　C. <7.6
D. 5.6～6.6　　E. 6.6～7.6

2. 水体富营养化的主要原因是 (　　)

A. 大量磷、氮污染水源
B. 大量有机物污染水源
C. 大量硫、磷污染水源

D. 大量重金属污染水源

E. 大量氯化物、硫酸盐污染水源

3. 下列关于生活污水危害的描述不正确的是 (　　)

A. 水体富营养化的主要原因是大量磷、氮污染水源

B. 水体富营养化导致水体有机物增加、溶解氧增加、水质恶化

C. 水体富营养化导致水体有机物增加、溶解氧降低、水质恶化

D. 水体富营养化中，由于占优势菌的浮游生物的颜色不同，水面往往呈现绿色、红色、蓝色等，这种情况出现在淡水中称为“水华”

E. 水体富营养化中，由于占优势菌的浮游生物的颜色不同，水面往往呈现绿色、红色、蓝色等，这种情况出现在海湾称为“赤潮”

4. 引起水俣病的化学元素是 (　　)

A. Pb　　B. Hg　　C. Cr

D. Cd　　E. Ti

5. 引起痛痛病的化学元素是 (　　)

A. Pb　　B. Hg　　C. Cr

D. Cd　　E. Ti

6. 个体表现为步态不稳、语言不清、狂躁不安、谵语等脑炎的特殊神经症状，可能是下列哪类化学元素引起中毒的表现？ (　　)

A. Pb　　B. Hg　　C. Cr

D. Cd　　E. Ti

7. 生物标志物分为 (　　)

A. 接触性生物标志物和易感性生物标志物

B. 易感性生物标志物和效应性生物标志物

C. 易感性生物标志物、接触性生物标志物、效应性生物标志物

D. 效应性生物标志物和接触性生物标志物

E. 以上都不是

8. 室内空气中甲醛主要来源于 (　　)

A. 室外空气污染物　　B. 生活炉灶　　C. 烹调油烟

D. 家具和室内装饰装修　　E. 人体代谢废物

9. 室内空气中氡主要来源于 (　　)

A. 室外空气污染物　　B. 生活炉灶　　C. 烹调油烟

D. 混凝土或大理石材料　　E. 人体代谢废物

10. 引起介水传染病的污染是 (　　)

A. 热污染　　B. 放射性污染　　C. 生物性污染

D. 物理性污染　　E. 化学性污染

11. 我国形成酸雨的主要原因是空气中 (　　)

A. 碳氧化物过多　　B. 氮氧化物过多　　C. 碳氢化物过多

D. 硫氧化物过多　　E. 氟化物过多

12. 室内空气中的病原微生物主要传播方式是 ( )
A. 附着在尘埃上传播
B. 附着在鼻腔和口腔的飞沫小滴上传播
C. 附着在飞沫表面蒸发后形成的“飞沫核”内传播
D. 以上都是
E. 以上都不是
13. 受生物性污染的水体最易引起 ( )
A. 急性中毒 B. 公害病 C. 慢性中毒
D. 介水传染病 E. 肿瘤
14. 土壤污染的方式有 ( )
A. 汽车尾气等造成的气型污染
B. 工业、农业和自然灾害等造成的水型污染
C. 电子垃圾等固体废弃物型污染
D. 以上都是
E. 以上都不是
15. 不属于影响污染物对健康损害的因素是 ( )
A. 联合作用 B. 气象条件 C. 剂量或强度
D. 个体易感性 E. 作用持续时间
16. 环境污染物危险度评价中暴露评价可估计出人群对某些化学物 ( )
A. 暴露的频率 B. 暴露的强度 C. 暴露持续的时间
D. 以上都是 E. 以上都不是
17. 环境对机体健康危险度评价最为核心的步骤是 ( )
A. 危害鉴定 B. 暴露评价 C. 剂量—反应关系评价
D. 危险度特征分析 E. 剂量—效应关系评价
18. 以血液胆碱酯镁活性降低、自主神经系统功能紊乱为主要表现的是下列哪种农药中毒? ( )
A. 有机氯农药中毒 B. 有机磷农药中毒 C. DDT
D. 六六六 E. 氨基甲酸酯类农药
19. 主要对中枢神经系统和肝肾等实质器官造成损伤的是下列哪种农药中毒? ( )
A. 有机氯农药中毒 B. 有机磷农药中毒 C. DDT
D. 六六六 E. 氨基甲酸酯类农药
20. 关节表现为针刺样疼痛、骨骼畸形、骨折易脆、轻微活动或者咳嗽都能引发病理性骨折，直至最后衰弱疼痛而死，可能是下列哪种化学元素引起的? ( )
A. Pb B. Hg C. Cr
D. Cd E. Ti
21. 下列哪种症状不属于甲状腺功能障碍的症状? ( )
A. 黏液性水肿 B. 体格矮小或侏儒 C. 性发育障碍
D. 不同程度的克汀病形象 E. 言语和运动神经障碍

22. 下列哪项不属于地方性克汀病神经系统障碍的表现？（ ）

A. 不同程度的听力障碍 B. 斜视 C. 步态或姿态异常

D. 不同程度的克汀病形象 E. 不同程度的痉挛性瘫痪

23. 地方性克汀病黏液水肿型主要采用下列哪项治疗措施？（ ）

A. 适用碘盐 B. 注射碘油 C. 口服碘化钾

D. 甲状腺激素替代疗法 E. 外科手术

答案：1. A 2. A 3. B 4. B 5. D 6. B 7. C 8. D 9. D 10. C 11. D 12. D 13. D 14. D 15. B 16. D 17. C 18. B 19. A 20. D 21. E 22. D 23. D

三、配伍选择题

下列 1—4 题共用相同选项。

A. 暴露生物标志物 B. 效应生物标志物 C. 易感性生物标志物

1. 生物材料中存在的环境毒物及其代谢产物，比如机体接触的苯、检测出的尿液中尿酚含量等（ ）

2. 机体中可测出的生化、生理、行为或其他改变的早期生物效应标志物（ ）

3. 血细胞中 8-羟基脱氧鸟嘌呤（8-OHdG）含量的显著增加反映机体可能接触到具有遗传毒性的毒物导致 DNA 氧化损伤（ ）

4. 反映机体先天具有或后天获得的对接触外源性物质产生反应能力的某些标志物（ ）

下列 5—9 题共用相同选项。

A. 相加作用 B. 独立作用 C. 协同作用 D. 增强作用 E. 拮抗作用

5. 各污染物联合作用发生的总效应大于各污染物单独效应的总和，说明各污染物之间存在交互作用（ ）

6. 多种污染物对机体的总效应等于各污染物成分单独效应的总和（ ）

7. 一种污染物对某器官或系统无毒性作用，但与另一种污染物同时或者先后暴露使其毒性效应增强（ ）

8. 两种或两种以上的污染物作用于机体，由于各自的作用受体、部位、靶细胞或靶器官不同，所引发的生物效应无相互干扰，各污染物之间无交互作用（ ）

9. 各污染物在体内交互作用的总效应低于各污染物单独效应的总和（ ）

答案：1. A 2. B 3. B 4. C 5. C 6. A 7. D 8. B 9. E

四、多项选择题

1. 下列属于影响污染物对健康损害的因素包括（ ）

A. 联合作用 B. 暴露途径 C. 剂量或强度

D. 个体易感性 E. 作用持续时间

2. 土壤污染的主要方式有 ( )
A. 汽车尾气等造成的气型污染
B. 自然灾害造成的水型污染
C. 电子垃圾等固体废弃物型污染
D. 工业污染
E. 农业和生活造成的水型污染
3. 下列哪些物质具有“三致”效应? ( )
A. 敌百虫 B. 有机磷农药中毒 C. DDT
D. 六六六 E. 氨基甲酸酯类农药
4. 下列哪些情况可能会导致甲状腺肿? ( )
A. 缺碘 B. 高碘 C. 有机硫化物
D. 生物类黄酮类 E. 钙、氟、酶等无机物
5. 碘缺乏地区分布总的规律是 ( )
A. 山区高于丘陵 B. 丘陵高于平原 C. 平原高于沿海
D. 内陆河的上游高于下游 E. 农业地区高于牧区
6. 地方性甲状腺肿的诊断标准主要包括以下哪些方面? ( )
A. 生活在缺碘地区
B. 生活在高碘地区
C. 甲状腺肿大超过本人拇指末节,可肉眼观察得到
D. 排除甲亢和甲状腺炎
E. 排除甲亢和甲状腺癌
7. 地方性克汀病诊断的必备条件是 ( )
A. 出生、居住在缺碘地区
B. 具有不同程度的精神发育迟缓,智商低于 54
C. 神经系统障碍
D. 甲状腺功能障碍
E. 排除碘缺乏之外原因所致疾病
8. 下列哪些属于地方性克汀病甲状腺功能障碍的表现? ( )
A. 黏液性水肿 B. 体格矮小或侏儒 C. 性发育障碍
D. 不同程度的克汀病形象 E. 不同程度的痉挛性瘫痪
9. 下列哪些属于地方性克汀病神经系统障碍的表现? ( )
A. 不同程度的听力障碍 B. 斜视 C. 步态或姿态异常
D. 不同程度的克汀病形象 E. 不同程度的痉挛性瘫痪
10. 下列哪些属于地方性克汀病神经系统障碍的表现? ( )
A. 黏液性水肿 B. 体格矮小或侏儒 C. 不同程度的言语障碍
D. 不同程度的克汀病形象 E. 不同程度的痉挛性瘫痪
11. 地方性甲状腺肿的治疗措施包含以下哪些方面? ( )
A. 适用碘盐 B. 注射碘油 C. 口服碘化钾
D. 甲状腺激素替代疗法 E. 外科手术

12. 下列哪些属于氟斑牙的主要临床改变？（ ）

A. 牙釉质光泽度改变 B. 牙釉面着色 C. 牙釉质缺损

D. 龋齿 E. 釉质发育不全

13. 下列哪些属于氟骨症的主要临床改变？（ ）

A. 关节功能障碍 B. 骨质增生 C. 骨质疏松

D. 软组织钙化 E. 骨脊生成

14. 下列哪些属于氟斑牙的诊断要点？（ ）

A. 出生或幼年在氟中毒病区生活

B. 幼年时期长期摄入氟过量

C. 牙釉质出现不同程度的白垩样改变

D. 龋齿

E. 排除其他非氟性改变者

15. 下列哪些属于氟骨症的诊断要点？（ ）

A. 生活在高氟地区

B. 饮用高氟水、食用被氟污染的食物或吸入被氟污染的空气

C. 临床上有氟斑牙和氟骨症的表现

D. 氟骨症的X线表现

E. 排除其他非氟性改变者

答案：1. ABCDE 2. ABCDE 3. ABCDE 4. ABCDE 5. ABCDE 6. ABCDE 7. AB 8. ABCD 9. ABCE 10. CE 11. ABCDE 12. ABC 13. ABCDE 14. ABCDE 15. ABCDE

五、简答题

1. 简述持久性有机污染物的概念、特点及其危害。

参考答案：

持久性有机污染物(persistent organic pollutants，POPs)指在环境中难降解(滞留时间长)、高脂溶性(水溶性很低)，可以在食物链中富集，能够通过蒸发—冷凝、大气和水的输送而影响到区域和全球环境的一类半挥发性毒性极大的污染物。(《中国科学院生态研究中心》)

持久性有机污染物(persistent organic pollutants，POPs)指人类合成的能持久存在于环境中、通过生物食物链(网)累积、并对人类健康造成有害影响的化学物质。它具备4种特性：高毒性、持久性、生物积累性、远距离迁移性。而对位于生物链顶端的人类来说，这些毒性比之最初放大了七万倍以上。(《百度百科》)

特点：持久性、生物积累性、远距离迁移性、高毒性。

危害：①免疫系统；②神经系统；③内分泌系统；④生殖系统；⑤致癌、致畸。

2. 简述人群健康效应及人群健康效应谱。

参考答案：

人群健康效应：环境污染物可引起不同的健康效应，从弱到强可分为5级：①污染物在

体内负荷增加，但不引起生理功能和生化代谢的变化；②污染物在体内负荷增加到一定程度，引起生理功能和生化代谢的变化，但多为代偿性而非病理性的；③生理功能和生化代谢的变化已经对健康产生了不利的影响，机体处理病理性的代偿和调节阶段，但无临床表现，称为临床前期或亚临床状态；④机体功能失调，出现临床症状，称为临床性疾病；⑤严重中毒或死亡。

人群健康效应谱：由于个体暴露剂量和暴露时间上存在差异，以及年龄、性别、生理状态、遗传易感性的不同，在某特定的人群中会出现不同级别的效应。不同级别的效应在人群中的分布称为人群健康效应谱。

3. 简述常见的生物标志物及其选择原则。

参考答案：

WHO 将生物标志物定义为：几乎包括反映生物系统与环境中化学、物理或生物因素之间相互作用的任何测定指标。

接触性生物标志物：指生物材料中存在的环境毒物及其代谢产物，其含量的高低可反应机体对毒物的接触水平（比如机体接触苯，检测出尿液中尿酚含量增加）。

效应性生物标志物：指机体中可测出的生化、生理、行为或其他改变的指标，包括早期生物效应、结构和（或）功能改变及其疾病的发生，比如血细胞中 8-羟基脱氧鸟嘌呤（8-OHdG）含量显著增加反映机体接触到具有遗传毒性的毒物导致 DNA 氧化损伤。

易感性生物标志物：是反映机体先天具有或后天获得的对接触外源性物质产生反应能力的指标。

选择原则：①具有一定的特异性和敏感度；②足够的稳定性；③重复性及其个体差异在可接受的范围内；④对人体无害，能够为受试者所接受，技术易于掌握。

4. 简述污染物联合作用的概念及其表现形式。

参考答案：

污染物联合作用：个体在生活和生产中往往同时或先后暴露于多种来源的污染物，这些污染物对机体的效应称为联合作用。具体表现形式如下。

相加作用：多种污染物对机体的总效应等于各污染物成分单独效应的总和。

独立作用：两种或两种以上的污染物作用于机体，由于各自的作用受体、部位、靶细胞或靶器官不同，所引发的生物效应无相互干扰，各污染物之间无交互作用。

协同作用：各污染物联合作用发生的总效应大于各污染物单独效应的总和，说明各污染物之间存在交互作用。

增强作用：一种污染物对某器官或系统无毒性作用，但与另一种污染物同时或者先后暴露使其毒性效应增强。

拮抗作用：各污染物在体内交互作用的总效应低于各污染物单独效应的总和。

5. 解释剂量—效应与剂量—反应关系。

参考答案：

效应，指化学毒物与机体接触后引起的生物学改变，又称生物学效应。

反应，指一定剂量的外源化合物与机体接触后，出现某种效应的个体数量在群体中占有的比率。一般用百分比和比值表示，如死亡率、反应率、肿瘤发生率。

剂量—效应关系，指化学物质的摄入剂量与摄入该化学物质的生物机体之间呈现某种生物学效应强度或程度之间的关系（针对个体）。

剂量—反应关系，指一定剂量的化学物质导致群体中呈现某一生物学效应并达到一定程度的个体在群体所占比例的关系（群体）。

6. 简述环境内分泌干扰物的概念、分类及其危害。

参考答案：

环境内分泌干扰物（environmental endocrine disrupters，EED）：许多环境污染物（有机氯化合物、二噁英、烷基酚等）对维持机体内环境稳态和调节发育过程的体内天然激素的生成、释放、转运、代谢、结合、效应造成严重的影响，被称为“环境内分泌干扰物”。

分类：EED 通常以受干扰的内分泌器官或组织进行分类，如雌激素干扰物、雄激素干扰物、甲状腺激素干扰物、糖皮质激素干扰物、生长激素干扰物等。

危害：EED 对健康的危害主要包括涉及生殖障碍、出生缺陷、发育异常、代谢紊乱以及某些癌症的发生。

7. 简述介水传染病的概念及流行病学特点。

参考答案：

介水传染病（water-borne communicable diseases）：指通过饮用水或者接触受病原体污染的水或者食用这种水污染的食物而传播的疾病。

流行病学特征：①水源一次污染后可呈暴发流行，短期内可出现大量聚集性病例，且发病日期集中在同一个潜伏期内；②病例分布与供水范围一致，大多数患者有饮用或者接触同一水源的历史；③一旦对污染源采取治理措施，并加强饮用水的净化与消毒，疾病的流行能迅速得到控制。

8. 简述慢性甲基汞中毒的过程。

参考答案：

慢性甲基汞中毒（chronic methyl-mercury poisoning）的主要过程：①水体受到无机汞污染，沉积到水底的无机汞在微生物的作用下转化为甲基汞；②甲基汞在环境中很难降解并易于被水生生物吸收，通过食物链的作用在生物体内蓄积，位于食物链顶端的生物体（鱼贝类）内甲基汞的浓度可提高百万倍以上；③人体长期食用甲基汞污染的鱼贝类等食物，在体内蓄积并超过一定的阈值可引起以中枢神经系统损伤为主要中毒表现的环境污染性疾病。

9. 简述地方病的发病特点。

参考答案：

①该地区的各类居民，任何民族其发病率上升。

②在其他地区居住的相似的人群中，该病的发病率下降，甚至不发病。

③迁入该地区的人经一段时间后，其发病率和当地居民一致。

④人群迁出该地区后，发病率下降或患病症状减轻或自愈。

⑤除人之外，当地的易感动物也可发生同样的疾病。

10. 简述地方性克汀病（endemic cretinism）的主要临床表现及其主要发病机制。

参考答案：

地方性克汀病是在缺碘地区出现的比较严重的碘缺乏病。患者出生后即表现为不同程度的智力低下、体格矮小、听力障碍、神经运动障碍和甲状腺功能减退，伴有甲状腺肿，可概括为呆、小、聋、哑、瘫。

主要发病机制：①胚胎期缺碘，导致胎儿的甲状腺激素供应不足，胎儿的生长发育障碍；②出生后至两岁缺碘，出生后摄碘不足，导致甲状腺激素合成不足，引起甲状腺激素缺乏，明显引起身体和骨骼的生长，从而表现为呆、小、聋、哑、瘫等症状。

六、论述题

1. 论述环境污染对健康的危害。

参考答案：

环境污染对健康的危害总体来讲可以概括为急性危害、慢性危害、远期危害和间接效应。

(1)急性危害主要指的是重大大气污染烟雾事件(煤烟型烟雾事件、光化学烟雾事件)、重大生产事故(异氰酸甲酯事件、切尔诺贝利和日本福岛核泄漏事件)以及生物因素引起的重大传染病疫情(2003 年的 SAS、2020 年至今的新冠)等。

煤烟型烟雾事件(coal smog events)：由于煤烟和工业废气大量排入大气且得不到充分扩散而引起的。

特点：①污染物来自煤炭的燃烧产物及工业生产过程的污染物；②气象条件为气温低、气压高、风速很低、湿度大、有雾、有逆温产生；③多发生在寒冷季节；④河谷盆地易发生；⑤受害者以呼吸道刺激症状最早出现，咳嗽、胸痛、呼吸困难，并有头痛、呕吐。

光化学烟雾事件(photo-chemical smog events)：汽车尾气中的氮氧化物(NOx)和挥发性有机物(VOC_S)以及工厂排放等污染源排入大气，在阳光(紫外光)作用下发生光化学反应生成有害浅蓝色烟雾。光化学烟雾的主要成分包括：臭氧、过氧酰基硝酸酯、醛类、酮类、过氧化氢等。

(2)慢性危害主要指的是慢性疾病(水俣病、痛痛病)、非特异性影响(慢性炎症、变态反应和非特异性疾病多发)以及持续性蓄积危害。

(3)远期危害主要指的是致癌作用、致突变作用和致畸作用。

(4)间接效应指的是温室效应、臭氧层破坏、形成酸雨以及大气棕色云团等。

温室效应：温室气体主要包括 CO_2，甲烷(CH_4)，氯氟烃(CFCs)，导致的主要问题是全球气候变暖、南北极冰帽融化、海平面上升、病原体的繁殖加速。

臭氧层破坏：臭氧吸收来自太阳辐射中有害的、影响人类生活和生存的短波紫外线，使皮癌发病率下降。大气中氯氟烃、氮氧化物可破坏臭氧层，使得臭氧层变薄甚至形成空洞。臭氧层破坏可导致紫外线的照射增强，导致皮肤老化甚至皮肤癌的发生。

形成酸雨：指 pH 值小于 5.6 的酸性降水，包括雨雪冰雹等降水。形成酸雨的主要原因是大气中的 SO_2、NO_X 等污染物溶于水汽中经过氧化凝结而成。主要危害是对呼吸道的刺激作用、水体和土壤酸化、腐蚀建筑物和工程结构。

大气棕色云团(atmospheric brown clouds，ABC)：指区域内的大气污染物，包括颗粒物、煤烟、硫酸盐、硝酸盐、灰飞等。ABC 的棕色就是黑炭、灰飞、土壤粒子以及二氧化碳等对太阳辐射的吸收与散射。ABC 的颗粒物可吸收太阳的直射与散射光，影响紫外线的生物学活性，导致儿童佝偻病的发生、大气污染、生态系统破坏。

2. 论述不良建筑综合征和建筑物相关疾病的主要区别。

参考答案：

不良建筑综合征（sick building syndrome，SBS），亦称为病态建筑物综合征，主要是某些建筑物内空气污染、空气交换率很低，以致在该建筑物内活动的人群产生了一系列自觉症状，而离开了该建筑物后，症状即可消退。这种建筑物被称为“不良（或病态）建筑物”，产生的系列症状被称为“不良建筑综合征”。

主要症状包括：①眼睛，尤其是角膜、鼻黏膜及喉黏膜有刺激症状；②嘴唇等黏膜干燥；③皮肤经常生红斑、荨麻疹、湿疹等；④容易疲劳；⑤容易引起头疼和呼吸道感染症状；⑥经常有胸闷、窒息样的感觉；⑦经常产生原因不明的过敏症；⑧经常有眩晕、恶心、呕吐等感觉。

主要特点：①发病快；②患病人数多；③病因很难鉴别确认；④患者离开了该建筑物后，症状即可缓解或消退。

建筑物相关疾病（building related illness，BRI）是指由人体暴露于建筑物内的有害因素（细菌、真菌、尘螨、氡、一氧化碳、甲醛）所引起的疾病。

BRI 与 SBS 的主要区别在于：①患者的症状在临床上可以明确诊断；②病因可以鉴别确认；③患者即使离开致病现场，症状也不会很快消失，必须进行治疗才能恢复健康。

3. 论述碘缺乏病和地方性氟中毒的发病机制。

参考答案：

（1）碘缺乏病的发病机制

甲状腺激素主要有甲状腺素，又称四碘甲腺原氨酸（T4）和三碘甲腺原氨酸（T3）两种，它们都是酪氨酸碘化物。当机体缺碘时，甲状腺激素合成减少，反馈地促使垂体前叶促甲状腺激素（TSH）分泌增加，刺激甲状腺组织增生肿大。早期腺体呈弥漫性肿大，是甲状腺在缺碘情况下的一种代偿性反应，及时补碘可恢复正常。中期由于酪氨酸结合的碘不足，产生的甲状腺蛋白不能经水解分泌出去，致使部分滤泡腔内积贮大量胶质。晚期滤泡高度肿大，充盈胶质，出现退行性变，并因供血不足，细胞发生坏死，局部出现纤维化结节或钙化。

（2）地方性氟中毒的发病机制

地方性氟中毒的发病机制主要表现在三个方面：①破坏钙、磷代谢，氟与钙结合生成氟化钙，进入骨组织，导致骨质硬化，甚至骨膜/韧带/肌腱硬化；②对牙齿的影响，适量氟与体内的磷结合生成氟磷灰石，使得牙齿光滑坚硬/耐磨/耐酸，防龋齿；过量氟作用于牙釉质，导致不能形成正常的棱晶结构，而是形成不规则的球状结构，从而导致斑点形成，色素沉着，牙硬度降低、牙质易碎/断裂、脱落；③抑制酶的活性，氟与钙/镁结合生成氟化钙/氟化镁，导致需要钙/镁的酶受到抑制。

4. 论述环境污染危险度评估的概念、组成和意义。

参考答案：

（1）危险度评估的概念

危险度评估（risk assessment）是对暴露于某一特定环境下的有毒、有害物质或因素可能引起的健康效应及其危害程度进行定性和定量评估，并预测环境污染物对暴露人群可能产生的有害效应的概率。

(2)危险度评估的组成

危害鉴定(hazard identification):是危险度评估的第一步,属于定性评估。主要是通过毒理学研究和人群流行病学调查资料来判断在某一暴露情况下所接触的污染物是否会对机体产生危害。其目的是评估污染物是否对机体产生有害效应,该有害效应是否与该污染物的毒性特征和类型一致。

暴露评估(exposure assessment):又称为接触评估,通过评估,可以估计出人群对某污染物的暴露的强度、频率与持续时间。暴露评估有助于了解污染物毒性效应的诱发时间以及潜伏期。

剂量—反应关系评定(dose-response assessment):是环境污染物暴露与健康效应之间的定量评估,是危险度评估的核心内容。目的是利用人或动物定量研究资料,得到污染物的剂量(浓度)与健康效应的定量关系,从而确定暴露水平与健康效应发生率之间的关系。

危险度特征分析(risk characterization):是在前 3 个阶段定性与定量评估的基础上确定污染物暴露人群中有害反应发生率的估计值(危险度)及其可信程度与不确定程度,是危险度评估的最后阶段。

(3)危险度评估的意义

危险度评估有助于对环境污染物进行有效的管理,其结果可为制定环境卫生标准、管理法规,进行有效卫生监督,采取积极有效的防治对策和措施,保护环境及人群健康提供依据。

(费方荣、王珍)

第十章　职业卫生服务与职业病管理

一、教学大纲要求

(一)教学目的与要求

1. 了解

(1)职业病与一般疾病的差别

(2)职业卫生服务的要求、原则、内容和意义

(3)岗前、岗期、离岗和应急时健康检查的意义

(4)职业卫生人群健康监护和医学监护的定义

(5)职业病诊断、报告、工伤以及伤残鉴定的基本程序

2. 熟悉

(1)职业有害因素定义、分类及其对健康的影响

(2)职业有害因素致病模式和三级预防原则

(3)职业有害因素的理化性质、吸收途径以及在体内的代谢

(4)职业有害因素的中毒机理

3. 掌握

(1)职业病概念及发病特点

(2)中暑的表现、发病机制及处理

(3)噪声对健康的危害

(4)铅中毒、汞中毒和苯中毒的发病机制、临床表现和处理原则

(5)刺激性气体与窒息性气体的比较

(6)中毒性肺水肿的概念、病理机制、临床经过及处理原则

(7)中毒性脑水肿的概念、病理机制、临床经过及处理原则

(8)硅肺的概念、影响因素、发病机制、基本病理改变及相应的X线表现和处理原则

(二)学习内容

1. 职业性有害因素与健康危害

2. 职业卫生服务

3. 职业人群健康监护
4. 职业病管理

(三)本章重点

1. 职业病概念及发病特点
2. 中暑的表现、发病机制及处理
3. 噪声对健康的危害
4. 铅中毒、汞中毒和苯中毒的发病机制、临床表现和处理原则
5. 硅肺的概念、影响因素、发病机制、基本病理改变及相应的 X 线表现和处理原则

(四)本章难点

1. 中暑的表现、发病机制及处理
2. 铅中毒、汞中毒和苯中毒的发病机制
3. 硅肺的发病机制、基本病理改变及相应的 X 线表现

(五)复习思考题

1. 职业病的概念、职业病的 5 个特征及其诊断要点
2. 中暑的表现、发病机制及处理
3. 噪声对健康的危害
4. 铅中毒、汞中毒和苯中毒的发病机制、临床表现和处理原则
5. 刺激性气体与窒息性气体的比较
6. 中毒性肺水肿的概念、病理机制、临床经过及处理原则
7. 中毒性脑水肿的概念、病理机制、临床经过及处理原则
8. 硅肺的概念、影响因素、发病机制、基本病理改变及相应的 X 线表现和处理原则

二、单项选择题

1. 职业卫生服务的研究对象是 ( )
A. 工厂、企业所有的工人
B. 工厂、企业所有的人员
C. 工作场所中所有的人员
D. 所有的职业人群
E. 以上所指均不确切
2. 职业卫生的主要任务是 ( )
A. 识别、评价、预测和控制不良职业环境中的危害因素
B. 识别、评价、预测和控制不良职业环境中的危害因素对职业人群健康的影响
C. 检测、诊断、治疗和康复处理职业危害因素所致健康损害或潜在健康危险
D. 创造安全、卫生和高效的作业环境
E. 提高职业生命质量

3. 以下哪个不是高温作业？（　　）

A. 高温强热辐射作业

B. 高温高湿作业

C. 高温低湿作业

D. 工作场所有生产性热源，其散热量大于 $23W/(m^3 \cdot h)$

E. 夏季露天作业

4. 高温作业指工作地点有生产性热源，其气温等于或高于本地区夏季室外通风计算温度多少的作业？（　　）

A. 0.2℃　　B. 0.2℃以上　　C. 1℃

D. 1℃以上　　E. 2℃以上

5. 不符合热适应表现的是（　　）

A. 出汗能力增强

B. 汗液中无机盐含量减少

C. 肾脏和汗腺对氯化钠的重吸收能力增加

D. 汗液在皮肤表面形成大滴状流淌以加快蒸发散热

E. 皮温和中心体温先后降低

6. 热射病的主要发病机制为（　　）

A. 大量出汗导致血容量不足

B. 机体脱水后补充大量淡水导致水盐代谢紊乱

C. 机体蓄热导致中枢体温调节功能障碍

D. 外周血管扩张致脑供血不足

E. 以上均是

7. 中暑按发病机理分为（　　）

A. 热射病，热痉挛和热衰竭

B. 轻症中暑，重症中暑

C. 热适应，热射病和热衰竭

D. 热适应，热痉挛和热衰竭

E. 热辐射，热痉挛和热衰竭

8. 永久性听阈位移包括（　　）

A. 听觉适应、听觉疲劳　　B. 听觉疲劳、听觉损伤　　C. 听觉适应、噪声性耳聋

D. 听力损伤、噪声性耳聋　　E. 听觉疲劳、噪声性耳聋

9. 铅中毒的作用机制中最重要的作用是（　　）

A. 破坏红细胞　　B. 血红蛋白合成障碍　　C. 造成血管痉挛

D. 神经系统的毒作用　　E. 对横纹肌的作用

10. 下列哪种中毒的皮肤黏膜颜色为樱桃红色？（　　）

A. 慢性铅中毒　　B. 慢性汞中毒　　C. 慢性苯中毒

D. 一氧化碳中毒　　E. 氰化物中毒

11. 下列哪种中毒的皮肤黏膜颜色为鲜红色？（　　）

A. 慢性铅中毒　　B. 慢性汞中毒　　C. 慢性苯中毒

D. 一氧化碳中毒　　E. 氰化物中毒

12. 下列哪种中毒表现为“易兴奋性—牙龈炎—意向性震颤三联症”？（　　）

A. 慢性铅中毒　　B. 慢性汞中毒　　C. 慢性苯中毒

D. 一氧化碳中毒　　E. 氰化物中毒

13. 下列哪种中毒表现为手套袜子样改变？（　　）

A. 慢性铅中毒　　B. 慢性汞中毒　　C. 慢性苯中毒

D. 一氧化碳中毒　　E. 氰化物中毒

14. 下列哪种中毒表现为“疯帽匠综合征”？（　　）

A. 慢性铅中毒　　B. 慢性汞中毒　　C. 慢性苯中毒

D. 一氧化碳中毒　　E. 氰化物中毒

15. 下列哪种中毒可出现“电击样死亡”？（　　）

A. 慢性铅中毒　　B. 慢性汞中毒　　C. 慢性苯中毒

D. 一氧化碳中毒　　E. 氰化物中毒

16. 下列哪种中毒可用依地酸二钠钙进行首选治疗？（　　）

A. 慢性铅中毒　　B. 慢性汞中毒　　C. 慢性苯中毒

D. 一氧化碳中毒　　E. 氰化物中毒

17. 下列哪种症状可用静脉注射葡萄糖酸钙进行解痉治疗？（　　）

A. 慢性铅中毒　　B. 慢性汞中毒　　C. 慢性苯中毒

D. 一氧化碳中毒　　E. 氰化物中毒

18. 下列哪种症状可用皮下注射阿托品进行解痉治疗？（　　）

A. 慢性铅中毒　　B. 慢性汞中毒　　C. 慢性苯中毒

D. 一氧化碳中毒　　E. 氰化物中毒

19. 下列哪种症状可用亚硝酸钠—硫代硫酸钠治疗？（　　）

A. 慢性铅中毒　　B. 慢性汞中毒　　C. 慢性苯中毒

D. 一氧化碳中毒　　E. 氰化物中毒

20. 下列哪种症状可用小剂量亚甲蓝治疗？（　　）

A. 高铁血红蛋白血症　　B. 慢性汞中毒　　C. 慢性苯中毒

D. 一氧化碳中毒　　E. 氰化物中毒

21. 可吸入性粉尘是指（　　）

A. 粒径＞15um 的尘粒　　B. 粒径＞15um 的尘粒　　C. 粒径＜15um 的尘粒

D. 粒径＜15um 的尘粒　　E. 粒径＜5um 的尘粒

22. 呼吸性粉尘是指（　　）

A. 粒径＜5um 的尘粒　　B. 粒径＞15um 的尘粒　　C. 粒径＜15um 的尘粒

D. 粒径＜15um 的尘粒　　E. 粒径＜5um 的尘粒

23. 长期从事矽尘作业所引起的以肺组织纤维化病变为主的全身性疾病称为（　　）

A. 尘肺　　B. 硅肺　　C. 硅酸盐肺

D. 粉尘沉着症　　E. 粉尘性阻塞性肺病

24. 生产劳动过程中长时间站姿作业和坐姿作业所导致的最常见的疾病是（　　）

A. 下背痛　　B. 下肢静脉曲张　　C. 胼胝

D. 颈、肩、腕损伤　　E. 腹疝

25. 什么是诊断职业病的先决条件？（　）

A. 病史　　B. 体格检查结果　　C. 职业史

D. 生产环境监测结果　　E. 实验室检查结果

答案：1. D　2. B　3. C　4. E　5. D　6. C　7. A　8. D　9. B　10. D　11. E　12. B　13. A　14. B　15. E　16. A　17. A　18. A　19. E　20. A　21. D　22. E　23. B　24. B　25. C

三、配伍选择题

下列1—5题共用相同选项。

A. 腕下垂　B. 易兴奋性—牙龈炎—意向性震颤三联症

C. 皮肤、黏膜呈樱桃红　D. 皮肤、黏膜呈鲜红色　E. 再生障碍性贫血、白血病

1. 慢性铅中毒（　）
2. 慢性汞中毒（　）
3. 慢性苯中毒（　）
4. 一氧化碳中毒（　）
5. 氰化物中毒（　）

下列6—10题共用相同选项。

A. 依地酸二钠钙　B. 二巯基丙磺酸钠　C. 小剂量亚甲蓝治疗

D. 静脉注射葡萄糖酸钙　E. 亚硝酸钠—硫代硫酸钠

6. 慢性铅中毒首选（　）
7. 高铁血红蛋白血症（　）
8. 慢性汞中毒首选（　）
9. 铅绞痛发作时的解痉剂（　）
10. 氰化物中毒（　）

答案：1. A　2. B　3. E　4. C　5. D　6. A　7. C　8. B　9. D　10. E

四、多项选择题

1. 下列关于热适应表现的描述，哪些是正确的？（　）

A. 出汗能力增强

B. 汗液中无机盐含量减少

C. 肾脏和汗腺对氯化钠的重吸收能力增加

D. 汗液在皮肤表面形成大滴状流淌以加快蒸发散热

E. 皮温和中心体温先后降低

2. 下列关于热适应表现的描述，哪些是正确的？（　）

A. 出汗反应快

B. 汗液中无机盐含量减少

C. 肾脏和汗腺对氯化钠的重吸收能力增加

D. 汗液在皮肤表面形成大滴状流淌以加快蒸发散热

E. 皮温和中心体温先后降低

3. 以下哪些属于高温作业？ （　　）

A. 高温强热辐射作业

B. 高温高湿作业

C. 高温低湿作业

D. 工作场所有生产性热源，其散热量大于 23W/(m^3 · h)

E. 夏季露天作业

4. 铅中毒引起卟啉代谢障碍干扰血红素生成，主要抑制哪两种酶？ （　　）

A. δ-氨基-γ-酮戊酸脱水酶(ALAD)

B. 血红素合成酶

C. Fe^{2+}络合酶

D. δ-氨基-γ 酮戊酸合成酶(ALAS)

E. 粪卟啉原氧化酶

5. 铅中毒引起卟啉代谢障碍干扰血红素生成，下列哪些可作为铅中毒诊断的重要指标？ （　　）

A. 尿中 δ-氨基-γ-酮戊酸(ALA)

B. 红细胞中游离原卟啉(FEP)

C. 红细胞中锌原卟啉(ZPP)

D. 粪卟啉

E. 尿卟啉

6. 下列哪些是慢性铅中毒的表现？ （　　）

A. 腕下垂　　B. 手套袜子样改变　　C. 腹绞痛

D. 神经节段性脱髓鞘　　E. 牙龈边缘可见暗蓝色线

7. 下列哪些是慢性铅中毒的治疗措施？ （　　）

A. 易地酸二钠钙　　B. 二巯基丁二酸钠　　C. 二巯基丁二酸

D. 静脉注射葡萄糖酸钙　　E. 皮下注射阿托品

8. 下列哪三项属于慢性汞中毒的“三联征”表现？ （　　）

A. 易兴奋性　　B. 中毒性脑病　　C. 口腔—牙龈炎

D. 肾功能衰竭　　E. 震颤

9. 铅绞痛发作时的解痉剂有 （　　）

A. 依地酸二钠钙　　B. 皮下注射阿托品　　C. 小剂量亚甲蓝治疗

D. 静脉注射葡萄糖酸钙　　E. 亚硝酸钠—硫代硫酸钠

答案：1. ABCE　　2. ABCE　　3. ABDE　　4. ABC　　5. ABC　　6. ABCDE　　7. ABCDE　　8. ACE　　9. BD

五、简答题

1. 简述职业病的概念、职业病的5个特征及其诊断要点。

参考答案:

(1)概念

医学上:泛指职业性有害因素作用于人体的强度与时间超过一定限度时,造成的损害超出了机体的代偿能力,从而导致一系列的功能性和器质性的病理变化,出现相应的临床症状和体征,影响劳动能力的疾病的总称。法律意义上:职业病是指政府行政部门所规定的法定职业病。

(2)职业病的特点

职业病的特点包含5个方面:①病因明确,与特定的暴露有关;②有明确的接触水平(剂量)—反应关系;③接触同一职业有害因素人群中有一定发病率,很少出现个别病例;④如能早期发现、及时处理,愈后较好;⑤大多数职业病目前尚无特效治疗方法,发现愈晚,疗效愈差。

(3)职业病的诊断

职业病的诊断需体现政策性、科学性,必须综合3方面资料进行:①病人的职业史;②生产环境现场调查;③临床表现及辅助检查结果等。

2. 简述工作有关疾病的概念内涵。

参考答案:

(1)概念:劳动者由于受到生产环境或劳动过程中某些职业性因素的影响,致使劳动者机体抵抗力下降,从而使得职业人群中常见病、多发病的发病率升高,属于与职业有关的非特异性疾病。

(2)工作有关疾病与职业病的区别体现在3个方面:①职业危害因素不是发病的唯一的或直接的原因;②职业因素影响了健康,从而促进潜在的疾病显露或病情加重、加速或恶化;③通过改善工作条件,可防止所患疾病或使病情缓解。

3. 简述噪声的概念及其对人体健康的损害。

参考答案:

(1)概念:从物理学观点上看噪声是各种频率、不同强度的声音无规律的杂乱组合;生理学观点是使人烦恼的、讨厌的、不需要的声音。

(2)噪声对人体的损害:噪声对机体的影响分为特异性损害和非特异性损害。

①特异性损害:主要为对听觉感受器的影响。

听觉适应:短时间接触强噪声,听觉器官的敏感性下降,听阈上移10~15dB,离开噪声环境,数分钟即可恢复,功能性损害。

听觉疲劳:长时间接触强噪声,听力明显下降,听阈上移15~30dB,离开噪声环境需较长时间如数小时甚至20几个小时才能恢复,功能性损害。

永久性听阈位移:可分为听力损伤和噪声性耳聋。听边损伤是指长期接触强噪声,听阈不能恢复到原来的正常水平,听力下降呈永久性改变,于休息时也不能恢复,器质性损害。噪声性耳聋是指在工作过程中,由于长期接触噪声而发生的一种进行性的听觉损伤,其属于法定职业病。

②非特异性损害

神经系统：引起神经衰弱综合征，主要有头痛、易怒、关节酸痛、乏力、睡眠不良，噪声还可使人烦恼、精神紧张。我国目前规定噪声于白天不得超过 55dB，夜间不得超过 45dB，在生产环境中最大不得超过 60dB。

心血管系统：引起心率加快、血压升高、心电图有改变。

消化系统：可引起胃肠功能紊乱，食欲缺乏。

其他系统：可引起女性生殖功能的改变。

4. 简述慢性铅中毒的临床表现。

参考答案：

慢性铅中毒的临床表现：①神经系统，早期为中毒性类神经征（头痛、乏力、肌肉关节酸痛、失眠，食欲缺乏等），周围神经病（肢端麻木、腕下垂），严重者出现中毒性脑病（癫痫样发作，精神障碍或脑神经受损等）；②消化系统，主要表现为口内有金属味、食欲缺乏、恶心、腹胀、腹隐痛、腹泻与便秘交替出现、“铅线”，严重者可出现铅绞痛（突发，持续性，阵发性加剧，脐周）；③血液和造血系统，可有轻度贫血，多呈小细胞低色素性贫血，周围血中可见点彩红细胞、网织红细胞、碱性粒红细胞增多等；④其他，部分患者可出现肾脏的损害，女性可引起月经失调、流产等。

5. 简述慢性苯中毒的典型临床表现及处理原则。

参考答案：

(1)慢性苯中毒的典型临床表现：①慢性苯中毒是长期吸入一定浓度的苯引起的慢性中毒，有头晕、头痛、无力、失眠、多梦等神经衰弱症状，或齿龈、皮肤出血，女性月经失调或过多；②血液变化是主要表现，开始先有白细胞减少（最常见为持续性白细胞计数下降，主要是中性粒细胞减少，但中性粒细胞内中毒颗粒增多）；③随后出现血小板减少（表现为皮下及黏膜不平行的出血倾向），患者红细胞计数下降导致贫血；④晚期全面细胞减少（红细胞、白细胞、血红蛋白、血小板、网织红细胞等），致再生障碍性贫血、白血病，重者发生再生障碍性贫血或白血病，苯所致白血病以急性粒细胞性白血病为多见。

(2)苯中毒治疗与处理原则：①急性中毒，脱离现场，到通风有新鲜空气处，脱去被污染的衣服，肥皂水清洗污染皮肤，保温、休息、给予葡糖醛酸增加苯代谢产物排出，忌用肾上腺素；②慢性中毒，重点为恢复受损的造血功能，调节中枢神经系统功能；③一旦确诊为苯中毒，立即调离苯作业岗位，轻度苯中毒者安排从事轻体力劳动，中度中毒者安排休息，重度中毒者安排全休。

6. 简述窒息性气体的概念及分类。

参考答案：

窒息性气体(asphyxiating gases)，指被机体吸入后，可使氧的供给、摄取、运输和利用发生障碍，使全身组织细胞得不到或不能利用氧，而导致组织细胞缺氧窒息的有害气体的总称。窒息性气体可分为单纯窒息性气体和化学窒息性气体。

单纯窒息性气体的特征：本身无毒或毒性很低，或为惰性气体，当空气中浓度很高时，使吸入气中的氧分压下降，从而导致缺氧窒息，如氮气、甲烷和二氧化碳等。

化学窒息性气体的特征：能通过特殊化学作用使血液的携氧能力或组织利用氧的能力

发生障碍从而造成机体缺氧的气体。如 CO、H_2S 和氰化物等。

化学窒息性气体又进一步分为血液窒息性气体和细胞窒息性气体。血液窒息性气体主要是指可导致血红蛋白与氧的结合发生障碍的气体，如 CO、苯的氨基、硝基化合物。细胞窒息性气体主要抑制细胞呼吸酶活力，导致细胞摄取和利用氧障碍，如氰化物、H_2S。

7. 简述脑水肿的治疗和预防原则。

参考答案：

(1)脑水肿的治疗原则

病情危急，抢救必须争分夺秒。除针对病因外，主要对症治疗，原则是消肿，缩小脑容量或外科减压。其主要措施如下。

①大剂量糖皮质激素尤其地塞米松对解除血管源性脑水肿有明显效果、对细胞中毒性脑水肿也有良好效果。其作用是抑制炎症反应、降低微血管通透性(抗渗出)、稳定细胞膜并恢复钠泵功能，改善线粒体功能，防止或减弱自由基引起的脂质过氧化反应，对炎症引起的间质性脑水肿也有效。

②脱水疗法，主要包括渗透疗法和利尿疗法。渗透疗法的主要目的是使水分由脑组织转移到血液中，引起脑容积缩小和颅内降压，可作为应急措施。选用的药物有尿素、甘露醇和甘油等，前两者静脉输注，后者口服。利尿疗法的主要目的是增加钠水排出，减少细胞外积液。

③外科减压疗法是解除脑肿胀和颅内高压的急救措施，不是常规治疗，但对严重的血肿和脓肿等是较好的治疗手段。

(2)脑水肿的预防原则

脑水肿的预防主要遵循以下原则：①定期设备检修，防止跑、冒、滴、漏；②抢救前先通风换气，佩戴防护面具；③严格管理制度，制定并严格执行安全操作规程；④窒息性气体环境设置警示标识，装置自动报警设备；⑤添置有效防护面具，并定期维修与效果检测；⑥加强卫生宣教，做好上岗前安全与健康教育，普及急救互救知识和技能训练。

8. 简述急性一氧化碳中毒迟发脑病的主要症状。

参考答案：

指少数急性一氧化碳中毒意识障碍恢复后，经过 2～60 天的“假愈期”，又出现严重的神经精神和意识障碍症状。

主要症状表现为：①痴呆、谵妄；②锥体外系障碍，出现帕金森综合征表现；③锥体系损害，出现偏瘫、病理反射阳性或大小便失禁；④大脑皮层局灶性功能障碍，如失语、失明等或出现继发性癫痫；⑤重者生活不能自理甚至死亡；⑥头颅 CT 检查脑部可见病理性密度减低区，脑电图可见中、高度异常。

9. 简述矽肺发病的影响因素。

参考答案：

矽肺发病的影响因素：①粉尘中游离二氧化硅的含量，含量越高，发病时间越短，病情越严重；②粉尘类型，不同类型的粉尘致纤维化的能力不同；③粉尘的分散度越大，越容易沉积在肺的底部，病情越严重；④粉尘浓度越大，在体内蓄积的量越大，危害越严重；⑤接触工龄越长，在体内蓄积的量越大，危害越严重；⑥个体因素(年龄、性别、健康和营养状况、个人卫生习惯等)和防护措施均对发病产生影响。

10. 简述劳动过程中存在的两种职业有害因素(职业紧张和人体功效学)的概念及内涵。

参考答案:

职业紧张:指作业环境和劳动过程中,由于客观要求与个人适应能力之间的失衡带来的心理和生理压力。引起职业紧张的主要因素有:①劳动组织不合理(轮班、倒班、过度加班)、工作任务重、多种任务冲突、工作要求与劳动能力不匹配;②人际关系不和谐;③不良的工作条件(通风条件、照明、卫生状况、空间拥挤、噪声或污染等)。

人体功效学:人体功效学又称人体工程学,以人为中心,研究人、机器设备和作业环境之间的相互关系,探索适应人的生理和心理要求的作业方式,以期创造健康、安全、舒适和高效的作业环境和条件、由多学科交叉形成的应用学科。研究内容涉及人体测量学、生理学、心理学、生物力学、劳动组织和管理学、工艺设计及布局标准化,以及职业安全与卫生等相关学科。常见功效学有害因素包括:①功效设备与人体不匹配;②工作环境设计不合理;③劳动过程的设计不合理。

11. 简述承担职业病诊断的医疗卫生机构应当具备的条件。

参考答案:

承担职业病诊断的医疗卫生机构应当具备的条件:①持有《医疗机构执业许可证》;②具有与开展职业病诊断相适应的医疗卫生技术人员;③具有与开展职业病诊断相适应的仪器、设备;④具有健全的职业病诊断质量管理制度;⑤承担职业病诊断的医疗卫生机构不得拒绝劳动者进行职业病诊断的要求;⑥劳动者可以在用人单位所在地、本人户籍所在地或者经常居住地依法承担职业病诊断的医疗卫生机构进行职业病诊断。

12. 简述职业病诊断应当综合分析的因素。

参考答案:

职业病诊断,应当综合分析下列因素:①病人的职业史;②职业病危害接触史和工作场所职业病危害因素情况;③临床表现以及辅助检查结果等;④没有证据否定职业病危害因素与病人临床表现之间的必然联系,应当诊断为职业病;⑤承担职业病诊断的医疗卫生机构在进行职业病诊断时,应当组织 3 名以上取得职业病诊断资格的执业医师集体诊断;⑥职业病诊断证明书应当由参与诊断的医师共同签署,并经承担职业病诊断的医疗卫生机构审核盖章。

13. 根据 WHO 的建议,可先对就诊患者进行初步的问询,请解释"WHACS"的含义。

参考答案:

"WHACS"指:①您是做什么工作的(What do you do)? ②您具体的工作岗位是什么(How do you do)? ③您是否知道在工作中可能接触到的特异性有害物质(Are you concerned with any exposures on/off job)? ④您的同事也有类似表现吗(Co-workers with similar problems)? ⑤您对自己的工作环境满意吗(Satisfy with your job)?

14. 职业卫生服务的概念以及在服务工作中需要坚持的 5 项原则是什么?

参考答案:

(1)概念:职业卫生服务是指以保护和促进职工的安全与健康为目的的全部活动。它要求有关的部门、雇主、职工及其代表,创造和维持一个安全与健康的工作环境,使其从事的工作适合于职工的生理特点,从而促进职工的躯体与心理健康。职业卫生服务以健康为中心,职业人群为对象,以预防性服务为主。

(2)5 项原则：①保护和预防原则，保护职工健康，预防工作中的危害；②适应原则，使工作和环境适合于人的能力；③健康促进原则，增进职工的躯体和心理健康以及社会适应能力；④治疗与康复原则，使职业危害、事故损伤、职业病和工作有关疾病的影响减少到最低程度；⑤全面的初级卫生保健原则，为职工及其家属提供全面的卫生保健服务。

15. 简述职业病的“三级预防”原则。

参考答案：

一级预防：从根本上使劳动者不接触职业危害因素。主要指对新建项目职业危害的控制；对现在存在职业危害因素的进行改善，减少危害和污染，达到国家职业卫生标准。

二级预防：即早期发现职业危害特点和职业病症。对职业危害因素的工作场所实行健康监护，早期发现、早期鉴别、早期诊断；对存在职业危害因素的场所经常进行检查、检测，使工作场所的危害因素符合国家标准。

三级预防：即对已经患职业病的员工，应尽快做出正确诊断。对确诊者，要保障病人享受职业病有关待遇，及时进行治疗、康复和定期检查；对不能继续从事原工作的职业病人，应调离原工作岗位，并妥善处理。

六、论述题

1. 论述高温作业的概念及其对健康的影响。

参考答案：

(1)概念

高温作业指生产和工作地点具有生产性热源，其气温等于或高于本地区夏季室外通风计算温度 2℃以上的作业。

(2)特点

高温作业按照其气象条件的特点分为：高温强辐射作业、高温高湿作业、夏季露天作业。高温强辐射作业的特点是气温高、热辐射强度大、相对湿度低、以干热为主。高温高湿作业的特点是气温高、相对湿度高、热辐射强度不大、以湿热为主。夏季露天作业的特点是气温高和热辐射强度大，其高气温和热辐射强度主要来自太阳的辐射，还受到加热的地面和周围物体二次辐射源的附加热作用。

高温作业对健康的影响主要表现为：引起几个重要系统的功能失调、热适应和中暑。

(1)系统功能失调

体温调节：当环境温度未超过人体的温度时，可以通过辐射的方式散热，但当环境气温超过皮肤温度辐射散热受阻，以出汗散热为主。如果环境中湿度大，热量散发受阻，则引起体内热量蓄积，导致热平衡破坏，引起疾病。

水盐代谢：高温作业工人因出汗丧失大量水和盐类，出汗量的多少取决于气温、气湿、热辐射和劳动强度，日出汗量的极限为 6L，汗液中水分占 99%，固体成分不到 1%，固体成分中大部分为 NaCl 和少量 KCl 及尿素，并有维生素 B1、C，高温作业者必须补充大量的钠盐及维生素。

循环系统：高温作业时，皮肤血管扩张，末梢循环血量加大，使血液发生重新分配。心脏相对缺血，心脏负担加重，心率加快，脉搏量下降，长期可引起心脏肥大，甚至引起病理状态。

消化系统:高温环境下胃肠蠕动减弱,排空速度减慢,大量出汗,胃液酸度下降,消化道血流下降,易造成消化不良,食欲减退,并引起胃肠疾病增多,人于夏天易消瘦。

泌尿系统:在高温条件下,机体大量的水分由汗腺排出,尿量明显减少,尿中可能出现蛋白、红细胞、管型,可发生肾功能不全。

神经系统:在高温和热辐射的作用下,大脑皮层体温调节中枢的兴奋性增高,导致其他中枢神经系统运动区受抑制,故肌肉工作能力、动作的准确性、协调性及注意力都下降,人体的视觉也明显下降,工伤发生率增高。

(2)热适应:在热环境工作一段时间后对热负荷产生适应的现象。主要表现为从事同等强度的劳动,汗量增加、汗液中无机盐含量减少、皮肤温度和中心体温先后降低、心率明显降低。另外,热适应后机体合成一组新的蛋白质(热应激蛋白质),对机体有保护作用。

(3)中暑:在高温环境下由于热平衡和水盐代谢紊乱而引起的一种以中枢神经系统和心血管系统障碍为主要表现的急性综合病症。根据发病机制的不同,重症中暑可以分为三种类型:热射病、热痉挛和热衰竭。

2.论述高温作业致中暑的临床特点、机制、救治原则及急救措施。

参考答案:

(1)高温作业致中暑的临床特点

先兆中暑:患者在高温环境工作或生活一定时间后,出现口渴、乏力、多汗、头晕、眼花、耳鸣、头痛、恶心、胸闷、心悸、注意力不集中,体温正常或略高。

轻症中暑:先兆中暑加重,出现早期循环功能紊乱,包括面色潮红或苍白、烦躁不安或表情淡漠、恶心呕吐、大汗淋漓、皮肤湿冷、脉搏细数、血压偏低、心率加快、体温轻度升高。

重症中暑按发病机制和临床表现不同可分为三种类型。

热痉挛:高温环境下强体力作业或运动,出汗后水和盐分大量丢失,仅补充水或低张液而补盐不足,造成低钠、低氯血症,导致骨骼肌痉挛伴疼痛。见于干热环境,由下肢发起,向上肢及腹部扩展,为对称性。由于气温高,大量出汗的同时,钠盐也丧失较多,一般在下肢肌肉出现痉挛,为阵发性的,患者体温正常,神志清楚。

热衰竭:由于长期于高温环境中,人体大量出汗,周围血管扩张,没有及时补充水分、盐类及维生素,引起血容量下降,大脑及颅内血量下降,引起头晕、恶心、呕吐,体温可正常,其于热环境中几天后才出现。常发生于老年人、儿童和慢性疾病患者,在热应激情况时因机体对热环境不适应引起脱水、电解质紊乱、外周血管扩张、周围循环容量不足而发生虚脱。可表现为头晕、眩晕、头痛、恶心、呕吐、脸色苍白、皮肤湿冷、大汗淋漓、呼吸增快、脉搏细数、心律失常、晕厥、肌痉挛、血压下降甚至休克,但中枢神经系统损害不明显,其中病情轻而短暂者也称为热昏厥,可发展成为热射病。

热射病:又称中暑高热,属于高温综合征,是中暑最严重的类型。在高温、高湿或强烈的太阳照射环境中作业或运动数小时(劳力性),或老年、体弱、有慢性疾病患者在高温和通风不良环境中持续数日(非劳力性),热应激机制失代偿,机体产热大于散热,大量热量在体内蓄积,深部温度(脏器温度)可达 40～41℃,主要表现为神经系统的症状,病人无汗,热量于体内蓄积,因循环、呼吸系统衰竭最终死亡,病死率最高。

(2)中暑的发病机制

中暑的发病机制主要体现在以下三个方面:①热痉挛,大量出汗、水盐电解质紊乱、钠钾大量丢失,四肢和腹部肌肉痉挛、收缩痛,腓肠肌为甚;②热衰竭,高温高湿环境,皮肤血流量增加,心脏和大脑血供不足,血容量降低,头晕、多汗、皮肤湿冷、血压下降、晕厥;③热射病,体温调节失调,体温达40℃,先大汗继无汗,意识障碍,最严重,死亡率高。

(3)中暑的救治原则

虽然中暑类型和病因不同,但治疗基本相同。治疗原则为迅速降温,有效纠正水、电解质和酸碱平衡失常,保护重要器官,预防并发症。

中暑的治疗首先应采取各种措施迅速降温,这是取得疗效的关键所在。通过有效的辐射、对流和传导等物理降温,促使机体散热,体温下降,可以降低脑耗氧量,减少脑脊液中乳酸的堆积,稳定生物膜,保护脑血管内皮细胞,抑制磷酸酯酶活化,抑制氧自由基和脂质过氧化反应,抑制多种内源性介质释放等作用,从而保护脑细胞不受损。

高热能快速导致脑细胞死亡,脑水肿和局部出血、颅内压增高,甚至昏迷、惊厥,还可出现心力衰竭、肺水肿、肝肾功能衰竭、休克、代谢性酸中毒、弥散性血管内凝血等表现,病情危重,病死率相当高。因此,快速降温非常重要,降温速度决定患者预后,力争在发病1h内使肛温降至38℃左右,以减少高热对细胞的损伤。临床证明,中暑病人体温越高,持续的时间越长,对机体损害越严重。具体的降温措施包括体外降温、体内降温和药物降温。

(4)具体急救措施

先兆中暑与轻症中暑:①将病人撤离高温、高湿现场,移至通风阴凉处或有空调的房间;②平卧休息,松解或脱去衣服;③用冷水擦拭皮肤,以利皮肤散热;④口服清凉、含盐饮料,或用人丹、十滴水,外擦清凉油及清热解暑中药。

重症中暑:

①热痉挛,治疗主要为补充氯化钠,静脉滴注5%葡萄糖盐水或生理盐水1000~2000mL。在补足液体的情况下,若仍出现阵发性肌肉挛缩和疼痛,用10%的葡萄糖酸钙10~20mL静脉缓慢推注。

②热衰竭,及时补足血容量,防止血压下降。可用5%葡萄糖盐水或生理盐水静脉滴注,可适当补充血浆。必要时监测中心静脉压指导补液。

③热射病:将患者转移到通风良好的低温环境,可使用电风扇、空调,迅速降温,监测体温、心电、血压、凝血功能等;给予吸氧,昏迷、意识朦胧以及过度换气的病人代谢率高,动脉内含氧量低,缺氧时脑细胞代谢损害严重,应立即给予吸氧,高压氧(HBO)在中暑昏迷病人的治疗中已取得满意的效果;及时补液是纠正中暑脱水的有效途径,采取迅速有效的措施大量补充水及电解质,对保持重要脏器的正常血供至关重要,具体补液量的多少视病情而定;防治脑水肿和抽搐,应用甘露醇0.5~1g/kg,15~20min输入,糖皮质激素有一定的降温、改善机体的反应性、降低颅内压作用,可用地塞米松,也可酌情应用白蛋白,有抽搐发作者,可静脉输注地西泮;积极给予器官支持治疗防治多脏器功能障碍(MODS),中暑合并心脏情况及其他多脏器功能损伤的病例时有报道,故特别强调,在抢救中暑时应重点注意心脏及肝、肾功能的监测、保护,预防血管内凝血(DIC)、多器官功能衰竭(MOF)的发生;低血压、休克、血压下降的病人,应使收缩压维持在90mmHg以上,对降温后血压仍未上升者,输入生理盐水、血浆等扩容,但要注意因心肌损害而导致心源性休克;综合与对症治疗,保持

呼吸道通畅，昏迷或呼吸衰竭者行气管插管，用人工呼吸机辅助通气，肺水肿时刻给予毛花苷C、呋塞米、糖皮质激素和镇静剂，应及时发现和治疗肝、肾、心功能不全；控制心律失常，预防上消化道出血，适当使用抗生素预防感染等；影响重症中暑患者预后的因素主要有体温、昏迷程度、基础疾病、心律失常、休克、低血钠、低血钾、血液浓缩。治疗应针对各危险因素，应早期阻断高热引起的恶性循环，及时纠正水、电解质紊乱；防止各主要脏器的衰竭；晚期则主要预防肺部感染等并发症。

(5)预防中暑的健康宣教

预防中暑健康宣教很重要，主要从以下几方面着手：①高温环境下，加强自我保健意识，注意防暑降温；②了解有关中暑的基本知识，做好自我防护，一旦出现中暑先兆症状，能采取有效措施自救，并注意在中暑恢复期避免再度在高温下剧烈活动和暴露在阳光下；③加强年老体弱者、慢性疾病病人、孕产妇的生活保健，注意营养，补充水分，注意生活环境的通风和清洁，注意衣着宽松、厚薄适度，适当散步，做力所能及的运动有助于改善心血管系统功能；④高温工作者注意防暑降温，合理调节生活，注意采取健康的生活方式，保证有充足的休息和睡眠，避免过度劳累，戒除烟酒，注意饮食含丰富维生素，易消化，特别重要的是加强耐热锻炼；⑤有关高温作业部门，要实施劳动安全保护，改善工作劳动环境，做好防暑降温措施。

3. 论述铅中毒引起贫血的主要机制。

参考答案：

铅中毒引起贫血的机制主要包含两个方面，一是导致血红蛋白合成障碍，二是导致溶血的发生。

(1)血红蛋白合成障碍

①抑制血红素合成：卟啉代谢是血红素合成的重要途径，铅通过抑制血红素合成过程中卟啉代谢的几种相关酶而抑制血红素的合成。卟啉代谢紊乱是慢性铅中毒较为早期的改变之一。铅主要抑制δ-氨基-γ-酮戊酸脱水酶(ALAD)和血红素合成酶(Fe^{2+}络合酶)。ALAD被抑制后，δ-氨基-γ-酮戊酸(ALA)形成卟胆原受到抑制，导致血中ALA含量增加。铅抑制粪卟啉原氧化酶，使血中粪卟啉含量升高而由尿中排出。铅抑制血红素合成酶，使二价铁不能掺入原卟啉，阻碍了血红素的合成。血红素合成减少还通过反馈作用，刺激δ-氨基-γ酮戊酸合成酶(ALAS)增加血中δ-氨基-γ-酮戊酸(ALA)合成，并由尿中排出。由于亚铁不能掺入原卟啉形成血红素，红细胞内过多的原卟啉与锌结合，形成锌原卟啉(ZPP)。ZPP具有荧光便于检出。多余的铁颗粒蓄积在成熟过程中的幼红细胞中，骨髓检查可见幼红细胞核周围含铁线粒体，称“环形铁粒幼细胞”。

②珠蛋白合成障碍：铅对珠蛋白的合成有明显的抑制作用，主要是干扰珠蛋白的β和α链的合成。同时铅还能促进血红蛋白分解。

(2)溶血的发生

①铅对红细胞脆性、形态和变形性的影响：铅与人红细胞作用，红细胞机械脆性增加，其作用机制可能与铅引起血红蛋白改变，进而影响到红细胞膜有关。伴有贫血的铅作业工人，可见球形和异常形态的红细胞增多，脆性增加，易于发生溶血。

②铅对红细胞膜通透性的影响：铅作用于红细胞膜，使膜的通透性发生改变，导致红细胞的破坏。铅抑制红细胞膜Na^{+}/K^{+}-ATP酶和Ca^{2+}/Mg^{2+}-ATP酶的活性。铅进入细胞

可使ATP减少而间接降低酶活性，这些机制导致溶血现象的发生。

③铅抑制嘧啶5′-核苷酸酶(P5N)活性，使网织红细胞内嘧啶5′-核苷酸不能降解而逐渐蓄积，在胞质内凝聚形成碱性点彩红细胞。嘧啶5′-核苷酸增加可通过抑制G-6-PD活性而抑制戊糖磷酸途径功能，使铅中毒红细胞更易受氧化剂损害而发生溶血。

4. 论述刺激性气体与窒息性气体的比较。

参考答案：

刺激性气体(irritative gases)，指对眼、呼吸道黏膜和皮肤有刺激作用，引起机体以急性炎症、肺水肿为主要病理改变的一类气态物质。主要包括酸、成酸氧化物、成酸氢化物、卤族元素、无机氯化物、卤烃、酯类、醚类、醛类、有机氧化物、成碱氢化物、强氧化剂、军用毒气等。

酸类物质通过吸出组织水分致蛋白凝固，导致细胞坏死。碱类物质通过吸出细胞水分致脂肪皂化，导致细胞坏死。氧化剂主要是生成自由基，导致细胞膜氧化性损伤、细胞坏死。导致的病理改变以局部损害为主，刺激作用过强可引起全身反应。主要临床表现为眼、呼吸道黏膜、皮肤的炎症反应。强烈刺激会导致喉头水肿、肺水肿、急性呼吸窘迫综合征以及全身反应。

刺激性气体中毒的主要特点：①病变程度取决于毒物的浓度、吸收速率和接触时间，病变的部位与毒物的水溶性有关；②水溶性高的毒物(氨气、氯气)以刺激眼结膜和呼吸道黏膜为主，主要引起的是眼和上呼吸道的症状；③水溶性低的毒物(二氧化氮、光气)对上呼吸道的刺激较小，但容易进入呼吸道的深部，引起支气管炎、细支气管炎和肺炎；④吸入高浓度可引起中毒性肺水肿、急性呼吸窘迫综合征、喉头水肿、电击样死亡。

窒息性气体(asphyxiating gases)，指被机体吸入后，可使氧的供给、摄取、运输和利用发生障碍，使全身组织细胞得不到或不能利用氧，而导致组织细胞缺氧窒息的有害气体的总称。窒息性气体可分为单纯窒息性气体和化学窒息性气体。

窒息性气体导致的主要临床表现：①缺氧表现，头痛、烦躁、肌肉抽搐、语言障碍、嗜睡、昏迷；呼吸浅促、发绀、心动过速、血压下降、休克、呼吸衰竭；肝肾功能障碍；②脑水肿和颅压增高，头痛、呕吐、血压升高、心率减慢、呼吸浅慢、抽搐、昏迷；眼底检查可见视网膜水肿。

窒息性气体中毒的主要特点：①任何一种窒息性气体的主要致病环节都是引起机体缺氧；②脑对缺氧最为敏感，轻度缺氧即表现为注意力不集中、定向能力障碍等，较重时可有头痛、头晕、耳鸣、昏迷、脑水肿；③不同的化学窒息性气体中毒机制不同，因此处理措施也不同。

5. 论述中毒性肺水肿的概念、病理机制、临床经过及治疗原则。

参考答案：

(1)中毒性肺水肿的概念

中毒性肺水肿(toxic pulmonary edema)：指吸入高浓度刺激性气体后引起肺泡内及肺间质过量的体液潴留为特征的病理过程，最终可导致急性呼吸功能衰竭。是刺激性气体所致的最严重的危害和职业病最常见的急症。常见的可致中毒性肺水肿的气体包括光气、二氧化氮、氨、氯、臭氧等。

(2)发病机制

中毒性肺水肿的病理机制：①刺激性气体引起肺泡和肺泡间膈毛细血管通透性增加所

致肺间质和肺泡水分淤滞，引起肺水肿；②进入肺泡的刺激性气体，直接损害肺泡Ⅰ、Ⅱ型上皮细胞和肺毛细血管内皮细胞，使肺泡和毛细血管通透性增加，毛细血管内的液体渗向间质，进而流向肺泡，引起肺水肿；③刺激性气体可使体内血管活性物质，如5-羟色胺、组胺酸等大量释放，通过神经—体液反射，兴奋交感神经，导致肺血管、淋巴管痉挛，引起肺淋巴循环梗阻，进一步加重了毛细血管的液体渗出；④肺泡与肺毛细血管的损伤，肺泡表面活性物质的减少及表面张力增高致使肺泡缩小，肺泡与肺间质液体淤滞等改变，导致肺泡的气—血、气—液屏障破坏，顺应性降低，肺弥散功能和通气功能发生障碍，通气/血流比例下降，肺泡血流不能充分氧合，动静脉分流增加，发生动脉血氧分压降低，导致机体缺氧；⑤缺氧又可进一步引起毛细血管痉挛，如果活动增加，耗氧量增大，增加静脉回流，毛细血管压力的进一步升高，致肺水肿加速发展，持续氧分压降低可导致进行性低氧血症和多脏器损伤。

(3)临床经过

中毒性肺水肿一般经历刺激期、潜伏期、肺水肿期和恢复期4个过程。

①刺激期：气管—支气管黏膜的急性炎症，如果吸入气体的水溶性较低时，此期症状可不明显。

②潜伏期：刺激期后自觉症状减轻或消失，通常也无明显体征，但潜在病变仍在发展。潜伏期长短视吸入的毒物品种、浓度及个体差异而不同，一般为2～8h，少数可超过24h。该期末可出现轻度的胸闷、气短，可闻及少许干性啰音。

③肺水肿期：潜伏期后症状突然加重，呼吸困难，烦躁不安、大汗淋漓、剧烈咳嗽、咳大量粉红色泡沫样痰。体检可见口唇明显发绀、血压下降、血液浓缩、两肺布满湿性啰音。胸片可见各种阴影，可呈蝴蝶形，短时间内阴影有明显变化是肺水肿的特征。肺水肿的临床征象一般持续1～3天。

④恢复期：患者经治疗后在1～2周内可逐渐恢复，大多无后遗症。

(4)治疗原则

治疗原则主要包括：①通气吸氧纠正缺氧；②早期、短程、足量使用激素；③限制静脉补液，保持出入量负平衡；④合理应用利尿剂、脱水剂，减少肺循环血容量，同时注意防止低血容量休克和电解质紊乱；⑤合理应用抗生素，控制肺水肿的发生、预防急性呼吸窘迫综合症(ARDS)、脑水肿和电解质紊乱。

6. 论述一氧化碳中毒的病理机制、临床表现及处理。

参考答案：

(1)一氧化碳中毒的病理机制

急性一氧化碳中毒的发病机制，主要是由于一氧化碳能和人血液中的血红蛋白结合，形成碳氧血红蛋白。一氧化碳和血红蛋白结合的能力是氧气与血红蛋白结合能力的240倍。所以它能够阻止氧气与血红蛋白的结合，从而导致机体重要的组织器官出现缺氧。特别是大脑，脑的重量只占体重的2%～3%，但其需氧量是人体最大的器官，脑的耗氧量占人体总耗氧量的20%～30%。心脏输出血量的15%都供给了脑。脑组织本身几乎没有一点点供能物质储备，全部依靠脑循环带来新鲜血液里面的氧气来维持生存和执行正常的生理功能。缺氧会造成中枢神经系统的一些相关症状，其次是心脏、肝脏、肾脏等重要的血供器官。

(2)一氧化碳中毒的临床表现

①轻度中毒，出现脑缺氧的一些反应，比如头痛、头昏、失眠、耳鸣、眼花、视物模糊，并可有恶心、呕吐、心悸、胸闷和四肢无力、步态不稳等症状，可有轻度意识模糊、嗜睡、朦胧、短暂昏厥，但无昏迷。血液 HbCO 浓度可高于 10%。经治疗，症状可迅速消失。

②中度中毒，表现为面色潮红、口唇、皮肤黏膜呈樱桃红色，多汗、烦躁、心率加速、心律失常；出现嗜睡、短暂昏厥或不同程度的意识障碍，大小便失禁、抽搐或强直，瞳孔对光反应、角膜反射及腱反射减弱或消失等程度不同的昏迷，但昏迷持续时间短；血液 HbCO 浓度可高于 30%；经抢救可较快清醒，恢复后一般无并发症和后遗症。

③重度中毒，因脑水肿进入深昏迷，表现为呼吸、脉搏由弱、快变为慢而不规则，甚至停止，血压下降；瞳孔缩小，各种反射迟钝或消失，可出现病理反射，初期肌张力增高、牙关紧闭，后期肌张力降低，瞳孔散大，大小便失禁；血液 HbCO 浓度可高于 50%；经抢救存活者有严重并发症及后遗症。

(3)处理措施

处理原则：①脱离中毒现场，移至空气新鲜处，松开衣领，保持呼吸道通畅，注意保暖，密切观察意识状态；②积极纠正脑缺氧，吸氧、人工呼吸、高压氧治疗(最有效)；③防止脑水肿，及早应用脱水剂、三磷酸腺苷(ATP)、肾上腺皮质激素；④改善脑微循环，促进脑神经细胞功能恢复；⑤应用脑复康、肌苷等促进脑细胞代谢。

其他处理：①轻度中毒者经治愈后仍可从事原工作；②中度中毒者经治疗恢复后，应暂时脱离一氧化碳作业并定期复查，观察 2 个月若无迟发脑病出现，仍可从事原工作；③重度中毒及出现迟发脑病者，虽经治疗恢复，皆应调离接触一氧化碳作业；④治疗半年仍遗留恢复不全的器质性神经损害时，应永远调离接触一氧化碳及其他神经毒物的作业。

预防措施：①经常检修煤气发生炉和管道等设备，以防漏气，产生一氧化碳的工作场所，必须具有良好的通风设备；②加强个人防护，佩戴特制的一氧化碳防毒面具，两人同时工作，以便监护和互助；③认真执行安全生产制度和操作规程；④加强对空气中一氧化碳的监测，设立一氧化碳报警器；⑤加强卫生宣传，普及自救互救知识。

7. 论述氰化物中毒的临床表现、中毒机理和解毒机制。

参考答案：

(1)临床表现

氰化物是含氰基的一类化学物质的总称，分子化学结构中含有氰根(CN^-)的化合物均属于氰化物，最常见的是氢氰酸、氰化钠和氰化钾。根据与氰基连接的元素或基团把氰化物分成两大类，即有机氰化物和无机氰化物。一般将无机化合物归为氰类，有机化合物归为腈类。氰化物在民用工业中用途十分广泛，它是赤血盐(铁氰化钾)和黄血盐(亚铁氰化钾)染料的原料，且大量用于贵重金属的提纯筛选、电镀和农药制造等。

主要临床表现：①轻度中毒，眼及上呼吸道刺激症状，口唇咽部麻木，恶心、呕吐；②中度中毒，“叹息”样呼吸，皮肤黏膜呈鲜红色；③重度中毒，意识丧失，强制性和阵发性抽搐，甚至角弓反张，血压下降，大小便失禁，常伴发脑水肿和呼吸衰竭。

(2)中毒机理

氰化物的中毒机理：①CN^- 和氧化型细胞色素氧化酶结合，使酶的结构改变，不能再从底物获得电子；②氰离子迅速与细胞色素氧化酶中的三价铁(Fe^{3+})结合，阻止其还原成二价铁(Fe^{2+}),使传递电子的氧化过程甚至整个生物氧化过程中断,ATP合成减少、细胞摄取能量严重不足而造成内窒息,导致人和动物体因缺乏能量而死亡;③近几年的研究发现氰化物还能通过影响钙稳态,中枢神经递质及其受体,机体氧化应激和抗氧化体系等对机体造成毒害,氰化物通过多种途径导致机体中毒,并且各机制间能相互交叉,相互促进,形成恶性网络。

(3)解毒机制

氰化物的解毒机制:①氰化物中毒是由于抑制了细胞色素氧化酶氧化型(Fe^{3+}),中断了氧化呼吸链,可使细胞窒息;②外加或生成能与氧化型细胞色素氧化酶中的铁(Fe^{3+})竞争结合 CN^- 的物质,从而消除毒性;③常用的解毒剂,主要包括亚硝酸盐-硫代硫酸钠、乙二胺四乙酸二钴(Co—EDTA)、羟钴铵(Vitamin B12a)、亚硝酸异戊酯、高浓度的美蓝溶液等,其中,亚硝酸盐-硫代硫酸钠组合是氰化物和氰酸中毒的最好治疗剂。

亚硝酸盐-硫代硫酸钠疗法:先用亚硝酸钠、亚硝酸异戊酯使血红蛋白迅速生成高铁血红蛋白。后者 Fe^{3+} 离子能与体内游离的或已与细胞色素氧化酶结合的氰基结合形成不稳定的氰化高铁血红蛋白,而使酶免受抑制,高铁血红蛋白又能从氰化细胞色素氧化酶中把细胞色素氧化酶置换出来,从而恢复活性。残余的 CN^- 用硫代硫酸钠清扫,生成无毒的硫氰酸盐排出体外。

8. 论述硫化氢(H_2S)中毒的临床表现、中毒机制及处理原则。

参考答案:

(1)临床表现

①轻度中毒:主要表现为眼和上呼吸道刺激症状、神经系统症状、轻到中度意识障碍、急性气管—支气管炎和支气管周围炎、肺部呼吸音粗,可闻及散在干湿性啰音、X线显示肺纹理增多增粗或边缘模糊。

②中度中毒:患者立即出现明显的头痛、头晕、乏力、恶心、呕吐、共济失调等症状,意识障碍程度加重,表现为浅到中度昏迷;有明显的眼和呼吸道黏膜刺激症状,出现咳嗽、胸闷、痰中带血、轻度发绀和视物模糊、结膜充血、水肿、角膜糜烂、溃疡等;肺部可闻及较多干湿啰音;X线显示两肺纹理模糊、肺野透亮度降低,两中、下肺叶肺野点、片状密度增高阴影,心电图显示心肌损害;经抢救短时间内意识可恢复正常。

③重度中毒:患者迅速出现头晕、心悸、呼吸困难、行动迟钝等神经系统症状;继而呕吐、腹泻、腹痛、烦躁和抽搐,深昏迷或植物状态;短时间内出现肺泡性肺水肿、休克等心、肝、肾多脏器衰竭,可因呼吸麻痹而死亡;接触极高浓度 H_2S,可在数秒内突然倒下,呼吸停止,发生电击样死亡。

(2)中毒机制

①血中高浓度硫化氢可直接刺激颈动脉窦和主动脉区的化学感受器,致反射性呼吸抑制。作用发生快,可引起呼吸骤停,造成电击样死亡。

②硫化氢可直接作用于脑,低浓度起兴奋作用;高浓度起抑制作用,引起昏迷、呼吸中枢和血管运动中枢麻痹。因硫化氢是细胞色素氧化酶的强抑制剂,能与线粒体内膜呼吸链中的氧化型细胞色素氧化酶中的三价铁(Fe^{3+})结合,而抑制电子传递和氧的利用,引起细胞内缺氧,造成细胞内窒息。因脑组织对缺氧最敏感,故最易受损。作用发生快,可引起呼吸骤停,造成电击样死亡。

③继发性缺氧是由于硫化氢引起呼吸暂停或肺水肿等因素所致血氧含量降低，可使病情加重，神经系统症状持久及发生多器官功能衰竭。

④硫化氢分解眼和呼吸道黏膜表面的水分，并与组织中的碱性物质反应产生氢硫基、硫和氢离子、氢硫酸和硫化钠，对黏膜有强刺激和腐蚀作用，引起不同程度的化学性炎症反应。又因为可导致细胞内窒息，造成对深部组织的严重损伤，易引起肺水肿。

⑤急性中毒出现心肌梗死样表现，可能由于硫化氢的直接作用使冠状血管痉挛、心肌缺血、水肿、炎性浸润及心肌细胞内氧化障碍所致。

(3)处理原则

①治疗原则：现场急救，迅速脱离现场、移至空气新鲜处进行对症抢救，有条件者吸氧；氧疗，昏迷者，宜立即送高压氧治疗；积极防治脑水肿和肺水肿，早期、足量、短程应用糖皮质激素，给予脱水剂、利尿剂、能量合剂、适度冬眠；复苏治疗，心肺复苏、人工呼吸；对症及支持治疗，防感染、营养支持。

②预防措施：加强安全管理，杜绝意外事故发生；实行密闭化生产，定期检修设备；做好生产环境监测，设置自动报警器；加强个人防护用品的应用；密闭环境作业，进入前强制通风换气，佩戴供氧式防毒面具，并有专人监护；加强职业卫生安全教育和自救互救相关知识技能培训，增强自我保护意识。

9. 论述矽肺的概念、发病机制、典型病理改变、主要临床表现、诊断及处理原则。

参考答案：

(1)矽肺的概念

由于在生产环境中长期吸入游离二氧化硅含量较高的粉尘达一定量后，所引起的以肺组织弥漫性纤维化为主的全身性疾病。

(2)发病机制

关于矽肺的发病机制尚未完全清楚，曾提出多种假设或学说，比如机械刺激学说、化学中毒学说、硅酸聚合学说和免疫学说，但均只能从某一方面解释硅肺的发病原因。

目前认为肥胖巨噬细胞在矽肺的发病过程中起关键作用。1～5 微米的粉尘颗粒进入呼吸道，吸入到肺里面，然后在肺里沉积下来，形成矽尘。矽尘沉积在肺泡表面后，早期引起巨噬细胞、中性粒细胞、上皮细胞、肺泡表面蛋白和肺泡表面活性物质增加。这些改变有助于清除矽尘的毒性，减少尘粒进入肺间质的机会。肺泡巨噬细胞吞噬矽尘后形成尘细胞，二氧化硅表面的硅烷醇基团与肺泡巨噬细胞内的次级溶酶体膜上相关受体结合，改变膜的通透性，导致细胞膜裂解。次级溶酶体中的矽尘颗粒和水解酶被释放入胞浆，使得线粒体受到损害，导致肺泡巨噬细胞崩裂死亡。

同时，矽尘与巨噬细胞膜和溶酶体膜相互作用，引起膜的脂质过氧化，过氧化物在巨噬细胞膜上蓄积，诱发细胞的不可逆损伤，最终细胞死亡。巨噬细胞破坏后释放出多种细胞因子，包括白介素类(ILs)、成纤维细胞生长因子(FGF)、肿瘤坏死因子 α(TNF-α)、转化生长因子 β(TNF-β)以及核因子(NF-kB)等。这些炎症性因子刺激成纤维细胞增生，从而促进胶原形成。

另外，肺泡Ⅰ型上皮细胞在二氧化硅作用下，可发生变性肿胀及脱落，当肺泡Ⅱ型上皮细胞不能及时对其修复时，基底膜受损，暴露间质，进一步激活成纤维细胞增生。肺泡细胞结构的改变导致其功能的改变，进而启动免疫系统，形成抗原抗体复合物，后者沉积在胶原纤维上成为结节样、玻璃样物质。巨噬细胞溶解后释放的矽尘又可被其他巨噬细胞吞噬，造成细胞损伤自溶，周而复始，即使脱离粉尘作业后，病变仍可持续进展。

(3)矽肺主要的病理改变

主要的病理改变包括：①结节型矽肺，主要是长期吸入游离二氧化硅含量较高的粉尘而引起的肺组织纤维化病变，典型病变为矽结节，典型的矽结节由多层同心圆状排列的胶原纤维构成，其中央或偏侧有闭塞的小血管或小气管，横断面似葱头状；②弥漫性肺间质纤维化型矽肺，主要是长期吸入游离二氧化硅含量较低的粉尘引起的，病理特点为弥漫性纤维组织增生；③矽性蛋白沉积型矽肺，主要是短期内接触高浓度、高分散度游离二氧化硅尘，表现为矽性蛋白生成，可伴有纤维增生，形成小纤维灶乃至矽结节；④团块型矽肺，指的是上述几种类型矽肺进一步发展，病灶融合而成，表现为矽结节增多、增大、融合，期间继发纤维化病变，融合扩展而形成团块状；⑤混合型矽肺，见于多数矽肺病例，由于长期吸入混合性粉尘，兼有结节型和弥漫间质纤维化型病变，难分主次，称混合型矽肺。

在上述主要的病理改变中，肺组织弥漫性纤维化和矽结节形成是其基本病理改变。

(4)矽肺主要的临床表现

①症状和体征：早期为无明显自觉症状；病程进展为出现并发症后症状、体征渐趋明显；常见症状为胸痛、胸闷、气短、咳嗽、咳痰、心悸，并逐渐加重和增多；常见体征为可有干啰音、哮鸣音。

②矽肺X线胸片表现：典型表现为圆形小阴影、不规则形小阴影、大阴影，是诊断矽肺的重要依据；其他表现为胸膜粘连增厚，先在肺底部出现，可见肋膈角变钝或消失；晚期膈面粗糙，由于肺纤维组织收缩和膈胸膜粘连，呈“天幕状”阴影；肺气肿多为弥漫性、局限性、灶周性和泡性肺气肿，严重者可见肺大疱；早期肺门阴影扩大，密度增高，有时可见淋巴结增大，包膜下钙质沉着呈蛋壳样钙化，肺纹理增多或增粗变形；晚期肺门上举外移，肺纹理减少或消失。

③肺功能改变：早期正常（代偿作用）；混合性通气功能障碍；弥散功能障碍。

(5)诊断

临床上诊断矽肺病应根据详细可靠的接触生产性粉尘接触职业史、技术质量合格的X线胸片、相关的辅助检查等。其中，技术质量合格的X线胸片是确定尘肺分期的主要诊断方法。

(6)处理原则

治疗上，矽肺的治疗无特效药，目前只能采用对症治疗、支持疗法，预防并发症。

矽肺患者确诊后，根据尘肺期级，肺功能损伤程度和呼吸困难程度，进行职业病伤残程度鉴定。尘肺致残程度分为五级。由重到轻：①二级，尘肺3期、肺功能中度损伤、呼吸困难3级；②三级，尘肺3期、尘肺2期伴肺功能中度损伤或呼吸困难3级、尘肺1、2期伴活动性肺结核；③四级，尘肺2期或尘肺1期伴肺功能中度损伤或呼吸困难3级；④六级，尘肺1期，肺功能轻度损伤；⑤七级，尘肺1期，肺功能正常。

患者安置原则：①确诊后，脱离粉尘作业；②伤残较轻的六、七级患者，从事轻体力劳动；③四级伤残者，从事力所能及工作、进行康复；④严重伤残者，休息、康复。

10. 论述职业健康监护的概念、医学监护的内容及意义。

参考答案:

职业健康监护(occupational health surveillance):以预防为目的,通过各种检查和分析,掌握职工健康状况,早期发现健康损害征象,以评价职业性有害因素对接触者健康的影响及其程度,包括医学监护、职业环境监测(职业性有害因素的环境监测、接触评定)和职业健康监护档案管理等内容。

医学监护的主要内容包括上岗前健康检查、在岗期间健康检查、离岗或者转岗时的健康检查和离岗或者转岗时的健康检查以及应急健康检查。

(1)上岗前健康检查,指用人单位对准备接触职业性有害因素的劳动者在上岗前进行的健康检查,其目的在于掌握其上岗前的健康状况及有关健康基础资料和发现职业禁忌证。职业禁忌证(occupational contraindication),指劳动者从事特定职业或接触特定职业性有害因素时,比一般人群更易于遭受职业病危害和罹患职业病或者可能导致自身疾病病情加重,或者在从事作业过程中诱发可能对他人生命健康构成危险的疾病的个人特殊生理或者病理状态。

(2)在岗期间健康检查,又称定期健康检查(periodic health examination),指用人单位按一定时间周期对接触职业病危害因素的劳动者健康状况进行检查。目的在于及时发现职业性有害因素对劳动者健康的早期损害或可疑征象,并为工作场所的防护措施效果评价提供资料。

(3)离岗或者转岗时的健康检查,用人单位与劳动者解除劳动合同时,或用人单位发生分立、合并、解散、破产等情形的,对接触职业性有害因素的劳动者应进行离岗时的健康检查。目的是确定即将离岗的劳动者在本单位工作期间,是否受到职业病危害因素的影响,以便及时发现和处理,并为劳动者健康状况的连续观察提供资料。

(4)应急健康检查,由于劳动生产过程中某些特殊情况,使劳动者遭受或可能遭受急性职业性危害因素的影响,如生产事故、毒物泄露事件等,用人单位及时组织进行健康检查和医学观察,称为应急健康检查。

(张颖、王珍)

第十一章　食品安全与食源性疾病

一、教学大纲要求

(一)教学目的与要求

1.了解

食品安全的重要性和当前存在的隐患

2.熟悉

(1)食品安全、食品污染、食品添加剂的概念

(2)食品添加剂的使用原则

(3)食源性疾病的范畴和基本特征

(4)食品中一些常见污染物及非法添加剂的来源及危害

(5)食品中一些常见污染物及非法添加剂的预防措施

3.掌握

(1)食品中非法添加剂及其对健康的危害

(2)食源性疾病和食物中毒的概念

(3)食物中毒的特点、发病机制、中毒原因、诊断、治疗原则和预防措施

(4)多角度比较各类食物中毒的异同点

(5)食物中毒调查处理的基本原则和基本过程

(二)学习内容

1.食品安全概述

2.常见的食物中毒

3.食物中毒的调查处理

(三)本章重点

1.食品中非法添加剂及其对健康的危害

2.食源性疾病和食物中毒的概念

3.食物中毒的特点、发病机制、中毒原因、诊断、治疗原则和预防措施

4.多角度比较各类食物中毒的异同点
5.食物中毒调查处理的基本原则和基本过程

(四)本章难点

1.食物中毒的特点、发病机制、中毒原因、诊断、治疗原则和预防措施
2.多角度比较各类食物中毒的异同点
3.食物中毒调查处理的基本原则和基本过程

(五)复习思考题

1.食品安全的基本概念及其毒理学评价基本步骤
2.食品污染的概念及特征
3.评价食品卫生质量的细菌污染指标及其食品卫生学意义
4.食品添加剂和食品营养强化剂的区别
5.食品生产经营过程中违规、违法、乱用食品防腐剂导致安全性问题的主要表现
6.食源性疾病与食物中毒的概念及特点
7.食物中毒的特点、发病机制、中毒原因、诊断、治疗原则和预防措施
8.多角度比较各类食物中毒的异同点
9.食物中毒调查处理的基本原则和基本过程

二、单项选择题

1.下列哪类农药中毒的机制与有机磷农药中毒类似？（　　）

A.有机氯　　B.氨基甲酸酯　　C.拟除虫菊酯类
D.有机汞类杀菌剂　　E.有机砷类杀菌剂

2."瞳孔缩小、视力模糊、流涎、出汗、支气管平滑肌收缩和腺体分泌增加而引起呼吸困难，恶心、呕吐、腹疼、腹泻及小便失禁，心动过缓，血压下降等"属于有机磷农药中毒的哪类症状？（　　）

A.毒蕈碱样症状　　B.烟碱样症状　　C.N 样症状
D.中枢神经症状　　E.周围神经症状

3."心动过速，血压先升后降，自眼睑、颜面和舌肌逐渐发展，至全身的肌束颤动，严重者肌无力，甚至可因呼吸麻痹而死亡"属于有机磷农药中毒的哪类症状？（　　）

A.毒蕈碱样症状　　B.M 样症状　　C.烟碱样症状
D.中枢神经症状　　E.周围神经症状

4."先出现兴奋、不安、谵语以及全身肌肉抽搐，进而由过度兴奋转入抑制，而出现昏迷、血管运动中枢抑制致血压下降以及呼吸中枢麻痹致呼吸停止"属于有机磷农药中毒的哪类症状？（　　）

A.毒蕈碱样症状　　B.M 样症状　　C.烟碱样症状
D.中枢神经症状　　E.周围神经症状

5. 下列哪类药物是急性有机磷酸酯类中毒的特异性、高效能解毒药物？（　　）

A. 阿托品　　B. 碘解磷定　　C. 氯解磷定

D. 双复能　　E. 亚甲蓝

6. 阿托品主要应对有机磷农药中毒的哪类症状？（　　）

A. 毒蕈碱样症状　　B. 烟碱样症状　　C. N样症状

D. 中枢神经症状　　E. 周围神经症状

7. 对于中、重度有机磷酸酯类农药中毒必须采取下列哪类措施？（　　）

A. 阿托品　　B. 碘解磷定　　C. 氯解磷定

D. 双复能　　E. 阿托品与胆碱酯酶复活药

8. 食源性疾病是指（　　）

A. 由进食引起的疾病

B. 由进食带有致病物质的食物引起的疾病

C. 由进食带有致病物质的食物引起的急性传染病

D. 由进食带有致病物质的食物引起的慢性传染病

E. 由进食带有病原菌物质的食物引起的食物中毒

9. 食物中毒的概念是（　　）

A. 暴饮暴食造成的胃肠功能紊乱

B. 吃了某种食物引起的变态反应疾病

C. 食源性肠道传染病（伤寒、痢疾）和寄生虫病（旋毛虫病、囊虫病）

D. 因一次大量或长期少量摄入某些有毒、有害物质而引起的以慢性毒害（"三致"效应）为主要特征的疾病

E. 吃了被致病菌及其毒素、真菌毒素、化学毒物所污染的食物或者因误食含有自然毒素的食物所引起的急性、亚急性疾病

10. 夏天某单位食堂就餐的部分人员出现了以恶心、呕吐、腹痛、腹泻等急性胃肠炎症状为首发表现的临床症状。部分患者出现发热、腹部阵发性绞痛、里急后重和黏液脓血便。有些患者粪便呈水样或者糊状，并且可闻及有明显的腥臭味。您认为最可能是哪种食品中毒？（　　）

A. 葡萄球菌肠毒素中毒

B. 副溶血性弧菌食物中毒

C. 变形杆菌食物中毒

D. 沙门菌属食物中毒

E. 肉毒毒素中毒

11. 某地某年8月发生了一起由食用蛋、奶糖制作的雪糕而引起的食品中毒，症状为腹痛、腹泻，大便如水样黄绿色便，少数患者有脓血便，部分患者体温为38～39℃，多数人潜伏期为12～24h，您认为最可能是哪种食品中毒？（　　）

A. 葡萄球菌肠毒素中毒

B. 副溶血性弧菌食物中毒

C. 变形杆菌食物中毒

D. 沙门氏菌属食物中毒

E. 肉毒毒素中毒

12. 某港口城市一酒店的就餐旅客在晚上就餐 1～24h 内出现了腹痛、腹泻、呕吐、失水、畏寒及发热等症状。腹痛多呈陈发性绞痛，常位于上腹部、脐周或回盲部。腹泻每日 3～20 余次不等，大便性状多样，多数患者为黄水样或黄糊便。部分患者的大便性状表现为血水或洗肉水样便，也有部分患者的粪便可为脓血样或黏液血样，但很少有里急后重表现。您认为最可能是哪种食物中毒？（ ）

A. 葡萄球菌肠毒素中毒　　B. 副溶血性弧菌食物中毒　　C. 变形杆菌食物中毒

D. 沙门菌属食物中毒　　E. 肉毒毒素中毒

13. 葡萄球菌食物中毒的好发食品是（ ）

A. 肉制品，剩米饭　　B. 鱼、虾、蟹、贝类等　　C. 禽蛋类

D. 面包、面条等食品　　E. 动物肝脏

14. 某中学学生吃了外送配餐（含有 1 盒牛奶）后，2～5h 内多人出现了恶心、呕吐，中上腹部痉挛性疼痛，继而腹泻等症状。绝大多数患者呕吐症状最为突出，呕吐物带有胆汁、黏液和血丝，腹泻呈水样便或稀便，短时间内数次大便。少数重症患者因剧烈呕吐和腹泻引起脱水，虚脱和肌肉痉挛。患者一般体温大多正常或略高。您认为最可能是哪种食物中毒？（ ）

A. 葡萄球菌肠毒素中毒　　B. 副溶血性弧菌食物中毒　　C. 变形杆菌食物中毒

D. 沙门菌属食物中毒　　E. 肉毒毒素中毒

15. 某职工食堂在一次聚餐后，0.5～20h 内，一些职工出现了恶心、呕吐、腹痛、腹泻、头痛、头晕等症状，腹泻为水样、带黏液恶臭、无脓血，一天数次至十余次，严重者出现了脱水或休克。另有部分患者主要表现为皮肤潮红，以面部、颈胸部明显，呈酒醉样面容，伴头痛，少数出现荨麻疹样皮疹和瘙痒等症状。您认为最可能是哪种食物中毒？（ ）

A. 葡萄球菌肠毒素中毒　　B. 副溶血性弧菌食物中毒　　C. 变形杆菌食物中毒

D. 沙门菌属食物中毒　　E. 肉毒毒素中毒

16. 容易污染家庭自制发酵豆类食品、罐头食品、火腿、腌腊食物的致病菌为（ ）

A. 葡萄球菌肠毒素中毒　　B. 副溶血性弧菌食物中毒　　C. 变形杆菌食物中毒

D. 沙门菌属食物中毒　　E. 肉毒毒素中毒

17. 黑龙江省鸡西市鸡东县某家庭聚餐引发中毒造成 9 人死亡的事件。据了解，该家庭成员共 12 人参加了聚餐，家里长辈 9 人全部食用了酸汤子，3 个年轻人因不喜欢这种口味没有食用。最终 9 位食用了酸汤子的长辈陆续出现身体不适，均经抢救无效身亡。经当地警方调查得知，该酸汤子食材为该家庭成员自制，且在冰箱中冷冻近 1 年时间，疑似该食材引发食物中毒。您认为最可能是哪种食物中毒？（ ）

A. 葡萄球菌肠毒素中毒　　B. 椰毒假单胞菌食物中毒　　C. 变形杆菌食物中毒

D. 沙门菌属食物中毒　　E. 肉毒毒素中毒

18. 当食物中毒后，患者会出现全身乏力、眩晕、恶心、呕吐、腹泻等症状，有喝酒一样的喜悦感，这些症状会一直持续 2h 以上，严重的患者会有呼吸上的困难，脉搏也会加快。一旦中毒要用阿托品在患者的皮下进行静脉注射，药物的剂量按照中毒的严重程度来定，要用 1∶5000 的高锰酸钾先清洗胃部，然后用硫酸镁引导排泄，在患者的静脉注射葡萄糖氯

化钠液，来补充患者身体极速流失的水分和电解质。您认为最可能是哪种食物中毒？（　　）

A. 霉变甘蔗中毒　　B. 椰毒假单胞菌食物中毒　　C. 变形杆菌食物中毒

D. 黄曲霉毒素食物中毒　　E. 赤霉病麦中毒

19. 临床表现为恶心、呕吐、腹痛为主，无腹泻，有头痛、头晕，眼前发黑，复视等症状。重者可表现为阵发性抽搐，抽搐时四肢强直、手呈鸡爪状，可出现以锥体外系神经损害为主要表现的终身残疾，严重者瞳孔散大、昏迷、死亡。您认为最可能是哪种食物中毒？（　　）

A. 霉变甘蔗中毒　　B. 椰毒假单胞菌食物中毒　　C. 变形杆菌食物中毒

D. 黄曲霉毒素食物中毒　　E. 赤霉病麦中毒

20. 一食堂，就餐者就餐1h后，陆续出现唇、指甲以及全身皮肤青紫等症状。应采取何种措施进行急救？（　　）

A. 洗胃、导泻

B. 洗胃、导泻、灌肠

C. 静脉注射维生素C

D. 静脉注射亚甲蓝

E. 洗胃、灌肠、导泻、静脉注射维生素C＋亚甲蓝

21. 主要症状为皮肤潮红，结膜充血，似醉酒样，头晕，剧烈头痛，心悸，有时出现荨麻疹。您认为最可能是哪种食品中毒？（　　）

A. 霉变甘蔗中毒　　B. 椰毒假单胞菌食物中毒　　C. 变形杆菌食物中毒

D. 黄曲霉毒素食物中毒　　E. 组胺中毒

22. 急性中毒时表现为头痛、恶心、胃痛、疲倦、视力模糊甚至失明，继而出现呼吸困难，最终有可能引起呼吸中毒麻痹，引起呼吸衰竭而死亡。慢性中毒的表现有头晕、眩晕、昏睡、头痛、耳鸣、视力减退、消化道障碍等中毒反应。您认为最可能是哪种食物中毒？（　　）

A. 霉变甘蔗中毒　　B. 甲醇中毒　　C. 有机磷农药中毒

D. 毒鼠强中毒　　E. 组胺中毒

23. 属于神经毒素，能导致中枢神经系统兴奋，主要是引起人和动物致命性的抽搐。动物吃了以后会出现兴奋跳动、惊叫不休、痉挛、四肢僵直，24h内会导致死亡。如果人口服、误服、误用、误吸或者皮肤接触、职业密切接触后，会导致人出现毒鼠强中毒。轻度中毒，人会出现头晕、头疼、浑身、无力、恶心、呕吐、嘴唇麻木、醉酒的感觉等等。中毒比较重，人会出现一阵阵的抽搐、惊厥，也会出现突然神志不清、意识丧失、昏倒、全身抽搐、口吐白沫、大小便失禁，就像癫痫大发作一样。该毒物中毒没有特效的解毒药。您认为最可能是哪种食物中毒？（　　）

A. 霉变甘蔗中毒　　B. 甲醇中毒　　C. 有机磷农药中毒

D. 毒鼠强中毒　　E. 组胺中毒

答案：1. B　2. A　3. C　4. D　5. A　6. A　7. E　8. B　9. E　10. D　11. D　12. B　13. A　14. A　15. C　16. E　17. B　18. E　19. A　20. E　21. E　22. B　23. D

三、配伍选择题

下列1—7题共用相同选项。

A. 假单胞菌属　B. 微球菌属和葡萄球菌属
C. 芽孢杆菌属和梭状芽孢杆菌属　D. 肠杆菌属　E. 弧菌属和黄杆菌属
F. 嗜盐杆菌属和嗜盐球菌属　G. 乳杆菌属

1. 嗜冷是导致新鲜的冷冻食物腐败的重要细菌。分解脂肪和蛋白质、导致新鲜冷冻蔬菜、肉、禽和海产品腐败变质　(　　)

2. 营养要求较低，食品中极为常见，分解食物的糖类并产生色素　(　　)

3. 兼或有嗜热菌，是肉鱼类食品中常见的腐败菌　(　　)

4. 分解蛋白质能力强，多与水产品、肉及蛋的腐败有关　(　　)

5. 可在低温和5%食盐中生长，在鱼类等水产品中多见，产生黄和红色素　(　　)

6. 污染咸鱼、咸肉、盐腌制食品，产生橙红色素　(　　)

7. 主要导致乳制品和发酵食品腐败变质　(　　)

下列8—16题共用相同选项。

A. 酸度调节剂　B. 抗氧化剂　C. 漂白剂　D. 着色剂
E. 护色剂　F. 酶制剂　G. 增味剂　H. 防腐剂　I. 甜味剂

8. 该添加剂的主要特征：用以维持或改变食品酸碱度的物质，主要包括酸化剂、碱剂以及具有缓冲作用的盐类；具有增进食品质量的许多功能特性，比如改变和维持食品的酸度并改善其风味；增进抗氧化作用，防止食品酸败；有一定的抗微生物作用　(　　)

9. 该添加剂的主要特征：破坏、抑制食品的发色因素，使其褪色或使食品免于褐变的物质；有一类物质可通过其本身强烈的氧化作用使着色物质被氧化破坏；该类物质绝大多数属于亚硫酸及其盐类化合物，可通过其所产生的二氧化硫的还原作用使果蔬褪色（对花色素苷作用明显，类胡萝卜素次之，而叶绿素则几乎不褪色）；有抑菌及抗氧化等作用　(　　)

10. 该添加剂的主要特征：以食品着色为主要目的，使食品赋予色泽和改善食品色泽的物质；迎合用户心理习惯、起到刺激食欲和诱食的作用；改善畜、禽、水产品的色泽，比如添加着色剂使肉鸡皮肤、禽蛋卵黄、牛奶的黄油以及鱼虾等产品具有更鲜艳、美观的色泽，提高其商品价值，迎合消费者的心理　(　　)

11. 该添加剂的主要特征：能阻止或延缓食品氧化变质、提高食品稳定性和延长贮存期；延缓或防止油脂及富含脂肪食品的氧化腐败　(　　)

12. 该添加剂的主要特征：从生物体中（包括动物、植物、微生物）提取，辅加其他成分后的制品；是一类对生物细胞的分解、代谢具有特殊催化功能的蛋白质；酶安全无毒，对一些化学反应具有高效、专一且比较温和的催化作用；在使用过程中的副产物较少，对环境的污染低　(　　)

13. 该添加剂的主要特征：能抑制微生物活动，防止食品腐败变质的一类食品添加剂；是干扰微生物的酶系，破坏其正常的新陈代谢，抑制酶的活性；是使微生物的蛋白质凝固和变性，干扰其生存和繁殖；是改变细胞浆膜的渗透性，抑制其体内的酶类和代谢产物的排

除，导致其失活　（　）

14. 该添加剂的主要特征：能与肉及肉制品中有颜色的物质发生作用，使之在食品加工、保藏等过程中不至于分解破坏，呈现良好色泽的物质　（　）

15. 该添加剂的主要特征：能赋予软饮料甜味的食品添加剂；甜味剂按营养价值可分为营养性甜味剂和非营养性甜味剂两类；应具备安全性高、引起味觉良好、稳定性高、水溶性好，并且价格合理等特点　（　）

16. 该添加剂的主要特征：能增强或改进食品风味的物质；不影响酸、甜、苦、咸等4种基本味和其他呈味物质的味觉刺激，而是增强其各自的风味特征，从而改进食品的可口性　（　）

下列17—37题共用相同选项。

A. 吊白块　B. 苏丹红　C. 瘦肉精　D. 三聚氰胺　E. 河豚毒素(TTX)

17. 以福尔马林结合亚硫酸氢钠再还原制得，化学名称为甲醛次硫酸氢钠，化学式为$CH_2(OH)SO_2Na$，无嗅或略有韭菜气味，易溶于水，微溶于醇　（　）

18. 在减少动物肌肉脂肪组织的同时，可增加肌肉蛋白含量　（　）

19. 毒素对肠道有局部刺激作用，吸收后迅速作用于神经末梢和神经中枢，可高选择性和高亲和性地阻断神经兴奋膜上钠离子通道，阻碍神经传导，从而引起神经麻痹而致死亡　（　）

20. 化学成分中含有一种叫萘的化合物，该物质具有偶氮结构，由于这种化学结构的性质决定了它具有致癌性，对人体的肝肾器官具有明显的毒性作用　（　）

21. 体内毒素的积累和分布因不同季节和部位而异，在生殖季节毒性大，且雌性大于雄性，而在不同部位中，卵巢＞脾脏＞肝脏＞血液＞眼睛＞鳃耙＞皮肤＞精巢　（　）

22. 长期摄入易造成生殖系统、泌尿系统损害，容易形成膀胱和尿路结石　（　）

23. 主要用于粉丝、米粉、面粉、白糖、单晶冰糖、腐竹的漂白　（　）

24. 对婴幼儿的影响较大，主要表现为不明原因的哭闹、血尿、少尿或无尿、尿痛或排尿困难　（　）

25. 此类物质会在动物组织中残留，尤以肝脏等内脏器官残留较高　（　）

26. 为氨基全氢喹唑啉型化合物，是自然界中所发现的毒性最大的神经毒素之一，被认为是自然界中毒性最强的非蛋白类毒素　（　）

27. 甲醛次硫酸氢钠进入人体后，可能作用于某些酶系统，并可能引起机体细胞变异，从而损害肺、肝、肾，以致引发癌症　（　）

28. 属于β-受体激动剂(也称β-兴奋剂)的药物，其中较常见的有盐酸克仑特罗　（　）

29. 辣椒酱(粉)、肯德基烤鸡、辣萝卜、榨菜、香肠、泡面、熟肉、鸭蛋等可能含有　（　）

30. 是一种以尿素为原料的含氮杂环有机化合物，非法添加到奶制品中，造成食物含高蛋白质的假象　（　）

31. 河鲀毒素化学性质和热性质均很稳定，盐腌或日晒等一般烹调手段均不能将其破坏，只有在高温加热30min以上或在碱性条件下才能被分解　（　）

32. 任何能够抑制动物脂肪生成，促进瘦肉生长的物质　（　）

33. 人类消费后可出现肌肉震颤、心慌、战栗、头疼、恶心、呕吐等症状，尤其对高血压、心脏病、青光眼、糖尿病、甲状腺功能亢进和前列腺肥大等疾病患者危害更大，严重的可导

致死亡　(　　)

34.俗称密胺、蛋白精,分子式为 $C_3H_6N_6$,是一种三嗪类含氮杂环有机化合物,被用作化工原料　(　　)

35.分子式为 $C_{11}H_{17}O_8N_3$,是鱼类及其他生物体内含有的一种生物碱　(　　)

36.一般鱼类肌肉中不含有毒素,但死后内脏中的毒素可渗入肌肉,此时鱼肉也含有少量毒素　(　　)

37.重症阶段,患者一般会感到舌头麻痹,根本无法完整清晰地说话,同时因为呼吸困难,指甲和嘴唇都会青紫,之后便会意识模糊,死亡的可能性极高　(　　)

下列 38—50 题共用相同选项。

A.麻痹型贝类中毒(石房蛤类毒素)　B.动物甲状腺中毒(甲状腺素)

C.四季豆中毒(皂素、植物血凝素)　D.发芽马铃薯中毒(龙葵素)

E.含氰苷类中毒(氢氰酸)　F.鲜黄花菜中毒(类秋水仙碱)

G.豆浆中毒(胰蛋白酶抑制剂、皂苷)

38.已知毒性最强的海洋生物毒素之一,为贝类神经麻痹中毒的主要毒素之一　(　　)

39.扰乱了人体正常的内分泌活动,体内甲状腺激素增加,使组织细胞氧化速率增高,代谢加快,分解代谢增高,产热增加,各器官系统活动平衡失调。特别是严重影响下丘脑功能,而造成一系列神经精神症状　(　　)

40.是毒性最强的神经毒素之一,是典型的钠离子(Na^+)通道阻滞剂,阻滞 Na^+ 通过膜进入细胞内,使膜失去极化状态,从而阻断神经肌肉的传导　(　　)

41.潜伏期一般为 10～24h,临床主要症状为头晕、头痛、胸闷、恶心、呕吐、便秘或腹泻,并伴有出汗、心悸等。部分患者于发病后 3～4 天出现局部或全身出血性丘疹,皮肤发痒,有水泡、皮疹,水泡消退后普遍脱皮。少数人下肢和面部浮肿,肝区痛,手指震颤。严重者会出现高热,心动过速,从多汗转为汗闭。个别患者全身脱皮或手足掌侧脱皮　(　　)

42.潜伏期最短为 5min,一般为 0.5～3h,最长达 4h。早期有唇、舌、手指麻木感。进而四肢末端和颈部麻痹;直至运动麻痹、步态蹒跚,并伴有发音障碍、流涎、头痛、口渴、恶心、呕吐等,严重者因呼吸肌麻痹而死亡。死亡通常发生在病后 2～12h 内,死前意识清楚,患者如 24h 后仍存活,一般预后良好　(　　)

43.通常发生在食用后数十分钟至数小时,先有咽喉及口内刺痒或灼热感,上腹部灼烧感或疼痛,然后出现恶心、呕吐、腹痛、腹泻等胃肠道症状;还可出现头晕、头痛、呼吸困难。重者因剧烈呕吐、腹泻而导致脱水、电解质紊乱、血压下降;严重中毒者可出现昏迷及抽搐,最终因呼吸中枢麻痹而导致死亡　(　　)

44.中毒主要表现为急性胃肠炎症状,上腹部不适或胃部烧灼感、腹胀、腹痛、腹泻、恶心、呕吐,可伴有头痛、头晕、四肢麻木、胸闷、心悸等症状。治疗上目前没有特效的解毒剂,主要为维持血压、心率等生命体征平稳,维持水电解质平衡,对症及支持治疗　(　　)

45.是一种弱碱性的生物甙,可溶于水,遇醋酸易分解,高热、煮透可解毒。具有腐蚀性、溶血性,并对运动中枢及呼吸中枢产生麻痹作用　(　　)

46.潜伏期为半小时至数小时,一般为 1～2h。主要症状为口内苦涩、头晕、头痛、恶心、呕吐、心慌、脉速、四肢无力,继而出现胸闷、不同程度的呼吸困难。有时呼出气可闻到苦杏仁味,严重者意识不清、呼吸微弱、四肢冰冷、昏迷,常发出尖叫。继之意识丧失,

瞳孔散大，对光反射消失，牙关紧闭，全身阵发性痉挛，最后因呼吸麻痹或心跳停止而死亡 （　）

47. 引起食物中毒的往往是一些核仁和木薯，比如苦桃仁、枇杷仁、李子仁、樱桃仁等 （　）

48. 食用后出现急性中毒症状，表现为口渴、咽干、恶心、呕吐等，严重者会出现血便、血尿等症状 （　）

49. 该毒素具有较好的水溶性，食用前一定要先经过处理，可以将食物在开水中烫漂一下，然后用清水充分浸泡、冲洗，使毒素最大限度地溶解在水中，此时再烹调可保证安全。该毒素也不耐热，大火煮10min左右也能将其破坏 （　）

50. 食用后如果中毒，可以喝大量的糖水，补充大量维生素C，对于轻度中毒很快可以缓解。如果中毒比较严重，出现严重呕吐、腹泻，甚至出现神经异常，在4h之内，需要及时到医院进行洗胃处理以及进行药物的对症治疗，甚至进行血液滤过等方面的治疗 （　）

下列51—55题共用相同选项。

A. 砷中毒　B. 亚硝酸盐中毒　C. 铅中毒　D. 汞中毒　E. 镉中毒

51. 该毒物的作用机制：毒物为原浆毒，可以与细胞内含巯基的酶结合而使其失去活性；对消化道的直接腐蚀作用；可麻痹血管运动中枢和直接作用于毛细血管；严重者可出现肝脏、心脏及脑等器官的缺氧性损害 （　）

52. 该毒物的作用机制：主要毒作用机制表现为抑制血红蛋白合成过程中的一系列酶干扰血红蛋白的合成；影响红细胞中的核糖核蛋白体和可溶性的核糖核酸（mRNA），而干扰珠蛋白的合成，致使合成珠蛋白的核糖核酸相对过多，并聚集成点彩颗粒，可导致贫血；直接作用于红细胞，抑制红细胞膜Na^+/K^+-ATP酶活性，影响水钠调节；抑制红细胞嘧啶5′-核苷酸酶，致使大量嘧啶核苷酸在细胞质内蓄积，对细胞膜结合造成机械脆性增加，影响红细胞膜稳定性，最后导致溶血；对中枢神经系统、周围神经系统和肾脏也有一定的毒性作用 （　）

53. 该毒物的作用机制：毒物吸收入血后，可使血红蛋白的Fe^{2+}氧化成Fe^{3+}，形成高铁血红蛋白（高铁血红蛋白血症）。高铁血红蛋白没有携氧能力，当大于10%的血红蛋白转变为高铁血红蛋白时，可造成机体组织缺氧；毒物还可以阻止氧合血红蛋白释放氧，进一步加重组织器官的缺氧；亚毒物对中枢神经系统，尤其对血管舒缩中枢有麻痹作用，还可直接作用于血管平滑肌，引起血管极度扩张，导致血压降低，甚至发生循环衰竭 （　）

54. 该毒物的作用机制：入血液后迅速与金属巯蛋白结合，70%在红细胞中，30%在血浆中；血浆中的金属毒物释放到组织中，主要在肝和肾储存，肝内毒物含量随着时间延长递减，而肾脏毒物含量却逐渐增加，约占全身该金属毒物总量的1/3；毒物对组织的毒作用是通过与钙竞争与钙调素（calmolulin，CaM）结合，干扰CaM及其所调控的生理和生化体系，使Ca^{2+}-ATP酶和磷酸二酯酶活性抑制 （　）

55. 该毒物的作用机制：毒物可与蛋白质及酶系统中的巯基结合，抑制其功能，甚至使其失活；作用于还原型谷胱甘肽，损害其氧化还原功能；与体内蛋白结合后可由半抗原成为抗原，引起变态反应，出现肾病综合征；高浓度的毒物还可直接引起肾小球免疫损伤；抑制T细胞，导致自身免疫性损害；减少卵巢激素分泌，可致月经紊乱和妊娠异常 （　）

下列56—60题共用相同选项。

A.砷中毒　B.亚硝酸盐中毒　C.铅中毒　D.汞中毒　E.镉中毒

56.急性胃肠炎表现明显,初始感觉口内有金属味、烧灼感,之后会出现剧烈的恶心、呕吐,腹绞痛、腹泻(水样便或米汤样便,混有血液,酷似霍乱)　(　)

57.慢性中毒主要引起肾脏损害,极少数严重的晚期病人可出现骨骼病变。吸入性中毒可引起肺部损害。对肾脏损害,早期肾脏损害表现为近端肾小管重吸收功能障碍,尿中出现低分子蛋白,继之,高分子蛋白(如白蛋白、转铁蛋白等)也可因肾小球损害而排泄增加。晚期患者的肾脏结构损害,出现慢性肾功能衰竭。长期接触毒物的工人中,肾结石的发病率增高。肺部损害表现为慢性进行性阻塞性肺气肿、肺纤维化,最终导致肺功能减退。严重慢性中毒患者的晚期可出现骨骼损害,表现为全身骨痛,伴不同程度骨质疏松、骨软化症、自发性骨折和严重肾小管功能障碍综合征。严重患者发生多发性病理性骨折　(　)

58.全身皮肤和黏膜会呈现不同程度的紫黑色、蓝灰或蓝褐色,尤其以口唇和指甲处最为明显。另外还有消化系统症状、神经系统症状、循环系统症状,严重患者可以出现休克、惊厥、窒息、呼吸与循环衰竭、肺水肿征象等,如果不及时救治会严重危及生命　(　)

59.中毒后主要表现为精神神经异常、齿龈炎、震颤等症状。神经精神症状的主要表现有头晕、头痛、失眠、多梦、健忘、乏力、食欲缺乏等精神衰弱表现。患者也会出现情绪与性格改变,表现为易激动、喜怒无常、烦躁、易哭、胆怯、羞涩、抑郁、孤僻、猜疑、注意力不集中,甚至出现幻觉、妄想等精神症状。口腔炎的主要表现为早期齿龈肿胀、酸痛、易出血、口腔黏膜溃疡、唾液腺肿大、唾液增多、口臭,继而齿龈萎缩、牙齿松动、脱落,口腔卫生不良者可有蓝黑色线。震颤的主要表现为起初穿针、书写、持筷时手颤,方位不准确、有意向性,逐渐向四肢发展,饮食、穿衣、行路、骑车、登高受影响,发音及吐字有障碍,从事习惯性工作或不被注意时震颤相对减轻　(　)

60.急性中毒,患者嘴巴里面会有一种金属味道,不断地流口水,恶心想吐,呕吐物一般是白色奶块状,情绪烦躁,出汗量大,腹部疼痛等。当毒物对大脑造成伤害后会出现顽固性呕吐症状,患者还会伴有昏迷,惊厥,斜视,脉搏增快、呼吸增快、视神经盘水肿以及血压增高。当儿童出现该毒物引起的中毒以后会有前囟会饱满、颅骨缝会增宽、出现阵发性腹绞痛、肝大、黄疸、循环衰竭以及少尿无尿等症状,少部分患者出现麻痹性肠梗阻以及消化道出血症状　(　)

答案:1.A　2.B　3.C　4.D　5.E　6.F　7.G　8.A　9.C　10.D　11.B　12.F　13.H　14.E　15.J　16.G　17.A　18.C　19.E　20.B　21.E　22.D　23.A　24.D　25.C　26.E　27.A　28.C　29.B　30.D　31.E　32.C　33.C　34.D　35.E　36.E　37 E　38.A　39.B　40.A　41.B　42.A　43.D　44.C　45.D　46.E　47.E　48.E　49.E　50.F　51.A　52.C　53.B　54.E　55.D　56.A　57.E　58.B　59.D　60.C

四、多项选择题

1.下列关于有机磷农药中毒后毒蕈碱样症状(M样症状)描述正确的是　(　)

A. 对心血管系统的抑制(心率减慢,心肌收缩力减弱,血管扩张,血压下降等)

B. 平滑肌兴奋(胃肠道、支气管、泌尿道、子宫等平滑肌收缩)

C. 虹膜括约肌和睫状肌收缩,引起瞳孔缩小,眼内压降低,调节痉挛和处于近视状态等

D. 平滑肌收缩,腺体分泌增加,心率加快,心肌收缩力增强,小血管收缩和血压升高等

E. 可有支气管痉挛和分泌物增加、咳嗽、气促,严重病人出现肺水肿

2. 下列关于有机磷农药中毒后烟碱样症状(N 样症状)描述正确的是 ( )

A. 心率加快,心肌收缩力增强,小血管收缩和血压升高等

B. 心动过速,血压先升后降

C. 自眼睑、颜面和舌肌逐渐发展,至全身的肌束颤动,严重者肌无力,甚至可因呼吸麻痹而死亡

D. 对心血管系统的抑制(心率减慢,心肌收缩力减弱,血管扩张,血压下降等)

E. 平滑肌收缩,腺体分泌增加

3. 下列关于有机磷农药中毒后症状描述正确的是 ( )

A. 对心血管系统的抑制(心率减慢,心肌收缩力减弱,血管扩张,血压下降等)

B. 平滑肌兴奋(胃肠道、支气管、泌尿道、子宫等平滑肌收缩)

C. 虹膜括约肌和睫状肌收缩,引起瞳孔缩小,眼内压降低,调节痉挛和处于近视状态等

D. 平滑肌收缩,腺体分泌增加,心率加快,心肌收缩力增强,小血管收缩和血压升高等

E. 可有支气管痉挛和分泌物增加、咳嗽、气促,严重病人出现肺水肿

4. 下列哪项是有机磷农药中毒后的特效用药? ( )

A. 阿托品 B. 碘解磷定 C. 氯解磷定

D. 双复磷 E. 亚甲蓝

5. 下列哪项属于胆碱酯酶复活药(AChE 复活药)? ( )

A. 阿托品 B. 碘解磷定 C. 氯解磷定

D. 双复磷 E. 亚甲蓝

6. 下列关于氨基甲酸酯类农药的优点的描述正确的是 ( )

A. 药效较快

B. 选择性较高

C. 易被土壤微生物分解

D. 渗透性强、易降解、生物体蓄积性较低

E. 不易在生物体内蓄积

7. 下列关于食品中苯并芘的来源的描述正确的是 ( )

A. 食品在熏制、烘烤时直接接触而受污染(燃料的燃烧)

B. 烹调加工时食品成分的变化(热解、热聚),这是主要原因

C. 植物从环境中吸收(土壤、水等)

D. 食品加工过程的污染(机油、包装材料等)

E. 水体污染后通过生物蓄积、食物链进入人体

8. 下列关于苯并芘在体内代谢与致癌机理的描述正确的是 ( )

A. 苯并芘由 5 个苯环构成,易溶于有机溶剂,性质较稳定,易发生光氧化反应

B. 苯并芘释放到大气中后,总是和大气中各种类型微粒所形成的气溶胶结合在一起,

吸入肺部的比率较高，经呼吸道吸入肺部，进入肺泡甚至血液，导致肺癌和心血管疾病

C. 是高活性致癌剂，但并非直接致癌物，必须经细胞微粒体中的混合功能氧化酶激活才具有致癌性

D. 苯并芘进入机体后，经肝、肺细胞微粒体中混合功能氧化酶激活而转化为羟基化合物或醌类者，是一种解毒反应

E. 苯并芘进入机体后，经肝、肺细胞微粒体中混合功能氧化酶激活而转化为环氧化物，是一种活化反应

9. 下列关于防止食品中苯并芘污染的措施的描述正确的是　（　）

A. 加强环境治理，加强环境污染物的监测、管理，做到工业三废合理排放或处理后排放，减少污染

B. 改变食品的烹调加工过程及方法，尽量采用水煮、蒸和炖的方式

C. 不在柏油路上晒粮、油种子，防止沥青污染

D. 在机械化生产中防止润滑油污染食品

E. 精加工（小麦去麸）可减少苯并芘含量

10. 下列关于防止食品中苯并芘污染的措施的描述正确的是　（　）

A. 经高温，特别是 190℃以上，使蛋白质食物中的色氨酸、谷氨酸等发生裂解而产生杂环胺

B. 改进烹调方法，特别是加热的温度、时间，避免煎、炸、烤的烹调方法

C. 尽量少吃油炸、煎、烧烤肉类食品

D. 增加蔬菜、水果摄入，膳食纤维能吸附杂环胺，并降低其生物活性，而且蔬果中的很多成分能抑制和破坏其致突变性

E. 建立和完善杂环胺的检测方法，开展食物中杂环胺含量的监测，尽早制定食品中允许含量标准

11. 下列关于食源性疾病的概念范畴描述正确的是　（　）

A. 传统的食物中毒

B. 经食物而感染的肠道传染病、人畜共患传染病、食源性寄生虫病

C. 食物经土壤受到有毒有害化学性污染物所引起的中毒性疾病

D. 由于营养不平衡所导致的某些慢性退行性疾病（心脑血管疾病、肿瘤、糖尿病、肥胖等）

E. 食源性过敏或变态反应性疾病

12. 食源性疾病的三要素包括　（　）

A. 由进食引起的疾病

B. 食物是传播疾病的媒介

C. 由进食带有致病物质的食物引起的急性或慢性传染病

D. 引起食源性疾病的病原物是食物中的致病因子

E. 临床特征为急性中毒或感染

13. 下列关于食物中毒的特征描述正确的是　（　）

A. 潜伏期短，来势急剧，短时间内可有很多人同时发病，发病曲线呈突然上升趋势，并很快形成高峰

B. 发病者在相近的时间内食用了某种有害的食物，未食用者不发病；波及范围与污染食物供应范围一致；停止供应污染食物后，流行即告终止

C. 因食物导致的肠道传染病（伤寒、痢疾）和寄生虫病（旋毛虫病、囊虫病）属于食物中毒的概念范畴

D. 正常人在正常情况下经口摄入正常数量的可食状态食物所发生的非传染性急性或亚急性疾病

E. 吃了被致病菌及其毒素、真菌毒素、化学毒物所污染的食物或者因误食含有自然毒素的食物所引起的急性、亚急性疾病

14. 下列关于食物中毒的特征描述正确的是　（　）

A. 不包括因暴饮暴食所引起的急性胃肠炎、食源性肠道传染病（伤寒、痢疾）和寄生虫病（旋毛虫病、囊虫病）

B. 不包括因一次大量或长期少量摄入某些有毒、有害物质而引起的以慢性毒害（三致效应）为主要特征的疾病

C. 食用了被生物性、化学性有毒有害物质污染的食品或者食用了含有毒有害物质的食品后所出现的急性、亚急性疾病

D. 正常人在正常情况下经口摄入正常数量的可食状态食物所发生的非传染性急性或亚急性疾病

E. 吃了被致病菌及其毒素、真菌毒素、化学毒物所污染的食物或者因误食含有自然毒素的食物所引起的急性、亚急性疾病

15. 下列关于沙门氏菌的描述正确的是　（　）

A. 沙门氏菌为革兰阴性杆菌，需氧或兼性厌氧，绝大部分具有周生鞭毛，能运动

B. 沙门氏菌的宿主特异性极弱，既可感染动物也可感染人类，极易引起人类的食物中毒

C. 对人类致病的沙门氏菌仅占少数，主要包括猪霍乱沙门氏菌、鼠伤寒沙门氏菌和肠炎沙门氏菌

D. 对人类致病性最强的是猪霍乱沙门氏菌

E. 引起发病的常见食品以动物性食品为主，主要为畜肉类、禽肉、蛋类、奶类及其制品

16. 下列哪项属于沙门氏菌引起食物中毒的临床表现？　（　）

A. 潜伏期一般为 6～48h

B. 主要症状为恶心、呕吐、腹泻、腹痛、发热等

C. 重者可引起痉挛、脱水、休克甚至死亡，多见于老人、婴儿和体弱者

D. 急性腹泻以黄色或黄绿色水样便为主，有恶臭

E. 慢性疾病及免疫力低下者，症状严重，有高热、寒战、厌食和贫血等

17. 下列关于副溶血性弧菌食物中毒的描述正确的是　（　）

A. 广泛生存于近岸海水和鱼贝类食物中

B. 引起中毒的食品主要为海产品，以墨鱼、虾、贝类最多见，其次为盐渍食品和肉类、家禽和咸菜

C. 对酸敏感，在普通食醋中 5 分钟即可杀死；对热的抵抗力也较弱

D. 急性起病，主要表现为上腹部阵发性绞痛、腹泻、呕吐，洗肉水样便，有时脓血便，腹

泻每日 5～6 次

E. 体温一般为 37.7～39.5℃，重症者可出现脱水、意识不清、血压下降等

18. 下列关于葡萄球菌食物中毒的描述正确的是（　　）

A. 是葡萄球菌肠毒素所引起的疾病，其特征为起病急骤，呕吐剧烈伴虚脱

B. 葡萄球菌为革兰阳性球菌，不耐热，但能耐受干燥和低温

C. 葡萄球菌产生的肠毒素(外毒素)是一种蛋白质，该肠毒素耐热性强，在食品中一般烹调方法不能破坏，须经 100℃、2h 方可破坏

D. 只随食物摄入活细菌而无葡萄球菌肠毒素不会引起食物中毒，只有摄入达中毒剂量的该菌肠毒素才会致病

E. 肠毒素作用于胃肠黏膜，引起充血、水肿甚至糜烂等炎症改变及水与电解质代谢紊乱，出现腹泻；同时刺激迷走神经的内脏分支而引起反射性呕吐

19. 下列关于变形杆菌食物中毒的描述正确的是（　　）

A. 变形杆菌是革兰氏阴性杆菌，变形杆菌食物中毒属机会致病菌引起食物中毒

B. 以熟肉、水产品等动物性食品的污染菌率较高，凉拌菜、剩饭等也易污染

C. 变形杆菌污染食物后，大量生长繁殖，产生的外毒素是引起临床症状的主要原因

D. 大量变形杆菌在肠道内生长繁殖，其活菌的致病作用也很重要，比如摩根菌产生的脱羧酶能使蛋白质中的组胺酸脱羧基生成组胺，一些海产品类(主要为青皮红肉鱼类)又是产生组胺的主要食品，造成临床上的过敏表现

E. 变形杆菌所致的食物中毒按临床表现可分两种。一种是胃肠炎型，潜伏期为 3～20h，起病急骤，主要表现为恶心、呕吐、腹痛、腹泻、头痛、头晕等，腹泻为水样、带黏液恶臭、无脓血，一天数次至十余次，严重者有脱水或休克症状。全身中毒症状轻，部分患者出现胃肠道症状之后，发热伴有畏寒，持续数小时后体温下降。另一种为过敏型，潜伏期 0.5～2h，主要表现为皮肤潮红，以面部、颈胸部明显，呈酒醉样面容，伴头痛，偶可出现荨麻疹样皮疹，伴瘙痒等

20. 下列关于肉毒杆菌食物中毒的描述正确的是（　　）

A. 肉毒杆菌亦称腊肠杆菌，属革兰氏阳性厌氧梭状芽孢杆菌，有大形芽孢和周鞭毛，能运动

B. 肉毒杆菌芽孢体外抵抗力极强，干热 180℃、15min，湿热 100℃、5h，高压灭菌 120℃、20min 则可消灭。5%苯酚、20%甲醛，24h 才能将其杀灭

C. 肉毒毒素是一种嗜神经毒素，主要由上消化道吸收，毒素进入小肠和结肠后，吸收缓慢，胃酸及消化酶均不能将其破坏，故多数患者起病缓慢，病程较长

D. 肉毒毒素吸收后主要作用于颅神经核，外周神经-肌肉接头处及自主神经末梢，阻断胆碱能神经纤维的传导，神经冲动在神经末梢突触前被阻断，从而抑制神经传导介质——乙酰胆碱的释放，使肌肉收缩运动障碍，发生软瘫，但肌肉仍能保持对乙酰胆碱的反应性，静脉注射乙酰胆碱能使瘫痪的肌肉恢复功能

E. 起病突然，病初可有头痛、头昏、眩晕、乏力、恶心、呕吐等症状；随后，眼内外肌瘫痪，出现视物模糊、复视、眼睑下垂、瞳孔散大，对光反射消失等眼部症状。口腔及咽部潮红，伴有咽痛，比如咽肌瘫痪，则致呼吸困难。肌力低下主要见于颈部及肢体近端。由于颈肌无力，头向前倾或倾向一侧

21. 下列关于椰毒假单胞菌食物中毒的描述正确的是 （ ）

A. 椰毒假单胞菌为革兰氏阴性短杆菌，两段钝圆、无芽孢、有鞭毛、为兼性厌氧、易在食品表面生长，是一种病死率较高的细菌性食物中毒

B. 该菌产生的米酵菌酸毒素是引起严重食物中毒和死亡的主要原因。米酵菌酸是一种小分子脂肪酸，耐热性极强，即使用100℃的开水煮沸或用高压锅蒸煮也不能破坏其毒性

C. 一般发病症状最早出现为胃部不适，恶心、呕吐、腹胀、腹痛等。呕吐时初为食物或黄绿色水样物，有的呈咖啡样物。继消化道症状后也可能出现肝大、肝功能异常等中毒性肝炎为主的临床表现，重症者出现肝昏迷，甚至死亡

D. 有三类食品被环境中的微生物污染容易产生椰毒假单胞菌：谷类发酵制品（如发酵玉米面、糯玉米汤圆粉、玉米淀粉、发酵糯小米、吊浆粑、糍粑及醋凉粉等）、变质的银耳和木耳、薯类制品（马铃薯粉条、甘薯面、山芋淀粉等）

E. 目前，对于椰毒假单胞菌产生的属于一种毒素造成的中毒，没有针对性的抗毒素。所以，一旦中毒要立即停止食用可疑食品，马上报告当地卫生部门，并组织抢救。凡是吃过同批食物的人员，无论发病与否，一律尽快催吐或洗胃清肠，以减少毒素的吸收和对机体的损伤，保护受损脏器，降低死亡率

22. 下列关于蜡样芽孢杆菌食物中毒的描述正确的是 （ ）

A. 蜡样芽孢杆菌食物中毒是由进食含有蜡样芽孢杆菌所产生的肠毒素所致

B. 污染的食物主要为含淀粉较多的各类食物

C. 临床以呕吐、腹泻为主要特征。病情较轻，病程短，一般不超过12h

D. 容易污染的食物包括剩米饭、米粉、甜酒酿、剩菜、甜点以及肉和奶制品

E. 治疗方式主要是对症治疗，重症者可用抗生素

23. 下列关于赤霉病麦中毒的描述正确的是 （ ）

A. 食用被镰刀菌感染的麦类、玉米等谷物后引起的中毒

B. 潜伏期一般为十几分钟至2h，主要症状有恶心、呕吐、腹痛、腹泻、头昏、头痛、嗜睡、流涎、乏力，少数病人有发烧、畏寒等

C. 如果停止食用赤霉病谷物，症状一般1天左右可自行消失，缓慢者1周左右，预后良好

D. 重者有呼吸、脉搏、体温及血压波动，四肢酸软、步态不稳，形似醉酒等症状，故称为“醉谷病”

E. 一般患者不经治疗可自愈，呕吐严重者应进行补液

24. 下列关于霉变甘蔗中毒的描述正确的是 （ ）

A. 临床表现为恶心，呕吐腹痛为主，无腹泻，有头痛头晕、眼前发黑、复视等症状

B. 重者可表现为阵发性抽搐，抽搐时四肢强直、手呈鸡爪状

C. 可出现以锥体外系神经损害为主要表现的终身残疾，严重者瞳孔散大、昏迷，甚至死亡

D. 患者可能会出现大小便失禁的问题，如果不进行及时治疗的话，可能会出现呼吸衰竭而死亡

E. 患者可表现为一种不为人的意志控制的不自主运动和肌张力改变，情绪激动、紧张时加重，安静时减轻，睡眠时消失

25. 下列关于组胺中毒的描述正确的是　(　　)

A. 引起此种过敏性食物中毒的鱼类主要是海产鱼中的青皮红肉鱼

B. 青皮红肉鱼类含有较高量的组氨酸，当鱼体不新鲜或腐败时，鱼体的细菌可产生脱羧酶，使组氨酸脱羧生成组胺

C. 中毒机理是为组胺引起毛细血管扩张和支气管收缩，导致一系列的临床症状

D. 组胺中毒的特点是发病快、症状轻、恢复快。潜伏期一般为 0.5～1h，短者只有 5min，长者达 4h，表现为脸红、头晕、头痛、心跳加快、脉快、胸闷和呼吸促迫、血压下降，个别患者出现哮喘

E. 治疗首先催吐、导泻以排出体内毒物。抗组胺药能使中毒症状迅速消失，可口服苯海拉明、扑尔敏，或静脉注射 10%葡萄糖酸钙，同时口服维生素 C

26. 食品汞污染对人体的危害主要包括下列哪些方面？　(　　)

A. 有机汞吸收率很高，蓄积于肝、肾、脑

B. 甲基汞的亲脂性和与巯基的亲和力很强

C. 可通过血脑屏障、胎盘屏障、血睾屏障

D. 汞是强蓄积性毒物，半衰期平均为 70 天

E. 甲基汞中毒的主要表现为神经系统损害的症状：感觉障碍、运动失调、语言障碍、听力障碍

27. 下列关于食品镉污染的描述正确的是　(　　)

A. 食品中镉污染的来源主要包括含镉废水的排放、食品包装材料和容器

B. 镉进入体内主要蓄积于肾脏，其次为肝脏

C. 镉对巯基酶有抑制作用

D. 镉中毒主要损害肾脏、骨骼和消化系统

E. 镉中毒可导致肾脏重吸收功能障碍、骨质疏松、病理性骨折(痛痛病)

28. 下列关于食品铅污染的描述正确的是　(　　)

A. 食品中铅污染的来源主要包括食品容器和包装材料、工业三废和汽油燃烧、含铅农药(如砷酸铅等)的使用、含铅的食品添加剂或加工助剂

B. 铅进入体内主要以磷酸铅盐形式沉积于骨中，也分布在肝、肾、脑等脏器

C. 铅中毒可导致多脏器损害，尤其是造血系统、神经系统、消化系统和肾脏损害

D. 慢性铅中毒的主要症状包括贫血、神经衰弱、神经炎、消化系统症状、铅中毒性脑病等

E. “手套袜子状改变”和“垂腕症”是慢性铅中毒的神经系统表现

29. 下列关于食品砷污染的描述正确的是　(　　)

A. 食品中砷污染对人体的危害与其存在形式和价态有关：砷的氧化物和盐类＞元素砷及硫化物；无机砷＞有机砷；As^{3+}＞As^{5+}

B. 在肝肾蓄积量较多

C. 作用机制表现为主要抑制巯基酶

D. 急性中毒主要表现为胃肠炎症状、神经系统麻痹、七窍出血

E. 慢性中毒主要表现为神经衰弱综合征，皮肤色素异常，皮肤过度角化、致畸、致癌、致突变

30. 下列关于预防亚硝基化合物危害的措施的描述正确的是 ( )

A. 防止食物霉变以及其他微生物污染

B. 控制食品加工中硝酸盐及亚硝酸盐的使用量

C. 施用钼肥,降低硝酸盐含量

D. 增加维生素 C 摄入量,维生素 C 有阻断亚硝基化的作用

E. 许多食物成分有阻断亚硝基化的作用(比如大蒜和大蒜素、茶叶、猕猴桃汁、沙棘汁等)

答案: 1. ABCE 2. ABCE 3. ABCDE 4. ABCD 5. BCD 6. ABCE 7. ABCDE 8. ABCDE 9. ABCDE 10. ABCDE 11. ABCDE 12. BDE 13. ABDE 14. ABCDE 15. ABCDE 16. ABCDE 17. ABCDE 18. ABCDE 19. ABCDE 20. ABCDE 21. ABCDE 22. ABCDE 23. ABCDE 24. ABCDE 25. ABCDE 26. ABCDE 27. ABCDE 28. ABCDE 29. ABCDE 30. ABCDE

五、简答题

1. 简述食品安全的基本概念及其毒理学评价基本步骤。

参考答案:

(1)食品安全的基本概念

①食品安全的两层含义:一是数量的安全,二是质量的安全。

②我国《食品安全法》的食品定义:指食品无毒、无害,符合应当有的要求,对人体健康不造成任何急性、亚急性或者慢性危害事件。

③世界卫生组织(WHO)在《加强国家级食品安全计划指南》中指出:食品安全是指"对食品按照其原定用途进行制作和食用时不会使消费者健康受到损害的一种担保"。

(2)毒理学评价基本步骤:①阶段一,经口急性毒性试验;②阶段二,遗传毒性试验、传统致畸形试验和 30 天喂养试验;③阶段三,90 天喂养试验、繁殖试验和代谢试验;④阶段四,慢性毒性试验和致癌试验。

2. 简述食品污染的概念及特征。

参考答案:

(1)概念:食品本身不应含有有毒有害的物质。但是,在种植或饲养、生长、收割或宰杀、加工、贮存、运输、销售到食用前的各个环节中,环境或人为因素的作用,可能使食品受到有毒有害物质的侵袭而造成污染,使食品的营养价值和卫生质量降低,这个过程就是食品污染。食品污染分为生物性、化学性及物理性污染 3 类。

(2)食品污染的特征:①食品污染日趋严重,其中化学性物质污染占主导地位,污染物可通过食物链进入人体;②污染物从一种生物转移到另一种生物时,浓度可以不断积聚增高,称为生物蓄积作用,以致轻微的污染过程经生物蓄积作用后,可对人体造成严重损害;③现今食品污染导致的危害,除了急性中毒,以慢性毒性作用多见,由于长期少量摄入,以致食品污染物在体内对 DNA 等产生作用,可出现致畸,致突变及致癌现象。

3.简述常见食品污染中的细菌污染及特点。

参考答案:

(1)假单胞菌属:嗜冷,是导致新鲜的冷冻食物腐败的重要细菌。分解脂肪和蛋白质,导致新鲜冷冻蔬菜、肉、禽和海产品腐败变质。

(2)微球菌属和葡萄球菌属:营养要求较低,食品中极为常见,分解食物的糖类并产生色素。

(3)芽孢菌属和梭状芽孢杆菌属:兼或有嗜热菌,是肉鱼类食品中常见的腐败菌。

(4)肠杆菌科:分解蛋白能力强,多与水产品、肉及蛋的腐败有关。

(5)弧菌属和黄杆菌属:可在低温和5%食盐中生长,在鱼类等水产品中多见,产生黄色素和红色素。

(6)嗜盐杆菌属和嗜盐球菌属:咸鱼、咸肉、盐腌制食品,产生橙红色素。

(7)乳杆菌属:主要见于乳品中。

4.简述食品添加剂和食品营养强化剂的区别。

参考答案:

食品添加剂:指为了改善食品品质和色、香、味,以及为防腐和加工工艺的需要而加入食品的化学合成或者天然物质。食品添加剂按其用途分为防腐剂、抗氧化剂、发色剂、漂白剂、调味剂、凝固剂、疏松剂、增稠剂、消泡剂、甜味剂、着色剂、乳化剂、品质改良剂、拮抗剂、增味剂、保鲜剂、酶制剂、被膜剂、香料、营养强化剂及其他等类。

食品营养强化剂:指为增加营养成分而加入食品中的天然的或人工合成的属于天然营养素范围的食品添加剂。我国居民钙、维生素A和核黄素摄入不足,利用现代科学技术在某些食品中强化上述营养素,以补充膳食中供给的不足,从而改善国民的营养状况。

5.简述食品生产经营过程中违规、违法、乱用食品防腐剂导致安全性问题的主要表现。

参考答案:

(1)影响人体新陈代谢,比如苯甲酸、山梨酸等防腐剂属于酸性物质,使用太多可增加机体的酸度,导致人体碘、铁、钙等物质过多消耗与流失。

(2)影响神经系统,研究表明长期同时食用含有多种防腐剂的食物,会对人的神经系统造成损害,比如导致老年痴呆、帕金森病、手脚发麻、记忆力衰退、周围神经炎等疾病。

(3)影响胎儿生长发育,比如生长发育迟缓、出生后食欲不佳,因此许多发达国家规定禁止孕妇和儿童食品中添加苯甲酸钠。

(4)引起叠加中毒现象,如果汽水中同时含有苯甲酸钠(防腐剂)和维生素C(抗氧化剂),可以相互作用生成苯。苯是致癌物。

6.简述食品中滥用漂白粉引起的二氧化硫残留对人体危害的主要表现。

参考答案:

(1)影响消化系统,胃肠道反应明显,比如恶心、呕吐、腹痛、腹泻等肠道功能紊乱症状,长期食用会导致剧烈头痛,损害肝脏功能。

(2)影响人体营养的吸收,比如影响必需矿物质钙的吸收,促进机体钙的流失,影响骨密度,造成骨质软化、骨质疏松等疾病,老年人易发生骨折。破坏维生素B1,影响生长发育,易发生多发性骨髓炎,出现骨髓萎缩等症状。

(3)引发哮喘等过敏症状。

7. 简述对食源性疾病的理解。

参考答案：

(1)概念：食源性疾病是指通过摄食而进入人体的有毒有害物质(包括生物性病原体)等致病因子所造成的疾病。

(2)概念范畴：食源性疾病源于传统的食物中毒，但随着对疾病认识的逐渐深入，其范畴在不断扩大。食源性疾病既包括传统的食物中毒、经食物而感染的肠道传染病、人畜共患传染病、食源性寄生虫病以及由食物中有毒有害污染所引起的中毒性疾病，还包括由营养不平衡所导致的某些慢性退行性疾病(心脑血管疾病、肿瘤、糖尿病、肥胖等)、食源性变态反应性疾病、食物中某些污染物引起的慢性中毒性疾病。

食源性疾病包含3个基本要素：①食物是传播疾病的媒介；②引起食源性疾病的病原物是食物中的致病因子；③临床特征为急性中毒或感染。

8. 简述食物中毒的概念及特点。

参考答案：

(1)概念：食物中毒是指食用了被生物性、化学性有毒有害物质污染的食物或者食用了含有毒有害物质的食物后所出现的急性、亚急性疾病。

食物中毒必须是正常人在正常情况下经口摄入正常数量的可食状态食物所发生的非传染性急性或亚急性疾病。因此，食物中毒不包括因暴饮暴食所引起的急性胃肠炎、食源性肠道传染病(伤寒、痢疾)和寄生虫病(旋毛虫病、囊虫病)，也不包括因一次大量或长期少量摄人某些有毒有害物质而引起的以慢性毒害(三致效应)为主要特征的疾病。

(2)食物中毒的特点

①发病呈暴发性：潜伏期短，来势急剧，短时间内可有多人同时发病，发病曲线呈突然上升趋势，并很快形成高峰。

②临床表现相似：病人具有相似的临床表现，大多为急性胃肠炎症状。

③发病与食物有关：发病者在相近的时间内食用了某种有毒有害的食物，未食用者不发病；波及范围与污染食物供应范围一致；停止食用污染食物后，流行即告终止。

④人与人之间无传染性：由于没有人与人之间的传染过程，发病曲线呈突然上升、又迅速下降的趋势，无传染病发病曲线的余波。

9. 河豚毒素中毒症状有哪些？ 中毒后主要采取什么措施？

参考答案：

(1)河豚毒素中毒之后的发病过程非常的迅速，主要症状如下。

①口唇部位和舌尖出现十分轻微的麻木感，属于轻微的中毒症状，也是最初期的中毒症状，一般在食用河豚之后20min就会出现。

②运动麻痹，手腕和四肢出现麻木的感觉，并且行动非常不灵活，很像喝醉酒后的人，这些是河豚毒素中毒最明显的一种表现。除了麻木和不灵活之外，还会出现呕吐以及无法坐立的情况。出现这种情况的同时，血压会下降，呼吸会困难。

③完全运动麻痹，这种情况是第三阶段，已经危及生命了。在此阶段，患者一般会感到舌头麻痹，根本无法完整清晰地说话，同时因为呼吸困难，指甲和嘴唇都会青紫，之后便会意识模糊。

④意识消失，一般到了这个阶段，基本上可以宣告患者的死亡。

(2)主要采取的措施:河豚毒素目前没有特效药物可以进行治疗,唯一的办法就是对症治疗。第一步的工作是迅速让毒物从身体分离出来,可以用洗胃、催吐、导泻等办法进行毒物分离身体的操作。第二步的工作是对症治疗,如果出现呼吸的麻痹,还有肌肉麻痹,可以用增加肌肉张力的药物进行治疗;如果出现呼吸困难,可以使用肾上腺皮质激素、地塞米松等。

10.简述毒蕈中毒的类型、主要表现及其治疗措施。

参考答案:

(1)胃肠炎型,潜伏期约为0.5~6h,发病时表现为剧烈腹泻、腹痛等,不发烧。经过适当处理可迅速康复。

(2)神经精神型,发潜伏期约为1~6h,病时临床表现除肠胃炎的症状,尚有副交感神经兴奋症状,如多汗、流涎、流泪、脉搏缓慢、瞳孔缩小和幻觉(小人国幻视症)等。用阿托品类药物治疗效果甚佳。

(3)溶血型,发病时除肠胃炎症状,并有溶血表现。可引起贫血、肝脾肿大等体征。给予肾上腺皮质激素、输血和保肝治疗有助于康复。

(4)肝肾损伤型,这种类型病情凶险,能直接作用于细胞核,有可能抑制RNA聚合酶,并能显著减少肝糖原而导致肝细胞迅速坏死,病死率高。临床表现可分为潜伏期、胃肠炎期、假愈期、内脏损害型(以肝脏损害最为严重,其次是肾脏)、精神症状期、恢复期(暴发性死亡)。在治疗时首先应迅速采取排毒措施、食用毒蕈10h内应彻底洗胃、然后给予活性炭吸附残留的毒素,无腹泻者还要导泻排毒。同时应用二巯基丙磺酸钠解毒治疗,以及对症治疗。

(5)日光性皮炎型,潜伏期为24h左右,机体暴露于阳光的部分出现类似日光性皮炎的症状,比如面部和嘴唇肿胀、嘴唇外翻、疼痛等。宜采用过敏和对症治疗。

11.简述暴发的定义与特点。

暴发是指在局限的区域范围短时间突然发生许多相同的病例的现象。暴发的特点:①时间较短;②单位集中或地区分布集中;③病人相对较多;④症状相似;⑤病人的病原体一致。

六、论述题

1.论述评价食品卫生质量的细菌污染指标及其食品卫生学意义。

参考答案:

(1)细菌菌相

概念:将共存于食品中的细菌种类及其相对数量的构成称为食品的细菌菌相(bacterial flora)。其中相对数量较大的细菌称为优势菌(dominant bacteria)。食品细菌菌相及其优势菌种不同,食品腐败变质的性质不同。食品在细菌作用下发生改变的程度与特征主要取决于细菌菌相,特别是优势菌相。

卫生学意义:①通过食品的理化性质及其所处的环境条件可预测污染食品的菌相;②检测食品细菌菌相可对食品腐败变质的程度及特征进行估计;③细菌菌相是食品清洁状态的标志,可预测食品的耐保藏性。

(2)菌落总数

概念:菌落总数指单位(g,ml,cm^2)食品在严格规定的条件下(样品处理、培养基制作、pH 值、培养温度、时间及计数方法等)所生成的肉眼可见的菌落总数,以菌落形成单位(colony forming unit,CFU)表示。卫生学意义:①可作为食品被污染程度或清洁状态的指标,起到监督食品的清洁状态的作用,在食品卫生检查中作为食品合格与否的判断标准;②用来预测食品耐存放程度或期限,作为评定食品腐败变质程度和新鲜度的指标,以提出食品腐败变质的界值。

(3)大肠菌落

概念:大肠菌落来自人和温血动物的肠道,需氧和兼性厌氧,不形成芽孢,在 35～37℃下能发酵乳糖产酸、产气的革兰氏阴性杆菌。

计数方式:采取相当于 100g 或 100mL 食品的最近数来表示,简称为大肠杆菌最近似数(maximum probable number,MPN)。

意义:大肠菌落是食品受到粪便污染的指示菌。

大肠菌落作为食品受到粪便污染标志的原因:①大肠杆菌仅来自人和温血动物的肠道,并存在于粪便中;②在肠道中数量较多,易检出;③在外界环境中有足够抵抗力,能生存一定时间,对化学消毒剂、对热均能存活;④食品细菌学检验方法敏感,易检出,符合指示菌要求。

肠道致病菌污染食品的指示菌,检查到大肠杆菌说明食物受到近期粪便的污染。

肠道致病菌污染食品的指示菌的主要原因:大肠菌群与肠道致病菌的来源相同,在外环境中生存时间也一致,当食品中检出大肠菌群,说明有肠道致病菌存在的可能(但并不一定平行存在)。所以将大肠菌群作为肠道致病菌污染食品的指示菌。

2. 论述农药的概念、食品残留的来源、常见的农药种类及特点以及如何采取措施控制食品中的农药残留量。

参考答案:

概念:农药指用于预防、消灭或者控制危害农业、林业的病、虫、草和其他有害生物以及有目的地调节植物、昆虫生长的化学合成或者来源于生物、其他天然物质的一种物质或者几种物质的混合物及其制剂。

来源:①施用农药对农作物的直接污染;②农药的喷洒,40%～60%降落在地面污染土壤,集中在耕作层,由植物的根部吸收至组织内部,其吸收的多少与土壤中的残留量有关,与植物种类有关(块茎、豆类吸收多);③“工业三废”的排放污染环境,植物从环境中吸收;④通过食物链污染食品,比如水体污染通过食物链和生物富集作用污染水产品等;⑤其他来源,比如熏蒸、食品包装及运输过程食品与农药混放等造成食品的农药污染以及误食等。

常见的农药按照有效成分可分为有机磷农药、有机氯农药、氨基甲酸酯类、拟除虫菊酯类以及有机金属化合物类等。

(1)有机磷农药,主要有敌敌畏、乐果、敌百虫、马拉硫磷等,我国使用量最大。该类农药为广谱杀虫剂,毒性较大,但在环境中容易降解而失去毒性,属于低残留量农药。常因误食、投毒、自杀而引起急性中毒事件。有机磷农药中毒的作用机制主要是引起多种酶的活性改变,进而引起体内多种生理、生化功能的紊乱,尤其是可引起血液胆碱酯酶的活性降低，自主神经功能紊乱。主要的症状表现为毒蕈碱样、烟碱样和中枢神经系统症状，比如头晕、恶心、呕吐、多汗、流涎、视物模糊、瞳孔缩小、肌束震颤、呼吸困难、意识障碍等。

(2)有机氯农药，主要有六六六和 DDT 等，毒性较低或中等，但是在环境中稳定、半衰期长，属于高残留量农药。具有脂溶性及其稳定性，在动物体内容易蓄积在脂肪及含脂肪多的组织。虽然国家已经明令禁止，但是在农产品中仍然检测到残留。有机氯农药主要导致慢性中毒，损害动物肝、肾以及血液和神经系统，还可以影响免疫、内分泌和生殖功能。

(3)氨基甲酸酯类，主要有异丙威、硫双威、抗蚜威等。其优点是高效、选择性强，对温血动物、鱼类和人的毒性较低(克百威毒性较大)，易被土壤微生物分解，不易在生物体内蓄积。

(4)拟除虫菊酯类，主要包括溴氰菊酯、氯氰菊酯、三氟氯氰菊酯等，具有广谱、高效、低毒、低残留、用量少的特点。在环境中的半衰期短，对人畜较为安全。有些类别对皮肤有刺激和致敏作用，可致感觉异常和迟发型变态反应。

控制食品中农药残留量的主要措施：①加强农药生产和经营管理；②安全合理使用农药；③制定和严格执行食品中农药残留限量标准，加强食品中农药监测。

3. 论述霉菌的概念、产毒特点、产毒条件、污染食品的主要霉菌黄曲霉毒素污染食品的特点、黄曲霉毒素毒性作用表现、如何预防黄曲霉毒素对健康的危害。

参考答案：

(1)概念：霉菌是真菌的一种，其特点是菌丝体较发达，无较大的子实体，有细胞壁，以寄生或腐生方式生存。霉菌有的使食品转变为有毒物质，有的可能在食品中产生毒素，即霉菌毒素。与食品关系密切的主要有曲霉菌属、青霉菌属和镰刀菌属。霉菌与霉菌毒素对人体健康造成的危害极大，主要表现为慢性中毒、致癌、致畸、致突变作用。

(2)霉菌的产毒特点：霉菌毒素主要是指霉菌在其所污染的食品中产生的有毒的代谢产物，具有耐高温、无抗原性、主要侵害实质器官的特性，多数具有致癌性。霉菌产毒具体特点如下。

①只限于少数产毒霉菌，产毒霉菌中只有一部分产毒霉菌产毒。

②同一产毒菌株的产毒能力具有可变性和易变性。有的产毒菌株经过数代培养可完全失去产毒能力，而有一些非产毒菌株在一定条件下可出现产毒能力。

③产毒菌种所产生的霉菌毒素不具有严格的专一性，一种菌株可以产生几种不同的毒素，而同一霉菌毒素也可以由几种霉菌产生。

④霉菌产生毒素需要一定的条件。霉菌污染食品并在食品上繁殖是产毒的先决条件。霉菌能否在食品上繁殖取决于食物和环境因素。

(3)霉菌的产毒条件：①基质，真菌的营养主要来源是碳水化合物、氮、矿物盐，容易在含糖的饼干、面包、粮食等类食品上生长；②水分，食品中的水分中仅限于能供微生物利用的一部分水，称为水分活度，食品的水分活度越小，越不利于微生物的生长；③湿度，适于霉菌繁殖的环境相对湿度为 80％～90％，如果相对湿度降至 70％，此时霉菌不能产毒；④温度，大部分霉菌在温度为 20～28℃的条件下都能生长；⑤其他条件，食品的 pH 值、光照和通风等。

(4)黄曲霉毒素(aflatoxins，AT)污染食品的特点：黄曲霉毒素是由黄曲霉和寄生曲霉产生的一类代谢产物，具有极强的毒性和致癌性。其基本化学结构为二呋喃环(基本毒性结构)和香豆素(与致癌性有关)。目前已经鉴定出多种毒素类型,除奶制品主要受黄曲霉毒素 MI(aflatoxins MI,ATMI)污染,黄曲霉毒素 BI(aflatoxins BI,ATBI)在受污染的食品中最常见,对机体的毒性及敏感性最强,常用作食品被黄曲霉菌污染的指示菌。

AT 难溶于水、易溶于有机溶剂、在碱性环境下容易分解、对高温耐受性强(280℃的条件下才能导致其裂解),因此一般加工难以消除和破坏。

国内食品中的黄曲霉毒素主要由黄曲霉菌产生。该霉菌在温热、潮湿、多雨的环境中繁殖产生,多见于南方亚热带地区。我国长江沿岸以及长江以南地区黄曲霉毒素污染严重,各类食品中,花生、花生油、玉米污染严重,大米、小麦、面粉污染较轻,豆类很少受到污染。

(5)黄曲霉毒素毒性作用表现:黄曲霉毒素为毒性极强的剧毒类物质,对肝脏具有特殊的亲和力,具有较强的肝脏毒性,其毒性比氰化钾大 10 倍,比三氧化二砷大 68 倍。黄曲霉毒素有很强的急性毒性,也有明显的慢性毒性与致癌性。黄曲霉毒素毒性作用表现如下。

①急性中毒:黄曲霉毒素属于肝脏毒,除抑制肝细胞 DNA、RNA 的合成外,也抑制肝脏蛋白质的合成。一次大量口服后,可出现肝实质细胞坏死、胆管上皮增生、肝脂肪浸润及肝出血等急性病变。临床主要表现以黄疸为主,可见胃部不适、食欲减退、恶心、呕吐、腹水、下肢水肿、肝区触痛等,严重者出现水肿、昏迷甚至抽搐。少量持续摄入则引起肝脏纤维细胞增生甚至肝硬化等慢性损伤。

②慢性毒性:黄曲霉毒素持续摄入所造成的慢性毒性,其主要表现是动物生长障碍,肝脏出现亚急性或慢性损伤。其他症状如食物利用率下降、体重减轻、生长发育缓慢、母畜不孕或产仔少。

③致癌性:黄曲霉毒素可使鱼类、禽类、大鼠、猴等多种动物诱发实验性肝癌,主要致动物肝癌,其他部位也可致肿瘤,如胃腺瘤、肾癌、直肠癌及乳腺、卵巢、小肠等部位肿瘤。

(6)预防黄曲霉毒素对健康危害的措施

①防霉,是预防食品被黄曲霉毒素及其他霉菌毒素污染的最根本措施。利用良好的农业生产工艺从田间开始防霉,首先要防虫、防倒伏;在收获季节,要及时排除霉玉米棒;脱粒后玉米应及时晾晒;低温保藏;除湿(降低水分至安全水分之下);除氧充氮或用二氧化碳进行保藏,效果亦可。

②去毒,现在研究的方法可用物理、化学或生理学方法将毒素去除或用各种方法破坏毒素,比如挑选霉粒法(国内曾在花生仁及玉米粒试用,去毒效果较好)、碾轧加工法(一般适用于受污染的大米,碾轧加工可降低精米中毒素含量)和加水搓洗、加碱或用高压锅煮饭(适用家庭中大米去毒)。

4. 论述食品添加剂的使用原则。

参考答案:

(1)符合相应的质量规格要求。

(2)使用添加剂的具体情况:①保持或提高食品的营养价值;②作为某些特殊膳食的必要配料或成分;③提高食品的质量和稳定性、改进感官特性;④便于食品的生产、加工、包装、运输或存储。

(3)使用添加剂应符合一些基本要求:①不应对人体产生任何健康危害;②不掩盖食品

腐败变质；③不掩盖食品本身或加工过程中的质量缺陷、不得掺假、掺杂；④不应降低食物本身的营养价值；⑤在达到预期目的的前提下尽可能降低在食物中的适用量。

(4)带入原则

①概念理解，带入可理解为某食品中检出一定含量的某种食品添加剂，但该添加剂不是直接加到食品中的，而是随着其他含有该种食品添加剂的食品原(配)料带进的，但这种带入必须科学合理。

②什么情况下使用该原则？

某食品种类，依据《食品安全法》不允许使用某种食品添加剂，但食品加工过程中使用的某种食品配料或辅料本身添加了上述食品添加剂，当该食品配料或辅料在该食品中占有一定比例时，在食品终产品中存在或检出上述添加剂的可能性就会很大。在这种情况下，依据相关法律条款，在遵循适用的情况下，允许食品添加剂通过食品配料(含食品添加剂)带入食品中。

需要注意的是：一方面，该食品添加剂允许在该食品配料(含食品添加剂)中使用，并且没有超过允许使用的标准水平，同时该食品配料(含食品添加剂)在该食品中的配比，从正常生产工艺角度分析，其存在是合理的，食品中存在或检出的食品添加剂的量不应超过由配料带入的合理水平；另一方面，如为了达到防腐抑菌、延长保质期的目的，故意在其所用配料中添加大量某种防腐剂或多种防腐剂，或者故意将某种或多种无工艺必要的配料以增加防腐剂用量的动机用于终产品，这就不符合带入原则，由配料带入食品中的该添加剂的含量应明显低于直接将其添加到该食品中通常所需要的水平。

5. 论述食品腐败变质的原因、化学过程、鉴定指标、食品卫生学意义及其预防措施、处理原则。

参考答案：

食品腐败变质实际上是食品中蛋白质、脂肪、碳水化合物等理化变化过程，其变质程度受食品、菌种和环境等因素的影响。

(1) 食品中蛋白质的分解及鉴定指标

鉴定指标：一般从感官、物理、化学和微生物等几方面确定适宜指标。目前蛋白质食品仍以感官指标最为敏感。

化学指标：①挥发性盐基总氮(total volatile basic nitrogen，TVBN)亦称挥发性碱性总氮，系指食品(肉、鱼等)样品水浸液在弱碱性下能与水蒸气一起蒸馏出来的总氮量，以此鉴定鱼、肉的新鲜程度；②二甲胺与三甲胺，由季胺类含氮物经微生物还原产生，是鱼肉类腐败的特征性标志物，适用于鱼虾等水产品的鉴定；③K 值(K value)，是三磷酸腺苷(ATP)分解的低级产物肌苷(HxR)和次黄嘌呤(Hx)占 ATP 系列分解产物 ATP＋ADP＋AMP＋IMP＋HxR＋Hx 的百分比，主要适用于鉴定鱼类早期腐败。

(2)食品中脂肪的酸败及鉴定指标

油脂的酸败主要是食物自动或自身氧化过程或加水分解。油脂自身氧化过程主要产物是氢过氧化物、羰基化合物(低分子)以及羧酸、脂肪酸聚合物、缩合物等。脂肪加水水解的作用是产生游离脂肪酸、甘油及不完全分解的甘油一酯、二酯等。

鉴定指标：①早期过氧化物值增加，其次是酸度(酸价)增加；②醛、酮产生，即羰基价反应阳性，有特殊刺激性气味；③感官，油脂酸败(哈喇味)，鱼和肉脂肪变黄，特别是腌鱼和腌肉，在鉴定油脂酸变中较为实用；④其他，碘价、比重、折光指数、皂化值、凝固点等必要时用。

(3)碳水化合物的分解及鉴定指标

食品中碳水化合物的分解是在各种酶和其他多种因素作用下酵解或发酵，最后生成醛、酮、醇、羧酸或产生二氧化碳、水，最终鉴定指标是酸度增高，还有一些特殊气味。

(4)腐败变质食品卫生学意义与处理原则

①腐败变质的食品带有使人难以接受的不良感官性质，如刺激性气味、异常颜色、酸臭味道、组织溃烂等。

②食品成分物质有严重分解破坏，不仅蛋白质、脂肪和碳水化合物发生降解破坏，而且维生素、无机盐和微量元素也有严重的流失和破坏。

③腐败变质食品一般都是污染严重有大量微生物繁殖的食品，由于菌相复杂和菌量增多，所以致病菌和产毒霉菌存在的机会较大，以致引起人体不良反应和食物中毒的可能性增大。

④由于引起腐败变质的原因和条件相当复杂多变，因而食品成分分解的化学过程及其形成产物与食品表现的特征也变化不定，因此对这类食品的处理，还必须充分考虑具体情况，以确保人体健康为原则。如轻度腐败的肉鱼类通过煮沸可以消除异常气味，部分腐烂水果蔬菜可拣选分类处理，单纯感官性状发生变化的食品可以加工处理等。

6. 论述细菌性食物中毒的原因、流行病学特点、发病机制。

参考答案：

(1)中毒原因：①食品受到致病菌污染；②致病菌在食品中大量繁殖且产生毒素；③食用前未高温消毒或再次污染。

(2)流行病学特点：①发病具有明显的季节性；②发病率高，病死率低；③中毒食品主要以动物性食物为主。

(3)发病机制

①感染型：一方面，细菌进入肠道生长繁殖，附着于肠黏膜、黏膜下层，引起肠道的炎性改变；另一方面，一些致病菌侵入黏膜固有层，被吞噬细胞吞噬或杀灭，释放内毒素，作用于体温调节中枢引起体温升高，或者作用于肠黏膜，引起肠蠕动加快。

②毒素型：一些细菌可产生肠毒素（外毒素），刺激肠壁上皮细胞，激活腺苷酸环化酶或鸟苷酸环化酶，使得细胞胞浆中的环磷腺苷（cAMP）和环磷鸟苷（cGMP）浓度升高，导致细胞胞浆蛋白质磷酸化并激活有关酶系统，导致细胞分泌功能改变，使氯离子的分泌增加并抑制肠上皮细胞对钠离子和水的重吸收，导致腹泻；一些长毒素还可诱发中枢性呕吐或引起细胞溶血反应。

③混合型：有些细菌除侵入肠黏膜引起黏膜的炎症反应，还可能产生外毒素引起一些疾病的发生。

7. 描述沙门氏菌、副溶血性弧菌、葡萄球菌、变形杆菌食物中毒的病原学特点、流行病学特征、中毒机制、典型临床表现、防治原则。

参考答案：见表 11-1。

表 11-1　几种食物中毒的比较

	沙门氏菌	副溶血性弧菌	葡萄球菌	变形杆菌
病原学	环境中生存能力强，不耐热，不分解蛋白质，食物被污染后无感官性状的改变	嗜盐（无盐条件下不生长），不耐热，不耐酸，神奈川试验阳性	对外界抵抗力强，耐热、耐盐、耐干燥	环境中生存能力强，不耐热，不分解蛋白质，食物被污染后无感官性状的改变
流行病学	常见于夏秋季（占全年总发病的 80%），主要污染动物性食品	中毒食品主要是海产品和盐腌制类产品	常见于夏秋季，中毒食品常见于奶及制品、蛋类和熟肉制品	主要污染动物性食品，尤其是熟肉和内脏制品
中毒机制	大多数属于感染型中毒，少数（肠炎型和鼠伤寒沙门氏菌）可产生肠毒素，属于毒素型	混合型中毒	毒素型	感染型
临床表现	多种临床表现型，胃肠炎型最常见，黄色或黄绿色水样便或淡花汤样改变，发烧	初期上腹部疼痛或胃痉挛，继之恶心、呕吐和发烧，发病 5～6h后腹痛加剧，表现为腹部阵发性绞痛	胃肠道症状，呕吐剧烈而频繁，可呈喷射状呕吐，呕吐物含有胆汁、血液和黏液，儿童对肠毒素敏感，发病率较高且症状较为严重	上腹部刀绞样疼痛和急性腹泻为主要表现的胃肠道症状，水样便，伴有黏液和恶臭
防治原则	对症治疗，纠正水电解质失衡，重症可用抗生素	对症治疗，纠正水电解质失衡	对症治疗，纠正水电解质失衡，一般不用抗生素	对症治疗，纠正水电解质失衡，重症可用抗生素

8. 论述亚硝酸盐中毒的原因、中毒机制、临床表现、中毒的处理以及预防措施。

参考答案：

(1)中毒的原因

①误将亚硝酸盐当作食盐、白糖、食用碱等使用。

②过量食用含有亚硝酸盐的食品(食品添加剂中亚硝酸盐超标)。

③某些新鲜的蔬菜，如小白菜、芹菜、萝卜、菠菜、韭菜等，部分野菜，如灰菜、荠菜等，都含有较多的硝酸盐或亚硝酸盐，被称为“嗜硝酸盐蔬菜”，摄入过多也可导致中毒。

④摄入腐烂变质、腌制不透或煮熟后放置时间过长的食材。

⑤长期饮用苦井水或者含有硝酸盐较多的加热过夜水。

(2)中毒机制

亚硝酸盐吸收入血后，可使血红蛋白的 Fe^{2+} 氧化成 Fe^{3+}，形成高铁血红蛋白(高铁血红蛋白血症)。高铁血红蛋白没有携氧能力，当大于 10%的血红蛋白转变为高铁血红蛋白时，可造成机体组织缺氧。亚硝酸盐还可以阻止氧合血红蛋白释放氧，进一步加重组织器官的缺氧。亚硝酸盐对中枢神经系统，尤其对血管舒缩中枢有麻痹作用，还可直接作用于血管平滑肌，引起血管极度扩张，导致血压降低，甚至发生循环衰竭。

(3)临床表现

①典型症状:全身皮肤和黏膜会呈现不同程度的紫黑色、蓝灰或蓝褐色,尤其以口唇和指甲处最为明显。

②消化系统症状:恶心、呕吐、腹痛、腹泻、腹胀等。

③神经系统症状:轻症患者出现烦躁不安、反应迟钝、精神萎靡等症状;重症患者出现神志不清,甚至抽搐、昏迷等症状。

④循环系统症状:血管扩张会导致血压降低,使患者出现头晕、头痛、耳鸣、出汗、乏力、心慌、心悸等症状。

⑤严重患者可以出现休克、惊厥、窒息、呼吸与循环衰竭、肺水肿征象等,如果不及时救治会严重危及生命。

(4)中毒的处理

①亚甲蓝是亚硝酸盐中毒的特效解毒药,一般小剂量应用,亚甲蓝溶入葡萄糖溶液中静脉注射,如1～2h后症状不能缓解或再次出现,可重复使用。患者也可以口服亚甲蓝,4h后可以重复用药。

②大剂量使用维生素C,维生素C有比较强的直接还原高铁血红蛋白合成的作用,可以阻断体内亚硝酸盐的合成;高渗葡萄糖可以提高血浆渗透压,增强解毒功能,增强亚甲蓝的作用,并且有短暂的利尿作用。

③采取催吐、洗胃、活性炭吸附、硫酸镁导泻等方式去除未被吸收的亚硝酸盐。

④对症支持治疗措施主要包括常规吸氧,对于出现缺氧性脑病患者,必要时高压氧疗;对于出现昏迷、肺水肿的患者,应给予气管插管和机械通气支持,减轻肺、脑水肿。

⑤对于低血压患者,给予多巴胺和间羟胺等血管活性药物,积极补液扩容。如果有呼吸衰竭症状,可以给予吸氧、呼吸兴奋药治疗。

(5)预防措施

①防止食品受到微生物的污染,食品受到霉菌及某些细菌的污染后会促进亚硝化和亚硝胺的合成。

②严格按卫生标准执行,控制发色剂的使用。

③提倡多吃新鲜蔬果,尽量不吃或少吃熏制、腌制、泡制食品,对预防亚硝酸胺危害人体健康有积极作用和意义。

④在午餐肉和腌、泡菜中加入一定量VC,可以阻断亚硝胺合成。

⑤日常生活中多吃一些富含VC、VE和多酚类(豆类及其制品、乳制品、茶、咖啡、槟榔、某些蔬菜、野菜、野果等)天然物质以阻断亚硝胺合成。指导合理膳食,防止体内形成亚硝胺。

9.论述砷中毒的中毒机制、临床表现及处理方式。

参考答案:

(1)中毒机制

毒物为原浆毒,可以与细胞内含巯基的酶结合而使其失去活性;对消化道的直接腐蚀作用;可麻痹血管运动中枢和直接作用于毛细血管;严重者可出现肝脏、心脏及脑等器官的缺氧性损害。

(2)临床表现

①潜伏期短(15min至5h)。

②急性胃肠炎表现明显，初始感口内有金属味、烧灼感，之后会出现剧烈的恶心、呕吐，腹绞痛、腹泻(水样便或米汤样便，混有血液，酷似霍乱)。

③由于全身毛细血管扩张，加上脱水和电解质失调，导致周围循环衰竭，常发生休克综合征。

④循环系统症状表现为心肌损害症状，脉搏细弱，血压下降，循环衰竭等。

⑤可有蛋白尿、血尿、少尿等泌尿系统症状，最终发展为急性肾衰竭。

⑥部分重症病例在中毒后短时间内或3～4天发生急性中毒性脑病，出现眩晕、谵妄、抽搐、兴奋、躁动、发热，甚至尿失禁、昏迷等神经精神症状，最后可因呼吸中枢麻痹而死亡。

⑦部分患者可发生多发性神经炎和神经根炎。

⑧血清转氨酶升高，可出现黄疸和肝脾肿大等中毒性肝损害症状。

⑨急性吸入高浓度化合物的粉尘、蒸气时，常表现为流泪、眼刺痛、鼻塞、流涕、咳嗽、胸痛、呼吸困难等症状，以及头痛、头昏、眩晕、全身衰弱等神经系统症状。重者可发生昏迷、窒息、血压下降，甚至可因呼吸、循环衰竭而死亡。

⑩慢性砷中毒表现为除有神经衰弱症状外，多见皮肤黏膜病变和多发性神经炎，如皮肤瘙痒、皮炎、结膜炎、口腔炎和皮疹等。

(3)砷中毒的处理方式

①如果是急性中毒的早期，处理方法一定是催吐和导泻，减少药物的残留，从而减少药物导致的继发性损害。

②慢性中毒和急性中毒后续治疗一定需要使用特效药，比如二巯丙磺酸钠或二巯基丙醇，其可以和血中的砷结合，减少砷在组织、器官中的聚集，并减少对组织、器官的破坏。

③其他相对并发症的治疗，如出现腹痛症状，可以给予其他解痉药缓解腹痛。

④对症治疗主要包括维持水和电解质的平衡、保护肝肾功能。

⑤常规药物的治疗效果不佳，病人出现严重的心、肺、肝、肾损害时，可进行血液净化治疗。

10.暴发调查的定义及基本步骤是什么？

参考答案：

暴发调查是对疾病暴发事件的处理过程，是指对集体单位或某一地区在较短时间内集中发生许多同类病人时所进行的调查，既包括传染性疾病的暴发(比如新冠)又包括非传染性疾病的暴发(比如食物中毒)。主要目的包括查明疾病暴发的原因、及时采取有效措施迅速扑灭疫情、总结经验教训以及防止类似事件再次发生。

暴发调查的基本过程包括准备与组织、核实诊断、现场调查、暴发调查的分析、提出假设、验证假设、完善控制措施和撰写总结报告。

准备与组织工作主要包括：①区域的确定和划分，明确调查范围，划分区域，确定重点区域进行调查和处理；②人员的选择和培训，根据疫情选择流行病学专家、临床医生、微生物学家等专业人员并培训；③物资筹备与供应暴发应急处理所需的物资、快速检验设备、防护设备、药品等；④实验室支持，联系权威或专业实验室负责标本采集和检测工作。

核实诊断的过程主要包括：①核实临床诊断，主要是通过临床症状、流行病学资料、实验室资料等进行初步诊断，这关系到对疫情的调查、控制策略和措施的制定；②病例的定义，界定正常与患病的标准，根据临床表现、流行病学资料以及实验室证据，分为确诊病例、可能病例、临床诊断病例、疑似病例；③确定暴发的发生，通过多渠道收集资料，及时向发生单位有关领导及医生等详细了解基本情况，快速地现场访问以确定判断的准确性；④了解暴发的范围与程度，包括发病人数和范围，病例的人群、时间和区域分布以及轻中重比例等。

现场调查是疾病暴发调查的核心。其主要目的是通过调查搜集到所有的病例和相关的信息并进过分析，了解暴发的流行病学的特征、确定暴发的类型，为提出传染源和传播途径的假设提供依据。现场调查的内容包括：①病例的发现，主要途径是通过医院，也可利用现有疾病监测系统搜索病例，对于原因未明或新发传染病，需要通过多途径发现病例；②个案调查，对所发现的病例都要进行个案调查，个案调查是对单个疫源地或单个病家调查，目的是推测可能的传染源与传播途径；③实验室检查，暴发疾病（有些暴发因素）的确诊主要是依据实验室证据，因此需要采集有代表性的标本，并选择采用高灵敏度和高特异度的检测方法。

暴发调查的分析：暴发调查主要分析疾病的三间分布，比如通过流行曲线来描述暴发的时间分布，通过绘制标点地图来描述疾病的地区分布，通过按照年龄、性别、职业等特征进行分组分析，为疾病的流行因素提供线索。

提出假设：通过初步分析调查资料以及疾病的三间分布描述及比较分析，可初步提出病因假设。

验证假设：通过分析性研究验证或否定假设。在验证假设以及进行因果推论时需遵循流行病学因果关联的推断标准：①关联的时间顺序，即原因在前，结果在后，相关的流行病学方法在回答该问题的作用按照从高到低排列，即实验研究、队列研究＞病例对照研究（新病例）＞横断面研究；②关联的强度，主要通过病例对照研究和队列研究来回答，在排除混杂因素干扰后，暴露和效应间的剂量—反应关系越明显，两者间存在因果关系的可能性越大；③关联的可重复性（一致性），可不同人群、不同地区、不同时间进行重复观察进行验证，实验性研究的论证强度强于观察性研究；④关联的合理性，客观评价的结果与现有理论知识吻合，符合疾病自然史、生物学原理，主观评价需要结合研究者自身知识背景、科学团体意见；⑤研究设计的因果论证强度，实验性研究高于观察性研究，有对照高于无对照，以个体为分析单位高于以群组为分析单位（生态学），病因研究最好用前瞻性队列研究。

完善控制措施：疾病暴发的控制措施随着暴发调查的进程不断完善。暴发调查的最终目的是控制疾病的流行，关键在于控制措施及其实施。必须采取一边调查一边分析一边采取措施的策略。初期措施主要包括：①搞好环境卫生，减少或清除病原体，减少易感者接触机会；②注意个人防护，减少受感染机会；③诊断与治疗，减少患者死亡，传染性疾病需要对患者进行隔离；④控制疾病的传播媒介，比如灭蚊。随着病因假设验证的逐步深入，对处理措施需要逐步调整完善，同时对效果进行评价，为病因假设提供进一步证据。假设得到最终验证后，需要制定针对性措施。原则是排除感染源，减少人群暴露机会或防止进一步暴露，及时保护高危人群。

撰写总结报告：调查结束以及暴发终止后及时撰写总结报告。内容包括疫情情况、暴发经过、现场调查、实验室检查结果、流行病学分析结果、采取的措施与效果评价、经验教训以及今后的工作建议。

11.疾病的暴发调查如何制定病例定义？

参考答案：

病例的定义是界定正常与患病的标准，作为现场调查时发现病例的标准，是暴发调查处理工作的一个关键点和难点。病例定义的作用及意义主要体现在：①确定一个统一的标准；②确定被调查对象是否纳入病例的依据；③统计发病人数的流行病学工具；④不同于临床诊断标准。制定病例定义主要根据临床表现、流行病学资料和实验室证据。

病例的定义可有多个水平，有些疾病可定义为确诊病例、可能病例、临床诊断病例和疑似病例；有时候也可将病例定义为三个水平，既将可能病例和临床诊断病例合并为一类；还有更简单的定义，即仅分为疑似病例和确诊病例两个水平。无论采用哪种病例定义的方法，都必须对病例的定义进行灵敏度和特异度分析，采用灵敏度和特异度较高的指标。

病例定义常以最先发现的病人的临床症状与体征作为最初定义的依据；随着工作的逐步展开，待获得进一步的关于疾病的流行病学资料、病人潜伏期、临床表现和实验室检查资料后再作修正，形成最终定义。最初定义（比较宽泛）不至于将可能的病人排除在外（灵敏度高），最终定义形成后可能排除与暴发或者感染事件无关的病例（特异度高）。

在实际工作中，在调查早期，为了尽可能发现多的病例，病例定义易敏感；调查中期，对病例信息的掌握更加丰富，病例定义可趋向特异；资料分析阶段要求剔除非病例，提倡使用“实验室确诊病例”和“临床诊断病例”。

12.疾病暴发根据流行形式的不同可分为哪几种类型及各种类型的特点是什么？

参考答案：

暴发可根据暴露于病原体的性质和时间长短、蔓延和传播的方式以及暴发和流行的间期而分类，一般分为同源暴发、连续传播性暴发和混合型流行。

同源暴发包括共同传播媒介和共同暴露，可有一次暴露，也可多次暴露。

共同传播媒介一次暴露（点源暴露）的特点：①时间分布上，流行曲线突起突落，呈单峰型，全部病例均发生在一个潜伏期全距内，如一次聚餐引起的细菌性痢疾点源暴发；②单位分布，病例集中发生在与共同传播因素有关的单位内；③人群分布，基本无差异，发病人群均有共同暴露于某因素的历史。

持续性同源暴露，是持续性暴露于同一传染源而导致的疾病暴发。流行曲线与点源暴露类似，流行曲线快速上升，达到发病高峰后，出现一个平台期。如果传染源被消除，则曲线快速下降；如果传染源自然耗损，则曲线缓慢下降。比如被污染的食品导致的沙门菌持续同源暴发。

连续传播性暴发又称蔓延流行，是指通过宿主间传播或人传人所引起的疾病流行。致病菌从起始传染源到新的感染者，再连续传播给其他易感者，呈现连锁式反应。

流行曲线特点表现为开始阶段病例数少，然后病例数缓慢增加，暴发初始阶段每代病例之间间隔时间相等（一个平均潜伏期），且有明显的周期性，发病高峰过后，由于易感人群的减少导致曲线快速下降，比如学校流行性感冒连续性暴发。

混合型流行，是同源暴发和连续传播性暴发的结合。往往在同源暴发后又发生连续传播性暴发，而后通过人与人的传播继续流行。混合传播时流行曲线表现为陡峭的单峰曲线（点源暴露），右侧出现“拖尾现象”（连续传播性暴发）。如水型伤寒暴发（点源暴露）后，常常继续发生日常生活中间接接触传播，使得发病数下降缓慢，流行持续较长时间，后一部分形成流行曲线的“尾巴”，比如一起农村学校水型伤寒混合型流行。

13. 如何推算疾病暴发潜伏期和暴露时间？

参考答案：

(1)潜伏期的推算，如暴发属于同一次暴露于某个传播因子或同一个传染源，而且续发病例少时，可以比较准确地计算最短最长，平均潜伏期。如一次聚餐引发的食物中毒的暴发，续发病例少，可以从暴露日期至第一个病例发病日期推算出最短潜伏期，暴露日期至最后一个发病日期，可以推算出最长潜伏期。平均潜伏期可以用中位数，几何均数法求得。

(2)暴露日期(时间)的推算，可以根据潜伏期推算暴露时间。如果病原已知，同源暴发的暴露时间推算有两种：一种是从位于中位数的病例的平均发病时间(或流行曲线的高峰处)向前推一个平均潜伏期，即为同源暴露的近似日期。另一种是从第一例发病日期向前推一个最短潜伏期7天，再从最后一个病例发病日期向前推一个最长潜伏期21天，这两个时间点间的某个时间可能是同源暴露的时间。

另外，如果疾病暴发的时间分布资料呈对数正态分布且潜伏期较短，可以采用公式进行推算：假定 x 为平均潜伏期，即暴露时间至发生50%病例数时间，a 为发生50%病例数时间减去发生16%病例数时间，b 为发生84%病例数时间减去发生50%病例数时间，可用 $x=ab/(b-a)$ 进行计算得到平均潜伏期，则共同暴露时间＝发生50%病例数时间$-x$。

(孟祥勇、王珍)

第十二章　突发公共卫生事件及其应急处理原则

一、教学大纲要求

(一)教学目的与要求

1. 了解

(1)电离辐射事故的放射防护

(2)电离辐射事故受照人员的医学处理原则、应急措施

(3)传染病突发公共卫生事件的医院感染控制的指导原则

2. 熟悉

(1)突发公共卫生事件应急处置的组成体系及职责

(2)传染病突发公共卫生事件的流行病学调查

3. 掌握

(1)突发公共卫生事件的概念、特征、分类、应急处理工作原则

(2)群体不明原因疾病的特点、事件分级、临床救治原则及防护措施

(3)急性化学中毒的特点、临床表现、诊断及急救原则

(二)学习内容

1. 突发公共卫生事件的应急处理
2. 群体不明原因疾病的应急处理
3. 急性化学中毒的应急处理
4. 电离辐射的应急处理

(三)本章重点

1. 突发公共卫生事件的概念、特征、分类、应急处理工作原则
2. 群体不明原因疾病的特点、事件分级、临床救治原则及防护措施
3. 急性化学中毒的特点、临床表现、诊断及急救原则

(四)本章难点

1. 突发公共卫生事件的概念、特征、分类、应急处理工作原则
2. 群体不明原因疾病的特点、事件分级、临床救治原则及防护措施
3. 急性化学中毒的特点、临床表现、诊断及急救原则

(五)复习思考题

1. 突发公共卫生事件的概念、分类、特点、分级及工作原则
2. 群体不明原因疾病的特点、事件分级、临床救治原则及防护措施
3. 群体不明原因疾病现场调查与病因分析的内容要点
4. 不明原因无传染性疾病和有传染性疾病的现场控制措施策略
5. 高危人群策略与全人群策略

二、单项选择题

1. 报告单位和责任报告人应该在发现群体性不明原因疾病多长时间内向属地卫生行政部门进行报告？ (　　)

A. 1h　　B. 1.5h　　C. 2h

D. 2.5h　　E. 3h

2. 下列哪种情形，省、自治区、直辖市人民政府应当在接到报告突发公共卫生事件 1h 内，向国务院卫生行政主管部门报告？ (　　)

A. 发生或者可能发生传染病暴发、流行时

B. 发生一般交通事故

C. 发生传染病疫苗丢失

D. 发生一般食物中毒事件

E. 发生一般职业中毒事件

3. 在突发公共卫生事件中，不属于疾病预防控制机构的应急反应措施的是 (　　)

A. 开展病人接诊，对疑似病人及时排除或确诊

B. 突发公共卫生事件信息报告

C. 开展流行病学调查

D. 实验室检测

E. 制定技术标准和规范

4. 根据突发公共卫生事件的性质，社会危害程度及影响范围，可将突发公共卫生事件分为 4 级，出现死亡或突发公共卫生事件死亡和危重病例超过 5 例的情况属于 (　　)

A. Ⅰ级　　B. Ⅱ级　　C. Ⅲ级

D. Ⅳ级　　E. Ⅴ级

5. 根据突发公共卫生事件的分级，一次事件出现较大人员伤亡，出现死亡或突发公共卫生事件死亡和危重病例超过 3 例的情况属于 (　　)

A. Ⅰ级　　B. Ⅱ级　　C. Ⅲ级

D. Ⅳ级　　　　　　　　E. Ⅴ级

6. 1995 年江苏省淮阴某农药厂，用气割贮有 40 吨三氯化磷成品的大罐检修时，发生爆炸，导致 2 人死亡，1 人受伤；中毒病例经治疗，30 天痊愈出院。根据突发公共卫生事件的分级，此次事件属于下列哪一级？　（　）

A. Ⅰ级　　　　　　　　B. Ⅱ级　　　　　　　　C. Ⅲ级

D. Ⅳ级　　　　　　　　E. Ⅴ级

7. 2002 年 11 月，我国广东省发现并报告首例传染性非典型肺炎，这种不明原因的传染性疾病迅速向北京、香港及其他地区传播。2003 年 3 月 12 日，世界卫生组织发布全球警告认为同样的疾病在越南出现，并根据其临床症状特点将这种具有极强的呼吸道传染性疾病命名为严重急性呼吸综合征(SARS)。中国内地总发病人数为 5327 例，死亡为 349 例。下列关于该事件的描述及处理不正确的是　（　）

A. 根据突发公共卫生事件的分级，此次事件属于Ⅰ级

B. 根据突发公共卫生事件的分级，此次事件属于Ⅳ级

C. 对非典确诊的患者应采取隔离治疗

D. 对非典确诊的患者注射丙种球蛋白

E. 对非典确诊的患者应采取终末消毒

答案：1. C　　2. A　　3. A　　4. A　　5. C　　6. D　　7. B

三、配伍选择题

下列 1—11 题共用相同选项(突发公共卫生事件分级)。

A. 特别重大事件(Ⅰ级)　　B. 重大事件(Ⅱ级)

C. 较大事件(Ⅲ级)　D. 一般事件(Ⅳ级)

1. 核事故或者突发放射事件、化学品泄漏事件导致大量人员伤亡的突发公共卫生事件　（　）

2. 事件发生地省级人民政府或有关部门需要请求国家在医疗卫生救援工作上给予支持的突发公共卫生事件　（　）

3. 跨省(区、市)的有特别严重人员伤亡的突发公共卫生事件　（　）

4. 国务院及其有关部门(比如卫生行政部门)认定的其他需要开展医疗卫生救援工作的特别重大突发公共卫生事件　（　）

5. 一次事件出现重大人员伤亡，其中死亡和危重病例超过 5 例的突发公共卫生事件　（　）

6. 跨市(地)的有严重人员伤亡的突发公共卫生事件　（　）

7. 省级人民政府及其有关部门(比如卫生行政部门)认定的其他需要开展医疗卫生救援工作的特别重大突发公共卫生事件　（　）

8. 一次事件出现较大人员伤亡，其中死亡和危重病例超过 3 例的突发公共卫生事件　（　）

9. 市地级人民政府及其有关部门(比如卫生行政部门)认定的其他需要开展医疗卫生救援工作的特别重大突发公共卫生事件　（　）

10. 一次事件出现一定数量的人员伤亡，其中死亡和危重病例超过 1 例的突发公共卫生事件 （　　）

11. 县级人民政府及其有关部门（比如卫生行政部门）认定的其他需要开展医疗卫生救援工作的特别重大突发公共卫生事件 （　　）

下列 12—17 题共用相同选项（群体性不明原因疾病分级）。

A. 特别重大群体性不明原因疾病（Ⅰ级）　B. 重大群体性不明原因疾病（Ⅱ级）

C. 较大群体性不明原因疾病（Ⅲ级）

12. 在一定时间内，发生涉及两个及以上省份的群体性不明原因疾病，有扩散趋势 （　　）

13. 国家卫生行政部门认定的相应级别的群体性不明原因疾病 （　　）

14. 在一定时间内，发生在一个省多个县（市）的群体性不明原因疾病，有扩散趋势 （　　）

15. 省级卫生行政部门认定的相应级别的群体性不明原因疾病 （　　）

16. 在一定时间内，发生在一个省的一个县（市）行政区域内的群体性不明原因疾病，有扩散趋势 （　　）

17. 地市级卫生行政部门认定的相应级别的群体性不明原因疾病 （　　）

下列 18—20 题共用相同选项（化学性中毒分级）。

A. 一般性化学中毒事故　B. 灾害性化学中毒事故　C. 重大灾害性化学中毒事故

18. 由于工艺设备落后或者操作不当，一般中毒 10 人或死亡 3 人以下，化学污染局限在事故现场发生地，只需组织自救就能迅速控制的化学事故 （　　）

19. 指中毒 11～100 人或死亡 4～30 人，化学污染扩散到周边地区，无法控制在事故现场，需要组织社会救援 （　　）

20. 重大灾害性事故，中毒大于 100 人或死亡大于 30 人以上，财产遭受重大损失，影响生产或居民生活，事故呈现进一步扩散态势，化学污染跨越辖区范围，污染程度严重，需要组织大规模社会性救援 （　　）

答案：1. A　2. A　3. A　4. A　5. B　6. B　7. B　8. C　9. C　10. D　11. D　12. A　13. A　14. B　15. B　16. C　17. C　18. A　19. B　20. C

四、多项选择题

1. 下列哪项属于突发公共卫生事件？ （　　）

A. 海啸引起的核电站爆炸泄漏事故

B. 严重的急性食物中毒事件

C. 严重的职业中毒事件

D. 群体性不明原因疾病

E. 重大传染病疫情

2. 下列关于特别重大群体性不明原因疾病事件的应急处理工作正确的是　　（　　）

A. 由国务院或者国务院卫生行政部门组织实施

B. 事发地省级人民政府应按照国务院或者国务院卫生行政部门的统一部署、结合本地区实际情况组织开展工作

C. 报告单位和责任报告人应在发现群体性不明原因疾病 2h 内以电话或传真等方式向属地相关职能部门报告，具备网络直报条件的机构应立即进行网络直报

D. 对群体性不明原因疾病的现场处理，应坚持调查和控制并举的原则

E. 若流行病学原因（传染源、传播途径、易感人群）不明，应以调查为重点，尽快查清事件的原因

3. 下列关于群体不明原因疾病调查与控制原则的描述正确的是　　（　　）

A. 对群体不明原因疾病，在事件的不同阶段，根据事件的变化调整调查和控制的侧重点

B. 若流行病学原因（传染源、传播途径、易感人群）不明，应以调查为重点，尽快查清事件的原因

C. 若流行病学原因（污染来源、暴露方式、高危人群）不明，应以调查为重点，尽快查清事件的原因

D. 当出现新发传染病暴发且很难在短时间内查明病原的，应尽快查明传播途径及主要危险因素，立即采取针对性的措施控制疫情蔓延

E. 对有些群体不明原因疾病，在短时间内查明病原的，应尽快查明传播途径及主要危险因素，立即采取针对性的措施控制疫情蔓延

4. 下列关于群体不明原因疾病发生后的现场调查与病因分析描述正确的是　　（　　）

A. 若流行病学原因（传染源、传播途径、易感人群）不明，应以调查为重点，尽快查清事件的原因

B. 若流行病学原因（污染来源、暴露方式、高危人群）不明，应以调查为重点，尽快查清事件的原因

C. 在流行病学病因查清楚后，应立即实行有针对性的控制措施

D. 若怀疑为中毒事件时，在采取适当救治措施的同时，尽快查明中毒原因，查清中毒原因后，给予特异、针对性的治疗，并注意保护高危人群

E. 在短时间内查明病因的，或者即使初步查明了病原，但无法于短期内找到有效控制措施的，应尽快查明传播途径及主要危险因素，立即采取针对性的措施控制疫情蔓延

5. 下列关于群体不明原因疾病的分工合作、联防联控原则描述正确的是　　（　　）

A. 在事件性质尚不明确时，疾病预防控制机构负责事件的流行病学调查、提出疾病预防控制措施、开展实验室检测

B. 在事件性质尚不明确时，卫生监督机构负责收集有关证据、追究违法者的法律责任

C. 在事件性质尚不明确时，医疗机构负责积极救治患者

D. 在事件性质尚不明确时，其他有关部门应该在各级人民政府的领导和各级卫生行政部门的指导下，各司其职，积极配合相关业务机构开展工作

E. 一旦事件性质明确，各相关部门应各司其职开展工作

6. 下列关于群体不明原因疾病专家组的职责描述正确的是 ( )

A. 对群体性不明原因疾病的调查和采取的控制措施提出建议

B. 对确定群体性不明原因疾病原因和事件相应的级别提出建议

C. 对确定群体性不明原因疾病事件的发展趋势进行评估和预测

D. 对确定群体性不明原因疾病事件应急反应的终止、后期评估提出建议

E. 承担群体性不明原因疾病事件应急指挥部交办的其他工作

7. 在卫生行政部门街道群体性不明原因疾病报告并核实后，迅速组织群体性不明原因疾病专家组赴事发地现场会商，在查看病例及其临床资料、核实前期流行病学调查基础上，重点讨论的主要内容包括 ( )

A. 病例是否属于不明原因疾病

B. 病例的临床表现与报告是否相符

C. 诊断是否正确、治疗方法是否适当

D. 病例之间是否有关联性

E. 事件的危害性

8. 在卫生行政部门街道群体性不明原因疾病报告并核实后，迅速组织群体性不明原因疾病专家组赴事发地现场会商，在查看病例及其临床资料、核实前期流行病学调查基础上，经专家会商后撰写会商报告，其主要内容包括 ( )

A. 报告病例的三间分布、病情进展及临床治疗情况

B. 确诊病例、临床诊断病例、疑似病例、密切接触者、一般接触者、监测病例的定义

C. 病人救治方案、治愈与出院标准

D. 事件的初步判断，包括事件的性质、可能的病因、传播(污染)途径、潜伏期及趋势分析

E. 对控制措施和事件分级的建议、疫点、疫区的划定

9. 卫生行政部门接到群体不明原因疾病的报告后，应立即派出专业人员(流行病学或卫生学、临床检验等人员)对不明原因进行初步核实，核实的主要内容包括 ( )

A. 病例的临床特征、诊断、治疗方法、目前采取的措施和效果

B. 发病经过及特点(发病数、死亡数及三间分布)

C. 样本采集种类、方式、时间及保存、运输方法、实验室检测方法、仪器、试剂、质控和结果

D. 危及人群的范围和大小

E. 不明原因疾病性质的初步判断及其依据

10. 对所有群体性不明原因疾病的死亡病例的尸体进行解剖后标本的采集描述正确的是 ( )

A. 疑似病毒性疾病的标本采集时间最好不超过死后 6h

B. 疑似细菌性疾病的标本采集时间最好不超过死后 6h

C. 病理检查的标本不超过 24h

D. 同种组织每一部位至少采集 3 份标本，1 份用于病原学研究(无菌采集)，1 份用于病理学研究(固定于福尔马林中)，1 份用于电镜检查(固定于电镜标本保存液中)

E. 主要的组织器官应多部位同时采集标本

11. 1984 年 12 月 3 日印度博帕尔镇联合化工厂异氰甲酯大量泄漏，导致约 20 万人受害，2500 人丧生，60 万人接受赔偿。这起事件属于　　　　（　　）

A. 突发公共事件　　B. 突发公共卫生事件　　C. 环境公害事件
D. 一般中毒事件　　E. 急性化学中毒事件

答案：1. ABCDE　2. ABCDE　3. ABCDE　4. ABCDE　5. ABCDE　6. ABCDE　7. ABCDE　8. ABCDE　9. ABCDE　10. ABCDE　11. ABCE

五、简答题

1. 简述突发公共卫生事件的概念、分类、特征及分级。

参考答案：

突发公共卫生事件是指突然发生、造成或可能造成社会公众健康严重损害的重大传染病疫情、群体性不明原因疾病、重大食物和职业中毒以及其他影响公众健康的事件。

根据事件的成因和性质，突发公共卫生事件分为重大传染病疫情、群体性不明原因疾病、重大食物中毒和职业中毒、其他影响公众健康的事件（新发传染性疾病，群体性预防接种反应和群体性药物反应，重大环境污染事故，核事故和放射事故，生物、化学、核辐射恐怖事件，自然灾害等导致的人员伤亡和疾病流行）。

突发公共卫生事件具有以下特征：①突发性，突发公共卫生事件不易预测，突如其来，但其发生与转归也具有一定的规律性；②普遍性，突发事件所危及的对象不是特定的人，而是不特定的社会群体，在事件影响范围内的人都有可能受到伤害；③危害的严重性，突发事件可对公众健康和生命安全、社会经济发展、生态环境等造成不同程度的危害；④复杂性，突发公共卫生事件超出了一般社会卫生危机的发展规律，并呈现出易变性，甚至呈现"跳跃式"发展，对事件的处理必须统筹兼顾、科学决策，在政府统一领导下综合协调处理。

根据突发公共卫生事件性质、危害程度、涉及范围，突发公共卫生事件划分为特别重大（Ⅰ级）、重大（Ⅱ级）、较大（Ⅲ级）和一般（Ⅳ级）四级。

2. 简述突发公共卫生事件的工作原则。

参考答案：

（1）预防为主，常备不懈。提高全社会对突发公共卫生事件的防范意识，落实各项防范措施，做好人员、技术、物资和设备的应急储备工作。对各类可能引发突发公共卫生事件的情况要及时进行分析、预警，做到早发现、早报告、早处理。

（2）统一领导，分级负责。根据突发公共卫生事件的性质、范围和危害程度，对突发公共卫生事件实行分级管理。各级人民政府负责突发公共卫生事件应急处理的统一领导和指挥，各有关部门按照预案规定，在各自的职责范围内做好突发公共卫生事件应急处理的有关工作。

（3）依法规范，措施果断。地方各级人民政府和卫生行政部门要按照相关法律、法规和规章的规定，完善突发公共卫生事件应急体系，建立健全系统、规范的突发公共卫生事件应急处理工作制度，对突发公共卫生事件和可能发生的公共卫生事件做出快速反应，及时、有效地开展监测、报告和处理工作。

（4）依靠科学，加强合作。突发公共卫生事件应急工作要充分尊重和依靠科学，要重视开展防范和处理突发公共卫生事件的科研和培训，为突发公共卫生事件应急处理提供科技保障。各有关部门和单位要通力合作、资源共享，有效应对突发公共卫生事件。要广泛组织、动员公众参与突发公共卫生事件的应急处理。

3.特别重大突发公共卫生事件主要包括哪些方面？

参考答案：

(1)肺鼠疫、肺炭疽在大、中城市发生并有扩散趋势，或肺鼠疫、肺炭疽疫情波及2个以上的省份，并有进一步扩散趋势。

(2)发生传染性非典型肺炎、人感染高致病性禽流感病例，并有扩散趋势。

(3)涉及多个省份的群体性不明原因疾病，并有扩散趋势。

(4)发生新传染病或我国尚未发现的传染病发生或传入，并有扩散趋势，或发现我国已消灭的传染病重新流行。

(5)发生烈性病菌株、毒株、致病因子等丢失事件。

(6)一次事件出现特别重大人员伤亡且危重人员多，或者核事故和突发放射事件、化学品泄漏事故导致大量人员伤亡，事件发生地省级人民政府或有关部门请求国家在医疗卫生救援工作上给予支持的突发公共卫生事件。

(7)跨省(区、市)的有特别严重人员伤亡的突发公共卫生事件。

(8)周边以及与我国通航的国家和地区发生特大传染病疫情，并出现输入性病例，严重危及我国公共卫生安全的事件。

(9)国务院及其有关部门(比如卫生行政部门)认定的其他需要开展医疗卫生救援工作的特别重大突发公共卫生事件。

4.突发公共卫生事件现场应急处理的一般程序是什么？

参考答案：

(1)及时报告。发生突发公共卫生事件的单位以及收治患者的医疗机构应及时向相关职能部门(比如疾病预防控制中心和卫生监督机构)报告。报告内容包括：①事件发生的时间、地点等；②事件的影响人数、发病人数和死亡人数等；③事件发生的可能原因、初步分析结果、已经采取的应急措施及尚存的疑难问题等；④事件报告的时间、报告人及联系电话。

(2)现场急救。应及时转诊或就地救治传染病患者(需隔离)、中毒患者及伤病员，或进行医学观察。疾病预防控制中心根据情况向医疗单位提出抢救治疗的意见和建议。

(3)现场控制。发生突发公共卫生事件的单位以及调查人员有责任保护和控制现场，主要工作包括：①隔离传染源；②封锁现场；③改善卫生条件和环境质量。

(4)现场调查。现场调查的主要内容包括：①流行病学调查，以便提出有针对性的预防控制措施；②具体调查方式主要包括现场访问、采样检验等；③对传染病患者、疑似患者、密切接触者进行追踪调查；④尽快查明事件原因、确定事件性质。

(5)现场预防。通过开展健康教育和卫生知识宣传，提高公众自我保护意识和能力，同时采取应急接种和预防服药等措施，保护公众健康。

(6)书面报告。在处理突发公共卫生事件的过程和结束时，要及时书写阶段性和总结性调查报告，向相关职能部门反映事件处理情况，便于指导下一步的工作和进行工作总结。

5. 简述群体性不明原因疾病的概念、特点及应急处理原则。

参考答案：

群体性不明原因疾病是指一定时间内（通常是指 2 周内），在某个相对集中的区域（如同一个医疗机构、自然村、社区、建筑工地、学校等集体单位）内同时或者相继出现 3 例及以上相同临床表现，经县级及以上医院组织专家会诊，不能诊断或解释病因，有重症病例或死亡病例发生的疾病。

群体性不明原因疾病具有临床表现相似性、发病人群聚集性、流行病学关联性、健康损害严重性的特点。这类疾病可能是传染病（包括新发传染病）、中毒或其他未知因素引起的疾病。

应急处理工作原则：①统一领导、分级响应的原则；②及时报告的原则；③调查与控制并举的原则；④分工合作、联防联动原则；⑤信息互通、及时发布原则。

6. 应用流行病学方法进行病因推断时应注意的原则是什么？

参考答案：

（1）根据患者暴露在可疑因素中的时间关系，确定暴露因素与疾病联系的时间先后顺序。

（2）如果可疑因素可按剂量进行分级，可了解该疾病病情的严重程度与某种暴露因素的数量间的关系。

（3）根据疾病地区、时间分布特征，分析疾病病因分布与疾病的地区、时间分布关系。

（4）观察不同的人群、不同的地区和不同的时间，判断暴露因素与疾病可重复性联系。

（5）根据所掌握的生物医学等现代科学知识，合理地解释暴露与疾病的因果关系。

（6）观察暴露因素与疾病的关系，判定是否存在一对一的关系或其他关系。

（7）观察可疑致病因素的变化（增加、减少或去除）和疾病发生率变化（升高或降低）关系，进一步确定暴露因素与疾病的因果关系。

7. 简述电离辐射事故的概念、非随机效应和随机效应的概念、对电离辐射事故进行干预应遵循的防护原则。

参考答案：

电离辐射事故是电离辐射源失控引起的异常事件，直接或间接对生命、健康或财产产生危害。人体一次或一定时间内遭受体外大剂量强透射力射线或比较均匀地全身照射仪器的损伤称为急性电离辐射损伤。

非随机效应是指严重程度随剂量而变化的生物效应（如眼晶体的白内障、皮肤的良性损伤等），这种效应可能存在剂量阈值。随机效应是指发生概率（而非严重程度）与剂量的大小有关的生物效应，一般不存在剂量的阈值。

对电离辐射事故进行干预应遵循的防护原则：（1）为避免发生非随机效应，必须采取防护措施，限制个人的受照射剂量，使之低于可引起非随机效应的剂量阈值；（2）应限制随机效应的总发生率，使其达到可合理做到的尽可能低值。主要的随机效应是遗传效应和致癌效应。

8. 简述公共卫生检测系统的评价原则。

参考答案：

敏感性，指监测系统识别公共卫生问题的能力。

及时性，指监测系统从发现公共卫生问题到信息反馈给有关部门的时间。

代表性，指监测系统发现的公共卫生问题在多大程度上能够代表目标人群的实际情况。

阳性预测值，指监测系统报告的病例中真正的病例所占的比例。

简便性，指检测系统的收集资料、监测方法和运作简便易行。

灵活性，指监测系统能针对新的公共卫生问题进行及时的改变与调整。

9. 在突发公共卫生事件中公民的责任有哪些？

参考答案：

(1)突发公共卫生事件时有发生，公民应主动学习卫生应急知识和技能，家庭常备应急用品。

(2)周围出现多例症状相似的传染病或中毒患者时，应及时向当地医疗卫生机构报告。

(3)公民应积极配合医疗卫生人员采取调查、隔离、消毒、接种等卫生应急处置措施。

(4)从官方渠道获取突发事件信息，不信谣、不传谣、不造谣，科学理性应对。

(5)在进行突发事件卫生应急处置时，政府可根据需要依法采取限制集会和人员活动、封锁疫区等强制性措施。

(6)家畜、家禽和野生动物可能传播突发性传染病，应尽量避免接触，不食用病死禽畜。从事饲养、加工、销售等人员应做好个人防护。

(7)应按旅游部门健康提示，慎重前往传染病正在流行的国家或地区旅行，从境外返回后，如出现发热、腹泻等症状，应及时就诊，并主动报告旅行史。

(8)发生重大传染病疫情时，应做好个人防护，尽量避免前往人群聚集场所。

(9)关注自然灾害预警信息，发生灾害时，应有序避险逃生，积极开展自救、互救。

(10)遭遇火灾、爆炸、泄漏等事故灾难时，应立即撤离危险环境，拨打急救电话。

(11)不随意进入有警告标志的地方，不触碰有放射警告标志的物品。

(12)沾染有毒、有害物质后，应尽快脱去受污染衣物，用大量清水冲洗污染部位，积极寻求专业帮助。

六、论述题

1. 论述群体不明原因疾病现场调查与病因分析的内容要点。

参考答案：

(1)群体不明原因疾病的核实与诊断：①核实，由专业人员（流行病学、临床和检验等人员）对不明原因疾病进行核实与诊断；②判断，根据核实结果进行综合分析，初步判断群体不明原因疾病是否存在，若确实存在，应对群体不明原因疾病的性质、规模、种类、严重程度、高危人群、发展阶段和趋势进行初步判断，并制定初步的调查方案和控制措施。

(2)病例调查和分析：①病例搜索，根据病例定义的内容，在一定时间、范围内搜索类似病例并开展个案调查、入户调查和社区调查；②初步分析，统计病例的发病数、死亡数、病死率、病程等指标，进行病例的三间分布分析、进行病例相关特征的关联性分析。

(3)提出病因假设：①寻找病因假设，从临床、流行病学基本资料入手，考虑群体不明原因疾病是常见病和多发病、少见病和罕见病还是新发病，是感染性疾病还是非感染性疾病，感染性疾病是否具有传染性,感染性疾病是细菌性还是病毒性,非感染性疾病是食物中毒还是职业中毒;②建立病因假设,综合前面几个步骤的内容初步提出病因假设。

(4)验证病因假设:①流行病学病因验证,根据病因假设,充分利用病例对照、队列研究等设计类型进行分析性流行病学假设验证;②实验室验证,通过生物标本进行验证;③干预(控制)措施效果评价,可以进一步验证病因假设。

(5)判断和预测:综合分析调查结果,对群体不明原因疾病的病因、目前所处的阶段、影响范围、患者救治或干预措施的效果进行描述和分析,得出初步结论,同时对患者的预后、群体不明原因疾病的发展趋势及其影响进行分析和预测,并对下一步的工作提出建议。

2. 论述不明原因无传染性疾病和有传染性疾病的现场控制措施策略。

参考答案:

无传染性疾病的现场控制措施策略:①积极救治病人,减少死亡。②对共同暴露者进行医学观察,一旦发现符合本次事件病例定义的病人,立即开展临床救治。③移除可疑致病源,如果怀疑为食物中毒,应立即封存可疑食物和制作原料;如果怀疑职业中毒应立即关闭职业场所;如果怀疑为过敏性、放射性物质所导致,应立即采取措施移除或隔开可疑的过敏原、放射源。④尽快疏散可能继续受致病源威胁的群众。⑤在对易感者采取有针对性保护措施时,应优先考虑高危人群。⑥开展健康教育,提高居民自我保护意识,群策群力、群防群控。

有传染性疾病的现场控制措施策略:①现场处置人员进入疫区时,应采取保护性措施。②隔离治疗患者,根据疾病的分类,按照呼吸道传染病、肠道传染病、虫媒传染病隔离病房要求,对病人进行隔离治疗。重症病人立即就地治疗,症状好转后转送隔离医院。病人在转运过程中要注意采取有效的防护措施。治疗前注意采集有关标本。出院标准由卫生行政部门组织流行病学、临床医学、实验室技术等多方面的专家共同制定,患者达到出院标准方可出院。③如果有暴发或者扩散的可能,符合封锁标准的,要向当地政府提出封锁建议,封锁的范围根据流行病学调查结果来确定。发生在学校、工厂等人群密集区域的,如有必要应建议停课、停工、停业。④对病人家属和密切接触者进行医学观察,观察期限根据流行病学调查的潜伏期和最后接触日期决定。⑤严格实施消毒,按照《中华人民共和国传染病防治法》要求处理人、畜尸体,并按照《传染病人或疑似传染病人尸体解剖查验规定》开展尸检并采集相关样本。⑥对可能被污染的物品、场所、环境、动植物等进行消毒、杀虫、灭鼠等卫生处理。疫区内重点部位要开展经常性消毒。⑦疫区内家畜、家禽应实行圈养,如有必要,报经当地政府同意后,对可能染疫区的野生动物、家禽家畜进行控制或捕杀。⑧开展健康教育,提高居民自我保护意识,做到群防群治。⑨现场处理结束时要对疫源地进行终末消毒,妥善处理医疗废物和临时隔离点的物品。

3. 论述急性化学中毒的概念,化学中毒事故的分类、特点、诊断原则及急救原则。

参考答案:

(1)急性化学中毒是指一次或 24h 内吸收大剂量化学物并作用于人体,引起功能或器官性病变,导致暂时性或持久性损害,甚至危及生命。

(2)化学中毒事故是指在化学品、易燃易爆危险品生产、使用、储存和运输过程中,由于操作不当、交通肇事或人为破坏而造成大量有害化学物质释放引发泄漏、爆炸、燃烧等突发事件,短期内严重危害人体健康或污染环境,造成众多人员急性中毒、伤残或死亡等较大社会危害的事故。

(3)化学中毒事故按照事故波及范围及危害程度、救援角度，可以分为：①一般性化学事故，由于工艺设备落后或者操作不当而引起，一般中毒10人或死亡3人以下，化学污染局限在事故现场发生地，只需组织自救就能迅速控制的化学事故；②灾害性化学事故，指中毒11～100人或死亡4～30人，化学污染扩散到周边地区，无法控制在事故现场，需要组织社会救援；③重大灾害性事故，中毒大于100人或死亡大于30人，财产遭受重大损失，影响生产或居民生活，事故呈现进一步扩散态势，化学污染跨越辖区范围，污染程度严重，需要组织大规模社会救援。

(4)特点：突发性强、危害面广、救援难度大、处置专业强。

(5)诊断原则依据三个方面进行综合考虑：①病因，根据接触史、现场流行病学调查、实验室生物材料检测等明确毒物种类、接触途径、剂量估计等，如同时接触几种毒物，还要考虑联合作用；②疾病，根据临床表现、辅助检查等明确疾病性质、剂量—反应关系及严重程度；③鉴别诊断，排除类似疾病。

(6)急救原则：①现场抢救要点包括将患者迅速撤离现场至安全地带，采取紧急措施维持生命体征，眼部污染及时充分地用水清洗，脱去受污染衣物，彻底清洗污染皮肤、毛发、指甲等处的残留物质，紧急处理后立即送往医院；②病因治疗要点包括防止毒物继续吸收，排除体内已经吸收的毒物和代谢物，使用特效解毒剂；③对症治疗要点包括消除或减轻毒物损害主要系统或器官所致的病理变化，应用非特异性拮抗药物，维护机体内环境平衡，减轻患者痛苦；④支持治疗要点包括提高机体对疾病的抵抗力，进行心理治疗和康复治疗；⑤预防性治疗要点包括预防可能发生的各种病变，妥善处理治疗矛盾，中医中药治疗，积极护理。

（费方荣、张颖）

第二部分

实验及案例讨论

实验一　健康风险评估案例分析与讨论

一、目的和要求

健康风险评估是临床预防服务的重要内容。作为一名临床医生，在临床工作中应该重视收集健康相关危险因素并进行评估，及时发现影响患者健康的主要危险因素以及潜在危险因素，尽早帮助患者建立健康生活方式。通过本案例的学习，帮助学生掌握健康风险评估的原理和初步应用。

二、主要内容

（一）病例资料

一名23岁的男性，每天吸烟1支以上，每天饮酒2两以上，喜欢吃油炸食品、腌制食品，每天均食用新鲜蔬菜，每餐菜食偏咸，无胃癌家族史，经常生闷气，吃饭时心情不愉快。表1-1为20～24岁男性胃癌的危险分数表，第一列为评估的危险因素，第二列为各种因素所对应的危险分数，第三列针对部分可以控制或消除的危险因素，在建立健康行为后新的危险分数。请回答以下系列问题，并根据表1-1信息对该男性发生胃癌的风险进行评估。

表1-1　20～24岁男性胃癌的危险分数情况

危险因素		危险分数	可改变的危险分数
吸烟情况	不吸烟	0.62	
	吸烟	1.34	0.62
慢性饮酒或酗酒	否	0.58	
	是	1.38	0.58
食用油炸食品	＜3次/周	0.90	
	≥3次/周	1.65	0.90

续表

危险因素		危险分数	可改变的危险分数
食用腌制食品	<3 次/周	0.94	
	≥3 次/周	2.11	0.94
食用新鲜蔬菜	<3 天/周	1.49	0.92
	5～7 天/周	0.92	
摄盐	正常	0.88	
	过多	1.44	0.88
胃癌家族史	无	0.74	
	有	2.11	
生闷气吃饭	无	0.90	
	经常	2.97	0.90

(二)问题讨论

问题 1:什么是健康危险度评估?

健康危险度评估是研究致病危险因素和疾病发病率或死亡率之间数量依存关系及其规律性的一种技术。该技术将生活方式等因素转化为可测量的指标,预测个体在一定时间发生疾病或死亡的危险,同时估计个体降低危险因素的潜在可能,并将评估信息反馈给个体。

问题 2:什么是目前的危险分数、一般人群的危险分数、目标危险分数?

目前的危险分数:根据目前的情况(个体的生活方式、遗传因素等)所计算的现实的危险分数。

一般人群的危险分数:以同年龄、同性别个体的危险分数作为评估对象的参照,一般取值为 1。

目标危险分数:有些与行为生活方式有关的危险因素是可以改变的,目标危险分数指的是改变一些可变的危险因素,全面践行健康生活的理想情况下计算得到的危险分数。

问题 3:什么是低危险型、自创型、难以改变的危险因素型、一般危险型?

低危险型:被评价者发生该病的目前的危险分数小于 1,即低于同年龄、同性别一般人群的发病危险。通过进一步调整行为方式仍然可以进一步降低危险,但程度有限。

自创危险型:被评价者发生该病的目前的危险分数大于 1(说明危险分数的平均水平较高),而目标危险分数远小于目前的危险分数,通过降低危险分数的措施可以降低发病危险。

难以改变的危险因素型:被评价者发生该病的目前的危险分数大于 1(说明危险分数的

平均水平较高)，而目标危险分数和目前的危险分数相差较小(说明个体危险因素主要来自生物遗传和既往疾病史)，通过降低危险分数的措施降低发病危险的可能性很小。

一般危险型：被评价者发生该病的目前的危险分数接近1，目标危险分数和目前的危险分数相接近，说明被评价者的发病危险接近于一般人群，降低的可能性有限。

问题4：根据表1-1信息对该男性发生胃癌的风险进行评估，并根据上述问题概念进行解释性说明。

第一步：计算目前的危险分数

目前的各项危险因素的危险分数分别为：1.34，1.38，1.65，2.11，0.92，1.44，0.74，2.97

目前的危险分数为：1.34＋1.38＋1.65＋2.11＋1.44＋2.97－6＋0.92×0.74＝5.57

第二步：计算目标危险分数

目标危险分数：0.62×0.58×0.9×0.94×0.92×0.88×0.74×0.90＝0.16

第三步：解释说明

根据目前的危险分数得出，目前该个体发生胃癌的危险性是同年龄组男性的5.57倍；根据计算得到的目标危险分数得出，如果个体践行健康的生活方式，发生危险性降低为0.16。即该个体胃癌的危险度评估为自创危险型。

(王珍、韩江余)

实验二　糖尿病食谱编制

一、目的和要求

糖尿病食谱编制是糖尿病管理的基本方法。临床医生需要在临床实践中根据糖尿病营养治疗的原则与要求，为患者制定每日各餐主、副食的品种、数量及用餐时间表。通过本案例的学习，要求学生学会根据患者目前的血糖、尿糖和血脂水平，体重及要求达到的理想水平以及并发症的发生情况，为糖尿病患者编制一日食谱，初步掌握糖尿病食谱的制定和评估方法。

二、主要内容

（一）病例资料

1. 某糖尿病患者，男性，身高 1.68m，体重 80kg，从事办公室工作（极轻体力劳动），血糖和尿糖均高，高胆固醇血症，且有肾功能不全。根据其标准体重已经计算出全日总能量供给量为 1600kcal。请根据具体情况回答下列问题。

（二）问题讨论

问题 1：如果按照碳水化合物：脂肪：蛋白质＝60：25：15 的比例，碳水化合物、脂肪和蛋白质各需要多少克？

全日总能量供给量为 1600kcal，则：

碳水化合物供给量为：1600×60％/4＝240g

脂肪供给量为：1600×25％/9＝44g

蛋白质供给量为：1600×15％/4＝60g

问题 2：在选择碳水化合物的时候有什么考虑？

碳水化合物以复合或复杂碳水化合物为主，尽量选择低血糖生成指数和低血糖生成负荷的碳水化合物。

问题 3：什么是血糖生成指数？什么是糖负荷？

血糖生成指数（glycemic index，GI）：指含 50 克碳水化合物的食物与相当量的葡萄糖

(通常将葡萄糖的血糖生成指数定为100)在一定时间内(一般为2h)引起体内血糖应答水平的百分比值。该值反映了食物与葡萄糖相比升高血糖的速度和能力,是衡量食物引起餐后血糖反应的一项有效指标。

糖负荷:是将食物的血糖生成指数和食物中碳水化合物含量综合考虑的指标,是血糖生成指数与每100g食物所含碳水化合物的乘积,与血糖生成指数结合起来指导糖尿病患者的饮食。

问题4:考虑到该患者还存在血脂异常,在补充脂类物质时有何考虑?

脂肪供给量占全天总能量的20%~25%,多不饱和脂肪酸∶单不饱和脂肪酸∶饱和脂肪酸的比值为1∶1∶0.8。胆固醇应低于300mg/天,合并高胆固醇血症者应低于200mg/天。

问题5:该患者有肾功能不全,在选择蛋白质上有何考虑?

应限制蛋白质摄入,可根据肾功能损害的程度来确定,一般应占全天总能量的10%以下或者按0.5~0.8g/(kg.d)计算。增加膳食纤维的摄入,摄入总量应在20%以上。

问题6:糖尿病患者在餐次分配比例上有何要求?

糖尿病患者在餐次分配比例上通常要考虑糖尿病患者的饮食习惯、血糖或尿糖波动情况、服用降糖药或注射胰岛素时间及病情是否稳定来确定分配比例。应尽量少吃多餐,定时定量。

问题7:什么是食物交换份?

将食物分为主食、蔬菜、水果、瘦肉、乳品和油脂6类,每类食物按可提供同等热卡(90kcal或376kJ)的重量定为1份。糖尿病患者根据自己所需热量和品种比例,在总热量范围内,同类食物可以相互替换。

问题8:该糖尿病患者总共需要多少份的食物?如果分配到谷类、蔬菜、水果、肉蛋奶和油脂类,每类食物可以分配多少份?

全天食物交换份数=1600/90≈18份,谷类为11份,蔬菜为1份,水果为1份,肉蛋奶为3.5份,油脂为1.5份。

(王珍、孟祥勇)

实验三　新发传染性疾病案例分析与讨论

一、目的和要求

通过本案例的学习，掌握新发传染性疾病的概念内涵及特点、新发传染病发生及传播原因、疑似传染性不明原因性疾病的现场控制与救治原则。

二、主要内容

（一）病例资料

2019 年 12 月以来，湖北省武汉市部分医院陆续发现了多例有华南海鲜市场暴露史的不明原因肺炎病例，证实为新型冠状病毒感染引起的急性呼吸道传染病。2020 年 2 月 11 日，世界卫生组织总干事谭德塞在瑞士日内瓦宣布，将新型冠状病毒感染的肺炎命名为“新型冠状病毒”，英文名称为“COVID-19”。3 月 11 日，世卫组织认为当前新冠疫情可被称为全球大流行。截至欧洲中部时间 2021 年 9 月 27 日 18 时 19 分（北京时间 28 日零时 19 分），全球确诊病例达到 231551680 例，死亡病例达到 4743708 例。

（二）问题讨论

问题 1：新发传染病和再发传染病的定义是什么？

新发传染病是指造成地区性或国际性公共卫生问题的新识别的和以往未知的传染病，常由新种或新型病原微生物所引起，大致可分为二类：一是某些疾病早已存在，但未被认为是传染病或未证实病原体，近来因诊断技术的进步，发现并证实这些疾病的病原体，如消化性溃疡、丙型或戊型病毒性肝炎、莱姆病、军团菌等；二是某些疾病过去可能确实不存在，由于微生物发生的适应性变异和进化，以及病原体来自动物的传染病，如艾滋病、O139 霍乱、SARS、西尼罗脑炎等。

再发传染病是指那些早就为人们所知，并已得到良好控制，发病率已降到极低水平，但现在又重新流行，再度威胁人类健康的传染病，如结核病、性传播疾病、疟疾、狂犬病等，多重耐药病原微生物感染也是一类重要的再发传染病。

问题 2：新发传染病发生及传播原因是什么？

影响新发传染病发生的因素主要分为传染源的变化、疾病的传播途径及方式的改变以及人类自身对疾病的抵抗能力改变三个方面，其他因素如环境、社会等通过对上述三个方面的作用而发挥影响。归纳起来，主要影响因素有以下几个方面：(1)人口密度增加与快速流动；(2)药物滥用，由于抗生素等各种药物的滥用，病菌很容易产生抗药性，病原微生物的生命周期短，发育迅速，容易通过交换或突变产生新的基因，抗药性通过遗传不断积累，大量产生具有抗药性的新耐药菌株，耐药谱越来越广，具有抗药性的病菌很容易蔓延，也增加了疾病控制的难度；(3)饮食习惯和生活方式，生食肉类等习惯是造成许多动物源性传染病传播的重要因素；(4)病原体进化和适应，新发病原的出现一般分为抗药株的出现、新的病原体出现、原有病原体的毒力及所产生毒素发生改变、慢性病的致病因子的发现等；(5)公共卫生基础及体系，卫生保健服务和设施的削弱、对传染病的忽视、防御控制措施如监测和免疫的松懈、监测系统的局限性以及检测技术的匮乏等均可导致传染性疾病的出现和再发，进而导致公共卫生体系在预防控制传染病暴发方面的能力不足；(6)医疗方式的改变，动物器官向人体的移植、免疫抑制剂等广泛使用，也加速了病毒、细菌等病原体的扩散、变异和进化，出现一系列新的致命病原体的感染传播；(7)环境的破坏，人类发展过程中所从事的各种活动，如农业开发、森林采伐、环境改变等都会对新发传染病的发生产生重要影响，导致动物性疾病增加；(8)全球贸易快速发展，贸易全球化使物流全球化，交通发达使海空运量大幅增加，沾染、污染或夹带了致病微生物、传播宿主的商品货物在全球范围内快速流动，有可能让某些传染病迅速传播以及食源性疾病发生；(9)气温升高等气候变化，可以促进一些疾病尤其是蚊媒类疾病，如疟疾、黄热病和登革热的跨地区传播，不断增加的气温和雨量已经使亚撒哈拉非洲和拉丁美洲地区的疟疾疫区不断扩大，而且可能在今后数十年内导致在发展中国家增加数百万病例；(10)野生动物的接触和过度使用，野生动物是自然疫源地病原体的天然储藏库，这些原本存在于动物体内的病原体与人类和平共处，互不干扰，但是由于人类生产、开发行为使人类与自然界尤其是动物宿主与媒介宿主接触更为密切，一些野生动物身上的病原体不断传播到人体，导致一些原存在于自然界中不为人所知的疾病感染人类的机会大增，人类进入自然疫源地被感染后，又向更大区域传播；(11)地域因素，有人综合全球新发感染性疾病历次疫情暴发情况、气候等各种因素做出了“危险分布图”，预测全球可能发生下一个新发传染性疾病的高危地区在拉丁美洲、热带非洲和亚洲，且新发感染性疾病的分布有地域差异。

问题 3：如果疑似传染性不明原因性疾病，其现场控制措施、救治原则与隔离原则是什么？

现场控制措施主要包括：(1)现场处置人员进入疫区时，应采取保护性预防措施；(2)隔离患者，按照传染病隔离病房要求，对患者进行隔离治疗；(3)如有暴发或者扩散的可能，符合封锁标准的，应根据流行病学调查结果提出封锁建议；(4)对患者家属及其密切接触者进行医学观察，观察期限根据流行病学调查的潜伏期和最后接触日期决定；(5)严格实施消毒；(6)疫区内家禽、家畜应实行圈养；(7)开展健康教育，提高居民自我保健意识，做到群防群治；(8)现场处理结束时应对疫源地进行终末消毒。

救治原则：(1)消毒隔离，防止传播；(2)及时对症治疗，减少伤亡；(3)正确用药，提高疗效；(4)精心护理，促进健康。

隔离原则：(1)对患者进行严格的隔离治疗；(2)如果患者较少，可就地隔离，在患者家中进行治疗；(3)如果患者较多，应建立临时隔离医院，将患者收入医院进行隔离治疗；(4)患者必须单独处理，单独病房。

（王珍、张颖）

实验四　慢性病自我管理方案设计

一、目的和要求

慢性病自我管理是常见慢性病的一种防治手段，慢性病患者只有实现了慢性病的自我管理，上级医院看病难的问题才能真正得以解决。要实现慢性病患者的自我管理，需要医务人员的大力支持。因此，医务人员有必要掌握自我管理的基本方法，比如常见的病人健康教育的形式、常见的病人健康教育的方法、健康教育的基本流程、制定健康教育指导手册的要点以及小组形式健康教育的教学技巧。通过本实验的学习，帮助学生初步掌握慢性病自我管理的基本方法与设计思路。

二、主要内容

(一)常见的病人健康教育的形式

健康教育应根据健康教育对象的特征和健康教育的内容选择适当的形式，一般分为个别指导、集体讲座和座谈会三种形式。

个别指导是针对一个病人进行的健康教育，是最有效的一种健康教育形式。其特点是谈话自由，易于双方的沟通，能根据需要进行，简便而灵活。集体讲座是将多个病人(同病种、同手术、同检查等)组织到一起进行宣教的一种健康教育形式。其特点是开放性的宣教，能够使病人与病人之间可以互相提醒、交流、讨论、提问，因此也可达到较好的指导效果。座谈会是将病房的病人召集在一起，对本专科疾病的常见知识和共性特点的内容进行宣教，如糖尿病的基本知识等。

(二)常见的病人健康教育的方法

常见的病人健康教育的方法主要包括：语言教育法、文字教育法、形象化教育法和视听教育法。

语言教育法是通过面对面的口头语言进行直接教育的方法。主要通过讲课、谈话、讨论、咨询、鼓励、宣讲等形式。文字教育法是以文字或图片为工具，将疾病知识制作成报纸、宣传卡片或宣传手册等，通过简明、形象、生动的文字描述使人们易于接受和掌握，从而达到健康教育目的的一种方法，如糖尿病的防治手册等。文字教育法的优点在于便于保存和查阅、可以广泛传播、作用时间较持久。形象化教育法是以各种形式的艺术造型直接作用于人的视觉器官，以及生动的文字说明或口头解释，通过人的视觉及听觉而作用于人的大脑的教育方法，如标本模型等。形象化教育法可以使病人更加直观地认识疾病，从而更能配合治疗。视听教育法是利用现代化的视听系统(声、光、电)来进行的健康教育形式，比如录音、投影、幻灯、电视、电影等。

(三)健康教育的基本流程

健康教育的基本流程包括：评估、计划、实施和评价。

评估的内容主要包括病人的文化、经济、家庭、身体状况、心理状态、病人的求知欲、学习的接受能力等，从中了解病人需要哪些健康指导、最急需的健康教育内容、病人对治愈疾病的期望。

计划指的是结合评估资料制订相应的健康教育计划，对病人采取何种方式进行宣教、什么时候适宜、哪些是急需解决的问题、哪些是远期目标，这些都是计划的内容。

实施指的是医护人员应根据病人的个体差异进行健康教育，如对一个文化层次较低的病人，进行健康教育的时候尽量使用通俗易懂的语言，而不是医学术语，否则达不到预期的效果。

评价主要包括两方面的内容：(1)是否达到目标，衡量健康教育效果的程度可分为完全掌握、部分掌握和未掌握三种；(2)重新制定目标，医务人员需要根据患者目标达到的情况对健康教育内容进行完善，以达到高质量的健康教育。

(四)制定健康教育指导手册的要点

以《糖尿病健康教育指导手册》(见表4-1)为例，手册需要明确健康教育的内容、形式、方法与流程。内容可以参考最新的指南，健康教育的形式、方法与流程如上所述。

表4-1　《糖尿病健康教育指导手册》内容目录

1.什么是糖尿病？
2.糖尿病诊断标准是什么？
3.糖尿病如何分型？
4.什么是糖尿病的三级预防？
5.哪些人容易得糖尿病？
6.糖尿病患者需要进行哪些常规检查？
7.如何使用血糖仪自我测量血糖？
8.血糖试纸如何保存？
9.为什么指血和静脉血测出的血糖值会出现差异？应该如何看待？
10.在测指血的时候，需要消毒么？应该怎样消毒？
11.采血时应注意什么？
12.如何保养和清洁血糖仪？
13.糖尿病患者治疗目标是什么？
14.糖尿病患者饮食治疗。

续表

15.糖尿病患者要怎么吃水果？
16.糖尿病患者早餐怎么吃？
17.糖尿病患者如何进行运动治疗？
18.常用口服降糖药。
19.在哪些情况下，需要胰岛素进行常规治疗？
20.常用胰岛素和作用特点。
21.如何使用胰岛素？
22.如何注射胰岛素？
23.如何储存胰岛素？
24.糖尿病有哪些急性并发症？
25.发生低血糖怎么办？
26.如何预防和治疗糖尿病视网膜病变？
27.如何预防和治疗糖尿病合并肾病？
28.如何预防和治疗糖尿病足？
29.如何控制糖尿病患者血压？
30.中医对糖尿病的认识。
31.糖尿病中医食疗。
32.糖尿病治疗验方精选。
33.糖尿病的针灸疗法。

注：摘自《糖尿病健康教育手册》(主编：吕文山，高燕燕；出版年：2012)。

(五)小组形式健康教育的教学技巧

下面以小组形式健康教育为例，讨论以小组形式健康教育的教学技巧，主要内容包括：选取小组长、课程简介、介绍活动所需的资源、活动所需的设置、教学方法的确定等。

选出一到两个小组长，小组长是核心人物，负责活动的组织和策划。若有两个小组长，则两人应分工明确、密切配合。

课程简介，以糖尿病健康教育为例(见表4-1)，在小组讨论之前，小组长可以简单地进行如下介绍：为控制糖尿病的发展和预防并发症的发生，患者需要充分发挥主人翁作用，积极参与，并有家属配合的情况下才能收到实效；举办糖尿病自我管理小组形式的健康教育，是推进患者实施自我管理的良好途径之一。

活动所需的资源指的是准备整个活动期间可能用到的一些物质准备，比如胸卡、卡片、电脑、黑板架、挂图、小礼物和茶水等。

活动所需要的设置主要包括授课内容及总次数、频次以及每次活动的持续时间等。每次课前组长介绍本次活动的内容及时间安排，每次课后要求患者制订一份实施自我管理的周目标计划，下次课前要求患者讲述上周计划实施的执行情况以及所遇到的困难等。

教学方法可以根据课程具体内容采取小讲课、讨论、头脑风暴、示范练习和角色扮演等。下面以头脑风暴(集体讨论)为例，介绍一下头脑风暴的概念及要点(见表4-2)。

表 4-2　头脑风暴的概念及要点

1.定义及要求
(1) 头脑风暴是一种自由发表意见的形式。
(2) 全体组员要围绕一个相同的问题或者题目进行自由发言,要求创造性地提出建议,无需对任何发言进行讨论、判断和评估。
(3) 集体讨论活跃气氛非常重要,气氛越活跃,提出的建议越多。
(4) 提出的建议不论对与错都需要立即整理下来,并对提出的建议进行分析、提炼与解释。
2.基本过程
(1) 讲课结束后,可以要求组员对讲课的内容提出问题和建议并进行讨论,也可以提出一些问题要求组员回答。引导讨论的组长要具有鼓动性并把握好方向,另一个组长把组员回答问题的主要内容列在黑板上。
(2) 如果提出的建议比较冗长且不明确,应该让提出建议者进行解释或者组长根据提出建议者的内容进行解释性引导与澄清,如果提问者同意组长的解释才能记录下来。
(3) 组长在提出建议的过程中不应该加以评论。如果组员无法提出问题或建议以及不明确组长提出的问题,组长可以引导组员以明确需要讨论的问题。
(4) 在所有建议都记录下来后,让全体组员看看是否有记录不准确或者不清楚的地方。如果有,让提出建议者进一步解释以澄清。如果组员发现组员提出的问题或建议不确切或者错误,组长不要指明其提出者。

(六)自我管理实例

这里以表 4-1 糖尿病的自我管理内容为主要讲授内容,计划在社区开展自我管理健康教育课程共 4 次课,分别讲授糖尿病的基础知识、糖尿病患者的饮食管理、糖尿病患者的运动管理和糖尿病的药物管理相关知识和技能。下面以糖尿病患者的运动管理为例设计其基本流程和技巧。

课前准备:小组长提前与社区医生联系,让社区医生通知学员按时到指定的地点进行健康教育。小组长准备好讲课所需要的物质材料,比如课件及发放材料、电脑、小礼物等。

课前评估,主要包括:(1)听课者对运动基本知识的了解情况;(2)听课者的健康状况;(3)目前的身体活动水平;(4)听课者运动能力;(5)听课者对于身体活动的认识和担忧;(6)听课者对身体活动的意愿等;(7)听课者对身体活动带给自己健康益处的期望等。

课前计划,主要包括:(1)拟讲授的基本内容(运动学的基本知识、运动对健康的益处、运动的注意事项、运动计划的制订);(2)拟采取的健康宣教的方式(集中讲课);(3)拟采取的健康宣教的方法(图文并茂的 PPT 讲授配合自制的视频教学材料)。

健康教育的实施,主要指现场的具体实施过程,主要包括:(1)听课者的登记;(2)课前评估;(3)课堂讲授;(4)听课者提问。

教育效果评价,主要包括:(1)学员听课效果评估(问题或问卷);(2)评估听课学员制订的一周运动计划;(3)评估听课学员一周运动计划的完成情况并给予指导性意见。

（王珍、韩江余）

实验五　环境相关疾病的案例分析与讨论

一、目的和要求

通过本案例的学习，培养学生在临床实践中要重视环境相关疾病的探索与研究，掌握环境相关疾病的临床诊断过程中环境暴露信息的收集方法。

二、主要内容

（一）病例资料

1. 某女，29 岁，主诉参加工作 1 个月来，在工作场所经常出现皮肤黏膜瘙痒、眼睛干痒、干嗽、胸闷和窒息样感觉、疲劳、头晕、头痛和不适，离开工作环境回到家里症状减轻并逐步消失，上班后又开始出现类似的症状。

（1）病史：否认参加工作前有相关疾病史。

（2）一般检查：该患者体温、血压、呼吸和脉搏均正常。

（3）实验室检查：血脂、血糖、血沉、血色素、甲状腺功能均正常。

（二）问题讨论

问题 1：该患者有哪些健康问题？

该患者的主要健康问题表现为皮肤黏膜的刺激症状、神经衰弱综合症候群。

问题 2：您的初步诊断结果是什么？

初步考虑患者可能为官能性疾病或心因性疾病。

问题 3：根据您的初步诊断结果，初步判断引起患者出现上述症状的可能原因有哪些？

患者上述症状的主要原因可能与工作压力和工作环境有关。

问题 4：为了帮助您的诊断，还需要进一步收集哪些资料？为什么？

为了进一步明确诊断，需要进一步收集患者职业环境和生活环境的各种可能暴露因素。

(三)环境暴露史信息收集

由于患者属于职业人群,根据其主诉症状,医生有必要收集患者职业环境和生活环境中的各种可能环境暴露因素相关信息,以帮助判断患者的症状是否与某种或某些环境有害因素相关。

环境暴露史信息的收集一般通过问卷调查获得(附表 5-1 环境暴露史问询表),患者可以自己填表,也可以通过医生询问获得,环境暴露史问询表包括职业环境暴露史和生活环境暴露史两部分内容。

根据患者自填问卷获取的主要信息包括:(1)患者主要从事办公室文员工作;(2)患者工作的写字楼为新装修楼盘,装修后 1 个月即投入使用;(3)办公室的柜子和桌椅都是新近采购,有一股较为刺鼻的味道;(4)办公室里还有男性同事吸烟,有其他同事也出现类似的症状;(5)患者的这些症状在工作场所之外的其他地方表现不太明显。

问题 5:根据收集到的患者进一步信息,您是否能明确患者主诉的症状的主要原因有哪些?

根据进一步收集到的患者相关信息,可进一步明确患者主诉的症状的主要原因与办公场所的不良工作环境暴露有关。

问题 6:如果考虑患者疾病可能属于室内空气污染引起的疾病,该患者的情况属于不良建筑综合征,还是建筑物相关疾病,如何鉴别?

不良建筑综合征(SBS),亦称为病态建筑物综合征,主要是由于某些建筑物内空气污染、空气交换率很低,在该建筑物内活动的人群产生了一系列自觉症状,而离开了该建筑物后,症状即可消退。这种建筑物被称为"不良(或病态)建筑物",产生的系列症状被称为"不良建筑综合征"。

主要症状包括:(1)眼睛,尤其是角膜、鼻黏膜及喉黏膜有刺激症状;(2)嘴唇等黏膜干燥;(3)皮肤经常生红斑、荨麻疹、湿疹等;(4)容易疲劳;(5)容易引起头疼和呼吸道感染症状;(6)经常有胸闷、窒息样的感觉;(7)经常产生原因不明的过敏症;(8)经常有眩晕、恶心、呕吐等感觉。

主要特点:(1)发病快;(2)患病人数多;(3)病因很难鉴别确认;(4)患者离开了该建筑物后,症状即可缓解或消退。

建筑物相关疾病是指由人体暴露于建筑物内的有害因素(细菌、真菌、尘螨、氡、一氧化碳、甲醛)所引起的疾病。

建筑物相关疾病与不良建筑综合征的主要区别在于:(1)患者的症状在临床上可以明确诊断;(2)病因可以鉴别确认;(3)患者即使离开致病现场,症状也不会很快消失,必须进行治疗才能恢复健康。

问题 7:从公共卫生医师的角度,提出针对所诊断疾病的管理措施。

目前的观点认为,针对 SBS 的处理措施既要针对患者又要针对建筑物,即使尚未确定具体的病原体,也应尽可能开始进行诸如改善通风和减少环境污染源之类行动。

针对患者的处理,目前的证据表明,每个人对室内空气质量的要求有很大差异,因此不可能提供一个适合大部分劳动者的工作环境。无法改变自己不满意的环境的劳动者更容易患上不良建筑综合征。如果他们没有能力改善环境,这可能形成一种压力源,可导致 SBS

相关的症状，进而可能导致他们的生产力下降。

建筑里的工人是最昂贵的商品，改善他们的工作环境很可能最具有成本效益。针对建筑物的处理，比如针对通风系统，世界卫生组织(WHO)专门制定了《WHO建筑通风系统管理指南》，其要点包括：(1)建筑物及其供暖、通风和空调系统不应产生引入通风空气的生物污染物(如果杀菌剂不可避免，应防止它们进入可能被占用的空间)；(2)标准和建筑规范应通过规定适当数量的通道、定期检查和维护时间表来确保通风系统的有效维护；(3)在居住者不能有效控制通风空气质量的建筑中，应指定相关责任人负责这项工作；(4)公共和办公大楼的维修人员应接受适当的培训，以进行建筑物系统的例行检查和维修。

三、环境暴露史问询情况

(一)调查对象基本信息

1. 姓名：____________

2. 性别：____________

3. 出生日期：____________

4. 调查或就诊日期：____________

(二)职业环境暴露

暴露来源

5. 您目前的工作是否暴露于下列物质？(可多选)

○金属　○粉尘　○化学物　○烟雾　○电离辐射　○半电离辐射　○噪声　○振动　○高温　○低温　○低气压　○生物因素

6. 您以前的工作是否暴露于下列物质？(可多选)

○金属　○粉尘　○化学物　○烟雾　○电离辐射　○半电离辐射　○噪声　○振动　○高温　○低温　○低气压　○生物因素

7. 您家人(居住在一起)是否暴露于上述物质？

○是　○否

上述三个问题只要暴露于某种物质，则请继续回答以下问题。

8. 请写出具体的暴露物质名称：________________________________

9. 在您的工作场所是否能闻到异味？

○是　○否

10. 您在工作场所是否使用下列个人防护用品？(可多选)

○手套　○口罩　○面罩　○呼吸器　○防护服　○耳塞/耳罩　○其他

11. 您在工作中是否用溶剂洗手？

○是　○否

12. 您在车间/办公室吸烟吗？

○是　○否

13. 您在工作时或在家里，身旁是否有人经常吸烟？

○是　　○否

14. 您有在车间吃饭的习惯吗？

○是　　○否

15. 您的同事中是否有人出现和您一样的症状？

○是　　○否

16. 您的家人中是否有人出现和您一样的症状？

○是　　○否

17. 您的这些症状在下列情况下是否会有所改变(加重或减轻)？

工作中　　○是　　○否

在家中　　○是　　○否

周末　　○是　　○否

休假时　　○是　　○否

18. 您的工作(工作环境、方式、压力)最近几个月是否有变动？

○是　　○否

19. 您是否服用过中药？

○是　　○否

20. 您下班前洗澡吗？

○是　　○否

21. 您有穿工作服回家的习惯吗？

○是　　○否

职业史

22. 您目前或者最后一个工作的具体工种：________________

23. 您目前或者最后一个工作的开始时间：________________

24. 您目前或者最后一个工作的结束时间：________________

25. 请把以前您所从事的工作的基本情况填入下表。

开始工作时间	工种	暴露的有害物质	通风措施	防护措施

(三)生活环境暴露

26. 您家居住的区域是？

○工业区　　○商业区　　○居住区　　○郊区　　○其他(请说明)：__________

27.您感觉您居住的区域环境如何？

○好　○不好(请说明情况)：

28.您家最近是否装修过或者购买过新家具？

○是　○否

29.您家是否经常使用杀虫剂或农药？

○是　○否

30.您家饮用何种水？

○集中式供水　○井水　○沟塘水　○其他(请说明)：______

31.您是否感觉您家里的饮用水有异常？

○颜色异常　○有异味　○无异常

（王珍、张颖）

实验六 职业病的案例分析与讨论

一、目的和要求

通过本案例的学习和讨论，掌握职业病的概念内涵、职业病的特点、职业病诊断的基本流程以及基本处理方法。

二、主要内容

(一)病例资料

患者赵某，男性，42岁，近年来常感全身乏力，关节酸痛，右上肢发麻，食欲减退，腹部隐痛。因数日未解大便，并出现腹绞痛，收治入院。体查，神志清楚，一般情况尚可，体温37.1℃，脉搏70次/min，呼吸20次/min，血压120/70mmHg，心肺(一)，肝脾不大，腹软，脐周有轻微压痛，无反跳痛，四肢未引出病理反射，血、尿常规未见异常；肝功能、心电图、正常胸部X线照片未见异常改变。进一步询问患者的职业史，发现该患者在某私人铅酸蓄电池厂工作12年，每天工作10h。对该蓄电池厂进一步调查，发现该厂所有车间没有安装任何职业卫生防护设施，工人很少使用防护服、口罩、手套等防护用品。该厂大多数个人反映有头痛、头昏、记忆力减退、四肢无力、肌肉酸痛等症状，少数工人有腹痛、便秘等症状。组织该厂工人体检，发现患者所在的制版车间9人中有6人尿铅高于正常值，其中4人有肢端麻木，1人有中毒性周围神经病。根据上述资料，医生初步怀疑患者为“职业性慢性铅中毒”。

(二)问题讨论

问题1:根据上述描述梳理出“职业性慢性铅中毒”的诊断依据。

诊断依据:(1)详细可靠的职业史;(2)职业病危害接触史和现场危害调查与评价;(3)临床表现;(4)辅助检查结果;(5)排除其他疾病。

问题2:当您遇到腹绞痛患者时，应考虑哪些病症?

腹绞痛主要由腹部管状器官的肌肉痉挛或梗阻引起，如肠管、胆管及输尿管等痉挛或梗阻。常见疾病有急性腹膜炎、急性阑尾炎、胰腺炎、胆囊炎、盆腔炎、急性胃炎、肝硬化、肠梗阻、胆道或输尿管梗阻、胆石症、胆道蛔虫、肾绞痛、胃肠痉挛、肠扭转、肠套叠或肠系膜血管栓塞等。

问题3:慢性铅中毒患者可能出现哪些临床表现(每项临床表现需要简单解释)?

铅可以对全身各个系统产生影响。

神经系统:铅中毒最敏感的靶点为神经系统,且对神经系统的损害是不可逆的。铅对成人神经系统的损害主要表现为:(1)类神经症、神经行为改变、疲乏、注意力不集中;(2)周围神经症状为早期出现感觉和运动神经传导速度下降,肢端麻木或呈手套袜子样感觉迟钝或缺失,视力减退,重者伸肌无力和麻痹,呈腕下垂(垂腕症);(3)严重者出现中毒性脑病,主要表现为表情淡漠、精神失常、运动失调,严重者出现昏迷、惊厥、呕吐,呈癫痫样发作。

血液及造血系统:血液系统是铅中毒的重要靶系统,可有轻度贫血,多呈低色素正常细胞型贫血;点彩红细胞、网织红细胞、碱粒红细胞增多等。

消化系统:主要表现为食欲缺乏、恶心、隐性腹痛、腹胀、腹泻或便秘。严重者可出现腹绞痛(也称铅绞痛)。

口腔:口内有金属味道,口腔卫生不好者,齿龈边缘可出现蓝灰色的着色带。

内分泌干扰:机体铅负荷的增高可对某些激素的代谢产生影响,比如可引起红细胞成熟和骨骼生长障碍,肾素分泌增加、生长激素和甲状腺素抑制。

肾脏毒性:铅的肾脏毒性是一个渐进而隐匿的病理过程。该过程发展到一定阶段即变得不可逆。铅主要损害肾的近曲小管,导致肾小管的转运功能障碍,出现氨基酸尿、糖尿、高磷酸尿盐尿。半数以上的慢性铅中毒肾病患者可以同时患有痛风。

心血管系统:铅与高血压的关系是该领域的重点关注的研究问题。高水平与低水平的铅接触均可导致血压升高。

生殖和发育毒性:成年女性长期接触铅可引起流产、死产、早产、低出生体重、出生缺陷发生率较高。铅对成年男性的生殖毒性主要表现在精子数目减少、活动力减弱、形态改变。

问题4:要证实患者是铅中毒,还应做哪些相关检查?

生化检查:血铅、尿铅。

问题5:慢性铅中毒的处理原则及注意事项是什么?

驱铅治疗,首选依地酸二钠钙,与铅形成稳定的络合物而排出,用药时须注意"过络合综合征",用完一疗程后间隔3～4天重复用药,根据驱铅疗效决定疗程,监测钙、锌等金属的浓度。

处理患者:(1)铅吸收患者,经驱铅治疗可继续原工作,3～6月复查一次;(2)轻度中毒者,经驱铅治疗可恢复工作,一般不必调离铅作业;(3)中度中毒者,经驱铅治疗原则上应该调离铅作业;(4)重度中毒者,经驱铅治疗必须调离,并给予治疗和休息。

(王珍、张颖)

实验七　食物中毒案例分析与讨论

一、目的和要求

通过对本案例的学习与讨论，帮助学生掌握食物中毒的特点、诊断与鉴别诊断、食物中毒的处理与预防原则。

二、主要内容

(一)病例资料

某市镇中学共有学生 1132 名，根据学校报告，某年 6 月 5 日下午 17：20 开始，有学生出现腹痛、腹泻、呕吐、恶心和头痛、头昏等症状。到 6 月 6 日晨检发现有 80 余名学生出现同类症状，因这些学生在学校有共同就餐史，且发病时间非常集中，怀疑为食物中毒。6 月 6 日上午 7：30 学校向当地镇卫生院报告并组织患病学生就诊。

(二)问题讨论

问题 1：镇卫生院接到报告后，首先应当开展什么工作？当卫生院同天接到数例相同症状体征的病人时，应如何考虑？做何处理？

镇卫生院接到报告后应第一时间奔赴现场核实情况，并及时开展救治。当同一天接到数例相同症状体征的病人时，则考虑食物中毒的可能。因此，对病人采取紧急处理的同时及时报告当地卫生疾控中心或卫生执法监督机构。

问题 2：市疾病预防控制中心接到报告后，如果怀疑是食物中毒，应做何处理？

及时将事件报告给市卫生局和省疾控中心。

除了及时报告之外，还应采取以下措施：(1)对病人采取紧急处理，包括停止食用中毒食品；(2)采集病人标本，以备送检；(3)对病人的急救治疗；(4)对中毒食品的控制：(5)保护现场，封存中毒食品或疑似中毒食品；(6)追回已售出的中毒食品或疑似中毒食品；(7)对中毒场所采取消毒处理。

问题 3：食物中毒的概念内涵是什么？

食物中毒是指摄入含有生物性、化学性有毒有害物质的食品或把有毒有害物质当作食品摄入后所出现的非传染性(不同于传染病)的急性、亚急性疾病。食物中毒包括:(1)细菌性食物中毒;(2)真菌及其毒素食物中毒;(3)动物性食物中毒;(4)有毒植物中毒;(5)化学性食物中毒。

食物中毒的主要特点包括:(1)发病急剧,潜伏期和病程较短,呈暴发性;(2)发病与食物有关,病人有食用同一污染食物史;(3)中毒病人临床表现基本相似,胃肠道症状为主或伴有神经系统等症状;(4)一般人与人之间无直接传染。

食物中毒不包括下列这些情况:(1)暴饮暴食而引起的急性肠胃炎;(2)食源性肠道传染病和寄生虫病;(3)食物过敏;(4)因一次大量或长期摄入某些有毒有害物质而引起的以慢性中毒为主要特征的疾病。

问题 4:细菌型食物中毒的发病机制是什么?

感染型:由于病原菌进入肠道,在适宜条件下大量生长繁殖,并侵入黏膜导致侵入性腹泻等,并且由于内毒素的作用,引起温度升高及侵入肠黏膜,产生胃肠道症状。

毒素型:由细菌产生的肠毒素所致,肠毒素作用于小肠黏膜上的腺苷酸环化酶(cAMP)或鸟苷酸环化酶(cGMP),使其产生 cAMP、cGMP,从而导致水在肠腔潴留而致腹泻。

混合型:由致病菌的侵入和肠毒素的协同作用所致。

问题 5:简述细菌型食物中毒与非细菌型食物中毒、霍乱及副霍乱、急性细菌型痢疾和病毒性胃肠炎的鉴别诊断。

非细菌型食物中毒:有明确的食用有毒动植物或者食物中含有化学性污染物的饮食史,发病时通常潜伏期比较短,仅数分钟或者 1~2h,一般无发热,除有胃肠炎症状,还常有神经系统和内脏损害等特有的表现,病死率高,经动物试验和化学分析可确定病因。

霍乱及副霍乱:潜伏期多为 1~3 天,主要表现为无痛性腹泻,无恶心呕吐(多数为先泻后吐),无发热,腹泻呈米泔水样便,粪便培养或涂片后经荧光染色镜检找到霍乱弧菌或爱尔托弧菌可确定诊断。

急性细菌型痢疾:一般恶心、呕吐较少,常有发热、里急后重,粪便多混有脓血便,下腹部及左下腹部明显压痛,粪便镜检有红细胞、脓细胞、巨噬细胞,粪便培养志贺式菌属阳性。

病毒性胃肠炎(比如轮状病毒):临床症状以急性胃肠炎症状(发烧、腹痛、腹泻、恶心、呕吐、大便水样便等)为主。

(王珍、孟祥勇)

实验八　突发公共卫生事件的案例分析与讨论

一、目的和要求

通过对本案例的学习与讨论，帮助学生掌握突发公共卫生事件的概念及特点、分类与分级、医疗卫生机构的责任，熟悉群体不明原因疾病现场控制措施、救治与隔离原则。

二、主要内容

（一）病例资料

2007年，世界卫生组织（WHO）颁布了管理全球卫生应急措施的《国际卫生条例》（以下简称《条例》）。《条例》规定，所谓"国际关注的突发公共卫生事件"，指按特殊程序确认的不寻常公共卫生事件，它意味着疾病的国际传播会对其他国家构成公共卫生风险，并可能需要采取协调一致的国际应对措施。自该《条例》生效以来，WHO宣布了6起公共卫生应急事件，除了新冠疫情，前5起分别是：2009—2010年的甲型H1N1流感、2014年的脊髓灰质炎疫情、2014年西非的埃博拉疫情、2015—2016年的"寨卡"疫情、2018—2020年的刚果（金）埃博拉疫情。下面以甲型H1N1流感疫情为例设计系列问题供大家学习和思考。

美国是第一个被宣布"国际关注的突发公共卫生事件"的国家，而且上升到最高级别（六级）。2009年4月15日，美国发现第一例甲型H1N1流感样本，仅10天之后，世界卫生组织宣布甲型H1N1疫情成为"国际关注的突发公共卫生事件"。第一例样本发现后一个月左右，感染人数就突破1万人。半年后，美国政府宣布进入紧急状态。尽管美国政府做了一些努力，但无法阻挡疫情的蔓延。最终病毒传播彻底失控，感染者约占美国总人口的20%。2011年，美国疾病控制与预防中心（CDC）运用模型估计，美国从2009年4月12日到2010年4月10日，共计6080万人感染甲型H1N1流感，27.4万人住院治疗，12469人死亡。住院人群中，约4.5%的病人死亡。根据CDC 2012年报告最终统计，死亡病人接近30万人。2009年美国暴发的甲型H1N1流感在世界范围内的蔓延持续1年多，最终蔓延到214个国家和地区。

(二)问题讨论

问题1:突发公共事件的概念及特点?

突发公共卫生事件是指突然发生、造成或可能造成社会公众健康严重损害的重大传染病疫情、群体性不明原因疾病、重大食物和职业中毒以及其他影响公众健康的事件。

突发公共卫生事件具有以下特征:(1)突发性,突发公共卫生事件不易预测,突如其来,但其发生与转归也具有一定的规律性;(2)普遍性,突发事件所危及的对象不是特定的人,而是不特定的社会群体,在事件影响范围内的人都有可能受到伤害;(3)危害的严重性,突发事件可对公众健康和生命安全、社会经济发展、生态环境等造成不同程度的危害;(4)复杂性,突发公共卫生事件超出了一般社会卫生危机的发展规律,并呈现出易变性,甚至呈现"跳跃式"发展,对事件的处理必须统筹兼顾、科学决策、在政府统一领导下综合协调处理。

问题2:突发公共事件的分类及分级?

根据事件的成因和性质,突发公共卫生事件分为重大传染病疫情、群体性不明原因疾病、重大食物中毒和职业中毒、其他影响公众健康的事件(新发传染性疾病,群体性预防接种反应和群体性药物反应,重大环境污染事故,核事故和放射事故,生物、化学、核辐射恐怖事件,自然灾害等导致的人员伤亡和疾病流行)。

根据突发公共卫生事件性质、危害程度、涉及范围,突发公共卫生事件划分为特别重大(Ⅰ级)、重大(Ⅱ级)、较大(Ⅲ级)和一般(Ⅳ级)四级。

问题3:何谓突发公共事件的扩散?

突发公共事件的扩散主要是指在事件发生后,由于事件本身的不可控性而在更大的地域空间内扩大分散,以及由于本事件而引发了更深程度的次生事件和衍生事件,或者由于透过事件表象而引发除了当事人以外更多的人关注反思,使事件原有性质发生根本性变化,进而改变人们行为方式、价值观念的一个过程和现象。如果事件不能得到有效控制,那么它在社会公共空间里的扩散是必然的。

问题4:突发公共事件的几种主要扩散形式及其联系是什么?

突发公共卫生事件的扩散形式可以归纳为三种扩散轨迹,即早期的"区位式扩散"、中后期的"关联式扩散"与"循环式扩散"。"区位式扩散→关联式扩散→循环式扩散"的扩散轨迹,是突发公共卫生事件向公共危机转化的演变过程,也是社会风险和危害不断加剧的过程。

问题5:简述几种主要扩散形式的概念内涵。

区位式扩散主要是指引发疫情的传染源(通常是细菌或病毒)从个体向群体蔓延和扩散的轨迹。根据区位式扩散特征,可以将其扩散轨迹大致分为四种,即区域位移式扩散、人畜交互式扩散、辐射式扩散和急促爆发式扩散。对于一些重大传染性疫情而言,造成其扩散的首要形式就是区位式扩散。区域位移式扩散是最常见的一种区位扩散轨迹,这种扩散轨迹是从人口流动和空间位移的角度来分析的,它是指感染者从一个时空位移到了相隔遥远的另一个时空,疫情的扩散路径发生了时空的转移。区域位移式扩散之所以会发生主要是因为传播载体和传播媒介的支持。人畜交互式扩散是指传播源(比如病毒、细菌等)既可以在人群中感染扩散,同时也可以在动物之间传播。辐射式扩散是区位式扩散中最严重的一种形式,表现为传播速度快,影响范围广,像很多放射性有害物质的扩散(核泄漏等)就是呈现出辐射扩散的形式。在公共卫生事件中的辐射式扩散是指传播源从一个点出发，层层辐射开去，迅速影响传播给很多人。在传染性疫情中，辐射式扩散的发生与辐射源(传播源)本身、扩散的空间以及周边的环境密切相关。急促爆发式扩散是从公共卫生事件整体爆发强度而言的，它是指事件瞬间产生爆发力和扩散强度。根据其扩散强度一般可分为渐变式和突发式两种。渐变式指事件逐渐由弱变强，影响范围也由小变大，比如火灾、食物中毒、环境污染等等。突变式指事件在短时间内产生较大的破坏力，比如大地震、大爆炸等。

关联式扩散是指随着突发疫情事件的蔓延，事件的社会影响力和危害性增大，可能引发其他类型的社会危机事件，对社会秩序造成进一步的破坏。关联式扩散包括深度蔓延式扩散、异质转换式扩散和连锁式扩散三种情况。深度蔓延式扩散是一种相对理想化的状态，它是指随着突发公共疫情的暴发，其感染人数会不断增多，其危害对象也在持续扩大，但并没有引发其他类型的社会危机事件，事件仍然停留在公共卫生领域。异质转换式扩散是指突发公共事件本身已经消退，但新的社会危机事件又产生了，即新的危机是原来事件的次生或衍生事件，这表明两种危机存在时间上的先后性和因果上的关联性。连锁式扩散是多种灾害和危机并发和群发的一种扩散方式，它又具体表现为扩散链、扩散树和扩散网三种类型。

循环式扩散是突发公共事件扩散中损害最大的一种，它有可能造成整个社会系统的颠覆和重组。循环式扩散包括单循环扩散、大回路扩散和环境耦合式扩散。单循环扩散是指两种危机事件，其中一种危机 a1 引发另一种危机 a2，而 a2 事件又反作用于原有事件 a1，对 a1 产生明显风险叠加和危机放大效应。大回路扩散是单循环扩散中的一种放大形式，它是指危机事件之间形成的放大效应不仅仅是在两类灾害事件之间产生，它是经历了一系列的危机事件后才发生，从而在更大范围的时空里形成一种灾害链式的大回路循环(a1→a2→a3……→an→a1→a2，比如政治危机—经济危机—社会危机—文化危机—政治危机)。危机事件在连锁扩散、循环扩散的过程中，与环境因素耦合在一起时，就形成了更为复杂的耦合性的循环扩散轨迹，其破坏力是惊人的，有可能引发整个社会系统崩溃。

问题 6：简述突发公共卫生事件的工作原则。

(1)预防为主，常备不懈。

(2)统一领导，分级负责。

(3)依法规范，措施果断。

(4)依靠科学，加强合作。

（王珍、费方荣）

第三部分

考试题型及分析

试卷 A

一、选择题(每题 1 分,共 50 分)

(一)单项选择题

1. 环境卫生学的研究对象是 (　　)

A. 人群　　B. 自然环境　　C. 生活环境

D. 自然环境和生活环境　　E. 人群及其周围的环境

2. 人群对环境有害因素的作用存在易感性差异,其主要原因是 (　　)

A. 性别不同

B. 年龄不同

C. 生活条件的差异

D. 营养状况的差异

E. 机体的环境应答基因多态性

3. 全球气候变暖在医学上的主要危害是 (　　)

A. 中暑病例增多

B. 虫媒性疾病发病率增加

C. 损伤人类体温调节中枢

D. 人类对疾病的抵抗降低

E. 人类寿命缩短

4. 臭氧层破坏的主要原因是 (　　)

A. 氯氟烃类的污染

B. 燃料燃烧过程排放 SO_x/NO_x 过多

C. 太阳紫外线辐射过强

D. 光化学烟雾污染

E. 宇宙环境变化

5. PM2.5 是指粒径 (　　)

A. ＜2.5μm 的颗粒物

B. ＞2.5μm～＜10μm 的颗粒物

C. >2.5μm~<5μm 的颗粒物

D. =2.5μm 的颗粒物

E. ≤2.5μm 的颗粒物

6. 一种大气污染物，其特点是有刺激性，难溶于水，主要来自工业、交通等燃料的燃烧。易于侵入深部呼吸道，可引起肺泡表面活性物质过氧化，能与血中血红蛋白结合形成高铁血红蛋白。该污染物最有可能是 ( )

A. BaP　　B. SO_2　　C. O_3

D. NO_x　　E. CO

7. 有一种空气污染物，它是一种不完全燃烧产物，且对人具有致癌作用，在环境中被光分解，或被细菌分解。目前尚未见其有生殖发育毒性作用，该污染物是 ( )

A. 硫化物　　B. 铅　　C. 苯并(a)芘

D. 氯乙烯　　E. 石棉

8. 日本痛痛病的发生原因主要是 ( )

A. 当地土壤原生环境中含有大量镉

B. 由工厂气型镉污染所致

C. 含镉废水污染农田而引起的

D. 含镉废水污染了当地居民的水源水

E. 工厂排放的含镉废渣污染了较大范围的土壤

9. 地方性克汀病的病因是 ( )

A. 婴儿期摄入氟过多

B. 母体妊娠期间摄入过多非必需微量元素

C. 胚胎期和婴儿期碘摄入过多

D. 胚胎发育期和婴儿期严重缺碘

E. 胚胎期和婴儿期多种微量元素严重缺乏

10. 有的污染物在水环境中浓度极低且极为稳定，该污染物通过水生物摄取进入食物链系统，使生物体内污染物浓度大大增加，这种现象被称为 ( )

A. 生物放大作用　　B. 生物转化作用　　C. 生物降解作用

D. 生物富集作用　　E. 生物对污染物的自净作用

11. 饮水氯化消毒的主要有效成分为 ( )

A. Cl_2　　B. Cl　　C. HOCl

D. $CaCl_2$　　E. OCl^-

12. 某地 10 余年前新建一金属冶炼厂，其矿渣未加处理，露天堆积在稻田、菜地附近。近两年来附近农民因头痛、头晕，四肢无力，下肢麻木、疼痛，视力减退及脱发(斑秃或全秃)而至医院求诊者数量急剧增加。矿渣污染中最可能与其病因有关的金属元素是 ( )

A. 镉　　B. 铊　　C. 铬

D. 铅　　E. 汞

13. 一青年妇女在初次使用护肤霜后未出现任何反应，连续使用多日后，皮肤逐渐出现红斑，并有皮肤干燥、皲裂，以后发展为丘疹、疱疹样湿疹等皮肤炎症，皮肤发痒，有不适和疼痛感。这种情况可能是 ( )

A. 刺激性接触性皮炎　B. 变应性接触性皮炎　C. 光变应性皮炎
D. 化妆品性痤疮　E. 霉菌性皮肤损害

14. 某乡历年流脑发病率均在 12/10 万～20/10 万，去年该乡流脑发病率为 16/10 万，试判断其流行强度为　(　)
A. 散发　B. 暴发　C. 流行
D. 大流行　E. 局部流行

15. 进行暴发调查时的首要工作是　(　)
A. 计算各种罹患率
B. 形成病因假设并检验假设
C. 核实诊断
D. 扑灭疫情
E. 制定防治措施

16. 下列措施中，属于针对非传染病的第一级预防措施的是　(　)
A. 定期体检　B. 对症治疗　C. 康复治疗
D. 社区疾病普查　E. 健康教育

17. 外潜伏期指　(　)
A. 病原体侵入机体至最早临床症状出现之前的时间
B. 病原体在外环境中生存至感染机体所经过的时间
C. 病原体在节肢动物体内增殖或完成其生活周期中的某一阶段后具有传染性所需的时间
D. 病原体在宿主体内完成其生活周期后至感染人体出现临床症状所经过的时间
E. 排出于外环境中的病原体重新获得感染机体能力所需的时间

18. 下列哪组疾病均可经水传播？　(　)
A. 伤寒、霍乱、钩虫病
B. 血吸虫病、甲型肝炎、钩端螺旋体病
C. 伤寒、霍乱、出血热
D. 霍乱、痢疾、斑疹伤寒
E. 甲型肝炎、戊型肝炎、恙虫病

19. 下面哪个因素会使人群易感性降低？　(　)
A. 计划免疫　B. 新生儿增加　C. 易感人口迁入
D. 免疫人口免疫力自然消退　E. 免疫人口死亡

20. 以下哪项不是疫源地消灭必须具备的条件？　(　)
A. 传染源被移走或不再排出病原体
B. 传染源排于外环境中的病原体被消灭
C. 所有易感接触者经过该病最长潜伏期未出现新病例或被证明未受感染
D. 传染源已完全治愈
E. 以上均不是

21. 某市疾病预防控制中心的工作人员接报，某小区出现 1 例 SARS 疑似患者，已收治入院。工作人员对其家庭进行消毒，该消毒属于　(　)
A. 预防性消毒　B. 随时消毒　C. 终末消毒

D. 疫源地消毒　　E. 以上均不是

22. 一次成功接种可产生较长期免疫力的生物制品是（　）

A. 灭活疫苗　　B. 类毒素　　C. 抗毒

D. 免疫球蛋白　　E. 减毒活疫苗

23. 糖尿病病人应适量增加（　）

A. 钙、锌、铬　　B. 钠、钙、锌　　C. 磷、钠、铬

D. 磷、钙、碘　　E. 碘、钠、钾

24. 某寄宿中学对学生进行体格检查，发现 30% 的中学生暗适应时间较正常人延长 30s，其他各项检查无异常。在学校集体膳食中应注意补充（　）

A. 蔬菜　　B. 水果　　C. 猪肝

D. 猪心　　E. 鸡肉

25. “抗神经炎因子”维生素是（　）

A. 维生素 A　　B. 硫胺素　　C. 核黄素

D. 叶酸　　E. 烟酸

26. 以下哪项既属于第一级预防，也属于第三级预防？（　）

A. 控烟　　B. 体力活动促进　　C. 高血压管理

D. 环境有害因素的整治　　E. 脑卒中病人的功能锻炼

27. 我国新时期卫生工作方针包括下列内容，除了（　）

A. 预防为主

B. 以农村为重点、中西医并重

C. 大力发展合作医疗和社区卫生服务

D. 依靠科技与教育、动员全社会参与

E. 为人民健康服务、为社会主义现代化建设服务

28. 健康促进的概念为（　）

A. 包括健康教育及能促使行为与环境向有利于健康改变的相关组织、政策及经济干预的综合

B. 促使人们自觉地采纳有益于健康的行为和生活方式

C. 包括卫生宣传和健康教育两部分

D. 预防疾病、促进健康和提高生活质量

E. 提供改变行为所必需的知识、技能与服务，并促使人们合理地利用这些服务

29. 健康促进的核心是（　）

A. 教育　　B. 行为改变　　C. 增权

D. 环境改变　　E. 社会干预

30. 以下属于社区和群体水平的健康行为改变理论的是（　）

A. 健康信念模式　　B. 创新扩散理论　　C. 社会认知理论

D. “知—信—行”理论　　E. 自我效能理论

31. 某男，67 岁，已发生过卒中，但仍然吸烟，医生劝其戒烟以预防再发卒中。请问这属于（　）

A. 第一级预防　　B. 第二级预防　　C. 第三级预防

D. 原生级预防　　E. 以上都不是

32. 临床预防服务内容中成本效果最好的是　（　）

A. 健康咨询与教育　　B. 健康筛检　　C. 免疫接种

D. 化学预防　　E. 以上都不对

33. 2005 年国际糖尿病联盟提出的代谢综合征全球共识的定义中，中国人中心性肥胖的标准是　（　）

A. 腰围男性≥90cm，女性≥80cm

B. 腰围男性≥90cm，女性≥85cm

C. 腰围男性≥94cm，女性≥80cm

D. 腰围男性≥94cm，女性≥85cm

E. 腰围男性≥85cm，女性≥80cm

34. 全球恶性肿瘤死因顺位之首的是　（　）

A. 肺癌　　B. 肝癌　　C. 肝癌

D. 胃癌　　E. 宫颈癌

35. 6 个月女婴，为了预防铁缺乏，可选择的最佳辅助食物是　（　）

A. 肝泥　　B. 蛋黄泥　　C. 鱼泥

D. 胡萝卜泥粥　　E. 菜泥粥

36. 谷类加工精度与谷类营养素的保留程度密切相关，加工精度越高，营养素损失越大，其中损失最严重的是　（　）

A. 蛋白质　　B. 脂肪　　C. 碳水化合物

D. 维生素 E　　E. 族维生素和矿物质

37. 下列哪项不属于突发公共卫生事件？　（　）

A. 严重空气污染　　B. 严重的急性食物中毒　　C. 严重的职业中毒事件

D. 群体性不明原因疾病　　E. 重大传染病疫情

38. 突发公共卫生事件根据公共卫生事件的性质、社会危害程度、影响范围，可将突发公共卫生事件分为　（　）

A. 二级　　B. 三级　　C. 四级

D. 五级　　E. 六级

39. 某省发生一起无传染性的不明原因疾病，在现场控制措施中下列处理不正确的是（　）

A. 积极救治病人，减少死亡

B. 对共同暴露者进行医学观察，一旦发现符合本次事件病例定义的病人，立即开展临床救治

C. 移除可疑致病源

D. 隔离治疗患者

E. 尽快疏散可能继续受致病源威胁的群众

40. 报告单位和责任报告人应该在发现群体性不明原因疾病多长时间内向属地卫生行政部门进行报告？　（　）

A. 1h　　B. 1.5h　　C. 2h

D. 2.5h　　E. 3h

(二)配伍选择题

41—43 题共用选项。

A. 夜盲症　B. 脂溢性皮炎　C. 牙龈出血　D. 多发性神经炎　E. 贫血

41. 维生素 A 缺乏可表现为 (　　)

42. 维生素 B1 缺乏可表现为 (　　)

43. 维生素 B2 缺乏可表现为 (　　)

44—45 题共用题干。

12 岁女孩,能量摄入量为 2000kcal,蛋白质提供的能量占总能量的 13%,脂肪占 27%。

44. 该女孩蛋白质的摄入量(g)是 (　　)

A. 65　B. 76　C. 80

D. 83　E. 90

45. 该女孩脂肪的摄入量(g)是 (　　)

A. 65　B. 60　C. 55

D. 70　E. 75

(三)多项选择题

46. 关于地方性氟中毒流行的影响因素,描述正确的是 (　　)

A. 氟的摄入量越多,地方性氟病患病率就高,病情越重

B. 蛋白质、钙、维生素类物质等营养状况好的病区,患病率低

C. 水的 pH 越大,氟的活性越强,患病率高

D. 饮水型病区大多地势低洼,不易排水,饮水氟含量越高,病情越重

E. 生活燃煤污染病区多为海拔较高的高寒地带

47. 潜伏期的流行病学意义是 (　　)

A. 寻找传染源和传播途径

B. 确定接触者的医学观察或检疫期限

C. 确定免疫接种时间

D. 评价预防措施效果

E. 预判传染病的流行特征

48. 垂直传播包括 (　　)

A. 经胎盘传播　B. 下行性传播　C. 上行性传播

D. 分娩时引起的传播　E. 分娩后引起的传播

49. 切断乙肝传播途径的方法是 (　　)

A. 分娩时避免损伤胎儿

B. 提倡婚前检查 HBsAg

C. 加强供血机构的监督管理

D. 加强医疗废物消毒管理

E. 倡导良好的卫生习惯

50. 下列属于窒息性气体的是　　　　　　　　　　　　　　　　　　　　　　　　（　　）

A. Cl_2　　　　　　　　B. HCl　　　　　　　　C. CO

D. HCN　　　　　　　　E. H_2S

二、论述题(共 1 题,共 10 分)

1. 以戒烟为例,论述临床场所戒烟的 5A 戒烟法的基本实施步骤(10 分)。

三、案例分析题(共 2 题,共 40 分)

【案例分析一】

患者赵某,男性,42 岁,近年来常感全身乏力,关节酸痛,右上肢发麻,食欲减退,腹部隐痛。因数日未解大便,并出现腹绞痛,收治入院。体查,神志清楚,一般情况尚可,体温 37.1℃,脉搏 70 次/min,呼吸 20 次/min,血压 120/70mmHg,心肺无殊,肝脾不大,腹软,脐周有轻微压痛,无反跳痛,四肢未引出病理反射,血、尿常规未见异常;肝功能、心电图、正常胸部 X 线照片未见异常改变。进一步询问患者的职业史,发现该患者在某私人铅酸蓄电池厂工作 12 年,每天工作 10h。对该蓄电池厂进一步调查,发现该厂所有车间没有安装任何职业卫生防护设施,工人很少使用防护服、口罩、手套等防护用品。该厂大多数个人反映有头痛、头昏、记忆力减退、四肢无力、肌肉酸痛等症状,少数工人有腹痛、便秘等症状。组织该厂工人体检,发现患者所在的制版车间 9 人中有 6 人尿铅高于正常值,其中 4 人有肢端麻木,1 人有中毒性周围神经病。根据上述资料,医生初步怀疑患者为“职业性慢性铅中毒”。

【问题讨论】

1. 根据上述描述梳理出“职业性慢性铅中毒”的诊断依据。(3 分)
2. 当您遇到腹绞痛患者时,应考虑哪些病症?(2 分)
3. 慢性铅中毒患者可能出现哪些临床表现(每项临床表现需要简单解释)?(10 分)
4. 要证实患者是铅中毒,还应做哪些相关检查?(1 分)
5. 慢性铅中毒的处理原则及注意事项是什么?(4 分)

【案例分析二】

某年 8 月 13 日上午 11 时,家住某市区的一名男性出现发烧、腹痛、腹泻、恶心、呕吐等症状而急诊入院。体检发现:体温 39.5℃,腹部有压痛,大便为水样便,带有黏液。此后,居住其周围的一些居民因同样的症状体征入院就诊。到 16 日夜间 12 时,同辖区内共有 59 户,117 人因相似的症状体征到医院住院或门诊观察治疗。

【问题讨论】

1. 医院门诊医生接到第一例病人时,首先可能会做何诊断?主要依据是什么?(3 分)
2. 当医院门诊医生同天接到数例相同症状体征的病人时,应如何考虑?如何处理?(6 分)
3. 如果当地卫生行政部门到达现场,应该做哪些事情?(2 分)
4. 按食物中毒的调查处理总原则,您认为食物中毒的调查必须包括哪些工作?(3 分)
5. 要确诊为何种类型的食物中毒,最关键的工作是什么?(2 分)
6. 如何区分食物中毒是属于细菌型食物中毒还是化学性食物中毒?(4 分)

试卷 B

一、选择题(每题 1 分,共计 50 分)

(一)单项选择题

1. 生态系统是由 (　　)

A. 生物群落构成

B. 生物群落及其非生物环境组成

C. 人类聚居而成

D. 人类与其他生物组成

E. 人类与非生物系统构成

2. 可引起机体发生哮喘等变态反应性疾患的室内空气污染物最可能是 (　　)

A. 炭粒　　B. 香烟烟雾　　C. 尘螨

D. CO_2　　E. CO

3. 臭氧层位于 (　　)

A. 对流层　　B. 平流层　　C. 中间层

D. 电离层　　E. 热层

4. 沉降性颗粒物的粒径一般为 (　　)

A. 5μm～10μm　　B. >10μm～50μm　　C. >50μm ～75μm

D. >75μm～100μm　　E. >100μm

5. 有一种大气污染物,水溶性,易被上呼吸道吸收,对眼、鼻及支气管有很强刺激作用;动物实验证明有促癌作用。在大气中会形成酸雾和酸雨。该污染物最有可能是 (　　)

A. SO_2　　B. NO_2　　C. Cl_2

D. O_3　　E. CH_2O

6. 在环境化学污染物中属于二次污染物的是 (　　)

A. 二氧化硫　　B. 硫化氢　　C. 一氧化碳

D. 二氧化碳　　E. 光化学烟雾

7. 地下水一旦遭受明显污染,即使查明了污染原因并消除了污染来源,地下水水质仍需较长时间才能恢复。其原因是多方面的,以下描述中哪项是不正确的? (　　)

A. 地下水微生物含量少，自净能力较差

B. 地下水污染过程缓慢，被地层阻留的污染物还会源源不断地释放到地下水中

C. 地下水复氧能力差、溶解氧含量低，不利于地下水污染的自净

D. 地下水流动极其缓慢，污染物不易被稀释

E. 污染物进入地下水后沉淀作用强、易沉入水体底质，形成较高浓度的污染带

8. 在我国新疆、内蒙古等地一些偏远农村居民的躯干、四肢皮肤发生色素沉着和脱色斑点，伴有周围神经炎症状，患者的手掌和脚趾皮肤过度角化，甚至发展到四肢和躯干，严重者可发展成皮肤癌。调查发现，当地居民饮用的井水中某种化学物质含量过高。该种地方性疾病很可能是 （ ）

A. 硒中毒　　B. 砷中毒　　C. 氟中毒

D. 镍中毒　　E. 铊中毒

9. 某边远山区农村交通不便、经济落后，村中有十多户人家的孩子体格矮小、智力低下甚至痴呆，有的发生语言和听力障碍。调查研究发现，当地的环境介质中某种元素严重缺乏，推测人体内也可能缺乏这种元素。你认为这种疾病很可能是 （ ）

A. 先天性水俣病　　B. 地方性氟病　　C. 地方性克汀病

D. 克山病　　E. 公害病

10. 对多氯联苯的描述，下列不正确的是 （ ）

A. 具有耐酸、耐碱、耐腐蚀、绝缘等优良性能

B. 对机体的心血管系统和神经系统产生严重损害

C. 易发生生物富集作用

D. 具有雌激素样作用

E. 在环境中非常稳定，易附着于颗粒物上沉积于底泥中

11. 由于地壳表面元素分布的不均一性，该地区土壤、饮水中某种(些)微量元素含量过多或过少，通过饮水、摄食等途径使当地居民体内这种(些)元素过多或过少而导致的特异性疾病，称为 （ ）

A. 公害病　　B. 流行性疾病　　C. 慢性营养缺乏病

D. 自然疫源性疾病　　E. 生物地球化学性疾病

12. 某山区，于 20 世纪 60 年代，陆续出现不少骨骼变形以致丧失劳动能力的人，后经上级派员进行调查，发现这些病人除肢体骨骼变形，还有明显的黑褐色斑牙。当时初步诊断为氟骨症，但水及土壤氟含量不高。在这种情况下，最应进一步检测的项目是 （ ）

A. 进行卫生调查　　B. 村民吸烟情况调查　　C. 核查饮水中氟含量

D. 检测燃料中氟含量　　E. 检测蔬菜中氟含量

13. 下列属于三级预防措施的是 （ ）

A. 心理康复　　B. 戒烟戒酒　　C. 体育锻炼

D. 合理营养　　E. 早期治疗

14. 某市郊区某种肠道传染病历年发病率较高，今研制成一种预防该疾病的新疫苗，为观察该疫苗的流行病学预防效果，您准备选择的观察人群是 （ ）

A. 患病率高的人群　　B. 患病率低的人群　　C. 发病率高的人群

D. 发病率低的人群　　E. 免疫水平高的人群

15. 在流行性出血热疫区，对 200 名野外工作者进行疫苗接种以预防该病的试验，经过该病的流行季节后，结果表明 85%的疫苗接种者未得病，由此研究者认为（　）

A. 该疫苗免疫效果欠佳，因为还有 15%的人发病

B. 该疫苗免疫效果较好，因为能使 85%的人不发病

C. 不能下结论，因未设对照组

D. 不能下结论，因仅观察了该病的一个流行季节

E. 不能下结论，因未进行统计学检验

16. 确定对某传染病接触者留验，检疫或医学观察的主要依据是该传染病的（　）

A. 传染期　B. 潜伏期　C. 临床症状期

D. 恢复期　E. 病原携带期

17. 不能通过垂直传播的病原体为（　）

A. 艾滋病病毒(HIV)　B. 乙型肝炎病毒(HBV)　C. 梅毒螺旋体

D. 流行性乙型脑炎病毒　E. 风疹病毒

18. 人群作为一个整体对传染病容易感受的程度称（　）

A. 人群易感性　B. 群体免疫力　C. 人群传染性

D. 人群感染力　E. 人群患病

19. 下列不是必需脂肪酸的主要功能的是（　）

A. 构成磷脂的重要成分　B. 合成前列腺素的前体　C. 参与胆固醇代谢

D. 供给能量　E. 形成抗体

20. 成人每日摄入总能量达到需要，碳水化合物占其总能量的 30%，脂肪占 40%，蛋白质占 30%，为达到平衡膳食要求，应提高摄入的食物类是（　）

A. 谷类　B. 肉类　C. 蛋类

D. 蔬菜　E. 水果

21. 可促进肠内钙吸收的是（　）

A. 膳食纤维　B. 未被消化的脂肪酸　C. 植酸

D. 草酸　E. 乳糖

22. 某青春期女孩，自述心慌、气短、头晕、眼花，医院确诊为缺铁性贫血，对改善其症状的最好的食品为（　）

A. 动物肝脏　B. 蔬菜　C. 水果

D. 谷类　E. 豆类

23. 缺乏下列哪种营养素可引起多发性神经炎？（　）

A. 碳水化合物　B. 脂肪　C. 蛋白质

D. 钙　E. 维生素 B_1

24. 某女，18 岁，出现皮炎、腹泻及痴呆等症状，医生确诊为营养素缺乏症，她可能缺乏的是（　）

A. 核黄素　B. 硫胺素　C. 叶酸

D. 烟酸　E. 维生素 B_2

25. 牛奶与蛋类比较，含量相对较高的营养素是（　）

A. 蛋白质　B. 脂肪　C. 铁

D. 钙　　　　　　　　　　E. 维生素 B

26. 以下各项中不适合采取第一级预防的是　（　　）

A. 职业病

B. 心血管疾病

C. 病因不明，难以觉察、难以预料的病

D. 脑卒中

E. 糖尿病

27. 被称为第三次预防医学革命的是　（　　）

A. 环境卫生阶段　　　　B. 个体预防阶段　　　　C. 群体预防阶段

D. 社会预防阶段　　　　E. 社区预防阶段

28. 哪些人可以考虑用尼古丁辅助疗法来戒烟？　（　　）

A. 以往戒烟后有严重的症状

B. 每天吸 2 包烟

C. 起床半小时后就要吸烟

D. 所有愿意使用的吸烟者

E. 以上都不合适

29. 推荐人们以控制体重为目的的体力活动标准为　（　　）

A. 一周的每一天都要有 60min 的体力活动

B. 一周的每一天都要有 70min 的体力活动

C. 一周的每一天都要有 90min 的体力活动

D. 一周的每一天都要有 150min 的体力活动

E. 一周的每一天都要有 120min 的体力活动

30. 以下属于个体水平的健康行为改变理论的是　（　　）

A. 阶段改变理论　　　　B. 创新扩散理论　　　　C. 社会认知理论

D. 社区组织理论　　　　E. 社区发展理论

31. 采用化学预防的对象主要是　（　　）

A. 已出现症状的病人　　B. 有既往病史的人　　　C. 正在治疗的人

D. 正在康复的人　　　　E. 无症状的人

32. 心血管疾病、恶性肿瘤、糖尿病和呼吸系统疾病的共同危险因素是　（　　）

A. 吸烟、饮酒、不健康饮食、静坐生活方式

B. 吸烟、不健康饮食、静坐生活方式

C. 吸烟、饮酒、静坐生活方式

D. 吸烟、饮酒、静坐生活方式

E. 吸烟、饮酒、不健康行为

33. 对于血脂异常，下列描述不正确的是　（　　）

A. 血浆中胆固醇升高

B. 血浆中甘油三酯升高

C. 血浆中高密度脂蛋白胆固醇升高

D. 血浆中低密度脂蛋白胆固醇升高

E. 增加动脉硬化和心血管疾病风险

34. 关于血清胆固醇，下列叙述正确的是 （ ）

A. 从食物中吸收的胆固醇约占 20%，体内合成的胆固醇约占 80%

B. 从食物中吸收的胆固醇约占 80%，体内合成的胆固醇约占 20%

C. 从食物中吸收的胆固醇约占 50%，体内合成的胆固醇约占 50%

D. 全部从食物吸收

E. 全部从体内合成

35. 冠心病的 3 个可控制的主要而独立的危险因素是 （ ）

A. 糖尿病、高胆固醇血症、吸烟

B. 糖尿病、高胆固醇血症、肥胖

C. 高血压、高胆固醇血症、吸烟

D. 高血压、糖尿病、吸烟

E. 高血压、糖尿病、高胆固醇血症

36. 我国高发癌谱，死亡率下降最明显的为 （ ）

A. 肺癌　　B. 肝癌　　C. 乳腺癌

D. 食管癌　　E. 宫颈癌

37. 2 型糖尿病的危险因素中不包括 （ ）

A. 营养与膳食不合理　　B. 肥胖　　C. 高龄

D. 饮酒　　E. 长期精神紧张

38. 下列哪种情形，省、自治区、直辖市人民政府应当在接到报告突发公共卫生事件 1h 内，向国务院卫生行政主管部门报告？ （ ）

A. 发生或者可能发生传染病暴发、流行的情形

B. 发生一般交通事故

C. 发生传染病疫苗丢失

D. 发生一般食物中毒事件

E. 发生一般职业中毒事件

39. 在突发公共卫生事件中，不属于疾病预防控制机构的应急反应措施的是 （ ）

A. 开展病人接诊，对疑似病人及时排除或确诊

B. 突发公共卫生事件信息报告

C. 开展流行病学调查

D. 实验室检测

E. 制定技术标准和规范

40. 2002 年 11 月，我国广东省发现并报告首例传染性非典型肺炎，这种不明原因的传染性疾病迅速向北京、香港及其他地区传播。2003 年 3 月 12 日，世界卫生组织发布全球警告认为同样的疾病在越南出现，并根据其临床症状特点将这种具有极强的呼吸道传染性疾病命名为严重急性呼吸综合征(SARS)。中国内地总发病人数为 5327 例，死亡人数为 349 例。对非典患者居留过的场所应采取 （ ）

A. 终末消毒　　B. 随时消毒　　C. 预防性消毒

D. 通风消毒　　E. 不用消毒

(二)配伍选择题

41—42 题共用选项。

A. 恢复期病原携带者　B. 暂时性病原携带者
C. 潜伏期病原携带者　D. 健康病原携带者

41. 临床症状消失后病原携带时间在 3 个月以内者称为　(　)

42. 整个感染过程中均无明显临床症状与体征而排除病原体者　(　)

43—45 题共用选项。

A. 肝肾损害型　B. 神经精神型　C. 溶血型　D. 胃肠毒型　E. 皮炎型

43. 河豚中毒类型是　(　)

44. 副溶血性弧菌食物中毒类型是　(　)

45. 鹿花蕈食物中毒类型是　(　)

(三)多项选择题

46. 关于碘缺乏病的流行情况,以下正确的是　(　)

A. 碘缺乏病是世界上分布最广泛、危害人数最多的一种地方病
B. 主要病区分布在亚洲、非洲、南美和大洋洲的大部分经济欠发达的地区
C. 我国碘缺乏病病区分布特点是平原高于山区,内陆高于沿海,农村高于城市
D. 地方性甲状腺病可发生在任何年龄,一般女性患病率高于男性
E. 以上都正确

47. 垂直传播包括　(　)

A. 性接触传播　B. 经胎盘传播　C. 经产道传播
D. 经哺乳传播　E. 上行性传播

48. 避免传染病接触者发病而成为传染源,必须对接触者采取以下措施　(　)

A. 应急预防接种　B. 药物治疗　C. 医学观察
D. 隔离或留验　E. 药物预防

49. 暴露人口必须符合的条件是　(　)

A. 观察地内的人群　B. 观察地外的人群　C. 不可能发病的人群
D. 有患所要观察疾病的可能　E. 打疫苗的人群

50. 心脑血管疾病的三级预防包括　(　)

A. 健康促进　B. 增加体力活动　C. 康复治疗
D. 防止病情恶化　E. 预防发生并发症

二、论述题(共 1 题,共 10 分)

1. 患者在戒烟门诊咨询时,医生根据评估结果可以将吸烟者分为四类:不吸烟者、曾经吸烟现在已经戒烟者、现吸烟并愿意尝试吸烟者、现吸烟但不愿意尝试吸烟者。根据不同类型的对象,请提出具体的戒烟干预指导意见。对现吸烟但不愿意尝试吸烟者运用提高戒烟动机的 5R 法提出干预要点。(10 分)

三、案例分析题(共 2 题,共 40 分)

【案例分析一】

男孩,7 岁,由母亲带到医院就诊。母亲主诉老师经常反映儿子容易发脾气、注意力不集中,学习成绩不好,建议孩子到医院看看。母亲反映孩子从小好动、容易走神,近期经常感到肚子痛和便秘。也曾经用了一些药物,未见明显好转。男孩的爸爸是司机,妈妈和外公都在一家蓄电池厂工作。男孩一家住在妈妈工作的蓄电池厂附近,男孩经常到厂里玩。医生检查发现男孩的视力正常,但听觉灵敏度稍差,而且语言能力也比一般的同龄人稍微差些。小孩饮食充足、无异食癖,正常免疫接种。血象显示血红蛋白过少症和血红细胞症,血细胞比容减至 30%。无失血,大便隐血试验阴性。根据上述资料,医生诊断为“轻度缺铁性贫血”,补铁治疗 3 个月。

【问题讨论】

1. 上述医生做出的诊断存在什么问题?为什么会存在这样的问题?(3 分)

2. 根据上述描述,初步诊断小孩可能为经常接触铅导致儿童铅中毒。如果要做出正确的诊断,除了上述描述,请问小孩还应做哪些相关检查?(1 分)

3. 造成儿童铅中毒的主要原因是什么?(3 分)

4. 为什么儿童是铅中毒的高危人群?(3 分)

5. 儿童铅中毒最敏感的靶部位是什么系统?请解释原因。(4 分)

6. 儿童铅中毒需要从哪几个方向进行评价?(2 分)

7. 儿童铅中毒的预防原则及其处理措施。(4 分)

【案例分析二】

某市镇中学共有学生 1132 名,根据学校报告,某年 6 月 5 日下午 17∶20 开始,有学生出现腹痛、腹泻、呕吐、恶心和头痛、头昏等症状。到 6 月 6 日晨检发现有 80 余名学生出现同类症状,因这些学生在学校有共同就餐史,且发病时间非常集中,怀疑为食物中毒。6 月 6 日上午 7∶30 学校向当地镇卫生院报告并组织患病学生就诊。

【问题讨论】

1. 镇卫生院接到报告后,首先应当开展什么工作?当卫生院同天接到数例相同症状体征的病人时,应如何考虑?做何处理?(3 分)

2. 市疾病预防控制中心接到报告后,如果怀疑是食物中毒,应做何处理?(6 分)

3. 细菌型食物中毒的发病机制是什么?(3 分)

4. 简述细菌型食物中毒与非细菌型食物中毒、霍乱及副霍乱、急性细菌型痢疾和病毒性胃肠炎的鉴别诊断。(8 分)

试卷 C

一、选择题(每题 1 分,共 50 分)

(一)单项选择题

1. 从人群健康的角度,健康生态模型的哪一个层次对健康起着根本性决定性作用? （ ）

A. 核心层(先天的个体特质因素)

B. 个体行为特点

C. 人际关系网络

D. 生活和工作条件

E. 宏观条件(国家政策、社会经济)

2. 根据疾病的自然史,机体在致病因素的作用下已经发生病理改变,但是尚未发展到可以检出的阶段,属于自然史的哪个阶段? （ ）

A. 健康期　　B. 病理发生期　　C. 临床前期

D. 临床期　　E. 结局

3. 以下哪一项重点在一级预防,还应兼顾二和三级预防? （ ）

A. 病因不明难以觉察预料的疾病

B. 心脑血管疾病

C. 肺癌

D. 食物中毒

E. 流感

4. 以下各项中不适合采取一级预防的是 （ ）

A. 职业病

B. 心血管疾病

C. 病因不明,难以觉察预料的病

D. 脑卒中

E. 糖尿病

5. 在疾病三级预防中，健康促进的重点在（　　）

A. 一级预防甚至更早阶段

B. 二级预防

C. 三级预防

D. 二和三级预防

E. 一和二级预防

6. 对临床预防服务的概念，描述最准确的是（　　）

A. 临床环境下的三级预防服务

B. 社区卫生服务机构的治疗服务

C. 临床环境下的常规治疗服务

D. 临床环境下的一级预防与二级预防的结合

E. 由公共卫生人员负责执行

7. 引起痛痛病的化学元素是（　　）

A. Pb　B. Hg　C. Cr

D. Cd　E. Ti

8. 室内空气中氡主要来源于（　　）

A. 室外空气污染物　B. 生活炉灶　C. 烹调油烟

D. 混凝土或大理石材料　E. 人体代谢废物

9. 环境对机体健康危险度评价最为核心的步骤是（　　）

A. 危害鉴定　B. 暴露评价　C. 剂量—反应关系评价

D. 危险度特征分析　E. 剂量—效应关系评价

10. 以血液胆碱酯酶活性降低、自主神经系统功能紊乱为主要表现的是下列哪种农药中毒？（　　）

A. 有机氯农药中毒　B. 有机磷农药中毒　C. DDT

D. 六六六　E. 氨基甲酸酯类农药

11. 主要对中枢神经系统和肝肾等实质器官造成损伤的是下列哪种农药中毒？（　　）

A. 有机氯农药中毒　B. 有机磷农药中毒　C. DDT

D. 六六六　E. 氨基甲酸酯类农药

12. 生物标志物分为（　　）

A. 接触性生物标志物和易感性生物标志物

B. 易感性生物标志物和效应性生物标志物

C. 易感性生物标志物、接触性生物标志物、效应性生物标志物

D. 效应性生物标志物和接触性生物标志物

E. 以上都不是

13. 下列哪种症状可用亚硝酸钠—硫代硫酸钠治疗？（　　）

A. 慢性铅中毒　B. 慢性汞中毒　C. 慢性苯中毒

D. 一氧化碳中毒　E. 氰化物中毒

14. 下列哪种症状可用小剂量亚甲蓝治疗？（　　）

A. 高铁血红蛋白血症　B. 慢性汞中毒　C. 慢性苯中毒

D. 一氧化碳中毒　　E. 氰化物中毒

15. 可吸入性粉尘是指（　　）

A. 粒径＞15um 的尘粒　　B. 粒径＞15um 的尘粒　　C. 粒径＜15um 的尘粒

D. 粒径＜15um 的尘粒　　E. 粒径＜5um 的尘粒

16. 下列物质中属于化学窒息性气体的是（　　）

A. 硫化氢　　B. 氮氧化物　　C. 苯

D. 氮气　　E. 氯乙烯

17. 职业中毒诊断的前提和基本依据是（　　）

A. 既往病史　　B. 职业史及职业卫生条件　　C. 基本症状

D. 基本体征　　E. 实验室辅助检查

18. 耐热性最强的食物中毒病原是（　　）

A. 葡萄球菌　　B. 副溶血性弧菌　　C. 变形杆菌

D. 肉毒梭菌的芽孢　　E. 沙门菌

19. 引起食物中毒不表现为胃肠道症状的病原是（　　）

A. 葡萄球菌　　B. 大肠埃希菌　　C. 沙门菌

D. 副溶血性弧菌　　E. 肉毒梭菌

20. 植物蛋白质的消化率低于动物蛋白质，是因为（　　）

A. 蛋白质含量低

B. 蛋白质被纤维包裹，不易于消化酶接触

C. 蛋白质含量高

D. 与脂肪含量有关

E. 与碳水化合物含量有关

21. 某母乳喂养婴儿，在出生后第 5 个月出现发绀、失声、水肿，体检发现心界扩大和心动过速，该婴儿可能患有（　　）

A. 碘缺乏症　　B. 坏血病　　C. 缺铁性贫血

D. 佝偻病　　E. 脚气病

22. 婴幼儿脚气病的主要发病原因是（　　）

A. 碘缺乏　　B. 铁缺乏　　C. 维生素 C 缺乏

D. 钙缺乏　　E. 硫胺素缺乏

23. 对婴幼儿脚气病帮助不大的食物是（　　）

A. 动物肝脏　　B. 精制米面　　C. 动物心脏

D. 瘦肉　　E. 豆类

24. 婴幼儿脚气病出现相关症状（发绀、失声、水肿，体检发现心界扩大和心动过速）后如果不及时治疗，1～2 天后可能出现（　　）

A. 自愈

B. 症状加重

C. 由单纯型转变为混合型

D. 病情凶险，可死于心力衰竭

E. 病情凶险，可死于呼吸衰竭

25. 判断水质是否受人畜粪便污染的最重要的指标是 ( )

A. 细菌总数　　B. 大肠菌群　　C. 粪大肠菌群

D. 肠道致病菌　　E. 厌氧芽孢菌

26. 大豆与谷类同时食用可起到蛋白质互补作用，主要是因为大豆蛋白质富含谷类蛋白质缺乏的 ( )

A. 组氨酸　　B. 精氨酸　　C. 赖氨酸

D. 丙氨酸　　E. 甘氨酸

27. 关于能量消耗，下列描述正确的是 ( )

A. 体力活动的能量消耗是人体主要的能量消耗

B. 儿童一日的能量消耗包括基础代谢、食物的热效应

C. 食物热效应与进食速度、进食量有关，与膳食结构无关

D. 基础代谢的能量消耗受体表面积、生理病理状况和环境的影响

E. 以上都不对

28. 必须由膳食供给的两种必需氨基酸是 ( )

A. n－3 系列的亚油酸和 n－6 系列的 a－亚麻酸

B. n－6 系列的亚油酸和 n－3 系列的 a－亚麻酸

C. n－3 系列的亚油酸和 n－6 系列的 b－亚麻酸

D. n－3 系列的 EPA 和 n－6 系列的 DHA

E. n－3 系列的 DHA 和 n－6 系列的 EPA

29. 关于蛋白质互补作用，下列描述正确的是 ( )

A. 大豆通常和玉米一起食用，可起到蛋白质互补作用

B. 适当的蛋白质按比例混合食用，可提高混合蛋白质的生物价

C. 搭配的食物种类越多，蛋白质互补作用越好

D. 各种蛋白质必须同时食用，才能发挥蛋白质互补作用

E. 谷类蛋白质中的第一限制氨基酸就是赖氨酸

30. 接种牛痘后产生对天花的抵抗性，这反映了 ( )

A. 抗原的特异性　　B. 抗原的交叉反应　　C. 病毒的超感染

D. 先天免疫　　E. 主动保护

(二)配伍选择题

31—35 题共用选项。

A. 一级预防　　B. 二级预防　　C. 三级预防

31. 通过采取措施消除致病因素对机体危害的影响 ( )

32. 在疾病的临床前期通过进行分子或遗传学诊断，早期发现疾病 ( )

33. 通过颁布一系列法律或法规，预防有害健康的因素进入生活环境 ( )

34. 发现传染性疾病，尽早报告 ( )

35. 对丧失劳动能力、生活不能自理的患者提供监护或长期照料 ( )

36—40 题共用选项。

A. 腕下垂　　B. 易兴奋性—口腔牙龈炎—意向性震颤三联症

C. 皮肤、黏膜呈樱桃红　　D. 皮肤、黏膜呈鲜红色　　E. 再生障碍性贫血、白血病

36. 慢性铅中毒　(　　)

37. 慢性汞中毒　(　　)

38. 慢性苯中毒　(　　)

39. 一氧化碳中毒　(　　)

40. 氰化物中毒　(　　)

(三)多项选择题

41. 关于预防医学不同于临床医学的特点，下列哪些选项是正确的？　(　　)

A. 预防医学的工作对象包括个体及确定的群体

B. 预防医学主要着眼于健康和无症状的患者

C. 研究方法上注重微观和宏观相结合

D. 预防医学的研究重点为影响健康的因素与人群健康的关系

E. 预防医学采取的三级预防策略更具有积极的预防作用

42. 下列关于生活污水危害的描述正确的是　(　　)

A. 水体富营养化的主要原因是大量磷、氮污染水源

B. 水体富营养化导致水体有机物增加、溶解氧增加、水质恶化

C. 水体富营养化导致水体有机物增加、溶解氧降低、水质恶化

D. 水体富营养化中，由于占优势菌的浮游生物的颜色不同，水面往往呈现绿色、红色、蓝色等，这种情况出现在淡水中称为“水华”

E. 水体富营养化中，由于占优势菌的浮游生物的颜色不同，水面往往呈现绿色、红色、蓝色等，这种情况出现在海湾称为“赤潮”

43. 土壤污染的主要方式有　(　　)

A. 汽车尾气等造成的气型污染

B. 自然灾害造成的水型污染

C. 电子垃圾等固体废弃物型污染

D. 工业污染

E. 农业和生活造成的水型污染

44. 下列哪些情况可能导致甲状腺肿？　(　　)

A. 缺碘　　B. 高碘　　C. 有机硫化物

D. 生物类黄酮类　　E. 钙、氟、酶等无机物

45. 下列哪些属于地方性克汀病甲状腺功能障碍的表现？　(　　)

A. 黏液性水肿　　B. 体格矮小或侏儒　　C. 性发育障碍

D. 不同程度的克汀病形象　　E. 不同程度的痉挛性瘫痪

46. 下列哪些属于氟斑牙的诊断要点？　(　　)

A. 出生或幼年在氟中毒病区生活

B. 幼年时期长期摄入氟过量

C. 牙釉质出现不同程度的白垩样改变
D. 龋齿
E. 排除其他非氟性改变者

47. 下列关于热适应表现的描述，哪些是正确的？ (　　)
A. 出汗反应快
B. 汗液中无机盐含量减少
C. 肾脏和汗腺对氯化钠的重吸收能力增加
D. 汗液在皮肤表面形成大滴状流淌以加快蒸发散热
E. 皮温和中心体温先后降低

48. 以下哪些属于高温作业？ (　　)
A. 高温强热辐射作业
B. 高温高湿作业
C. 高温低湿作业
D. 工作场所有生产性热源，其散热量大于 23W/(m^3 · h)
E. 夏季露天作业

49. 铅中毒引起卟啉代谢障碍干扰血红素生成，主要抑制哪两种酶？ (　　)
A. δ-氨基-γ-酮戊酸脱水酶(ALAD)
B. 血红素合成酶
C. Fe^{2+} 络合酶
D. δ-氨基-γ 酮戊酸合成酶(ALAS)
E. 粪卟啉原氧化酶

50. 下列哪些是慢性铅中毒的表现？ (　　)
A. 腕下垂　　B. 手套袜子样改变　　C. 伸肌无力
D. 神经节段性脱髓鞘　　E. 意向性震颤

二、简答题(共 2 题，共 12 分)

1. 简述不良建筑综合征的概念、主要症状及特点。(6 分)
2. 简述突发公共卫生事件的定义及特点。(6 分)

三、论述题(共 1 题，共 16 分)

1. 论述运动处方的制定原则及个体化运动处方制定的基本要点(运动前风险评估的内容、身体活动目标量的确定、活动进度安排、预防意外情况和不适的处理)。(16 分)

四、案例分析与讨论(共 1 题，共 22 分)

一名 23 岁的男性，每天吸烟 1 支以上，每天饮酒 2 两以上，喜欢食用腌制食品，每天均食用新鲜蔬菜，每餐菜食偏咸，无胃癌家族史，经常生闷气，吃饭时心情不愉快。表 1 为 20—

24 岁男性胃癌的危险分数表,第一列为评估的危险因素,第二列为各种因素所对应的危险分数,第三列针对部分可以控制或消除的危险因素,在建立健康行为后新的危险分数。请回答以下系列问题,并根据表 1 信息对该男性发生胃癌的风险进行评估。

表 1　20—24 岁男性胃癌的危险分数

危险因素		危险分数	可改变的危险分数
吸烟情况	不吸烟	0.62	
	吸烟	1.34	0.62
慢性饮酒或酗酒	否	0.58	
	是	1.38	0.58
食用油炸食品	<3 次/周	0.90	
	≥3 次/周	1.65	0.90
食用腌制食品	<3 次/周	0.94	
	≥3 次/周	2.11	0.94
食用新鲜蔬菜	<3 天/周	1.49	0.92
	5～7 天/周	0.92	
摄盐	正常	0.88	
	过多	1.44	0.88
胃癌家族史	无	0.74	
	有	2.11	
生闷气吃饭	无	0.90	
	经常	2.97	0.90

问题 1:什么是健康危险度评估?(2 分)

问题 2:什么是目前的危险分数、一般人群的危险分数、目标危险分数?(6 分)

问题 3:什么是低危险型、自创型、难以改变的危险因素型、一般危险型?(8 分)

问题 4:根据表 1 信息对该男性发生胃癌的风险进行评估,并根据上述问题概念进行解释性说明。(6 分)

试卷D

一、选择题(每题1分,共50分)

(一)单项选择题

1. 从人群健康的角度,健康生态模型的哪一个层次是决定健康的上游因素? ( )

A. 核心层(先天的个体特质因素)

B. 个体行为特点

C. 人际关系网络

D. 生活和工作条件

E. 宏观条件(国家政策、社会经济)

2. 根据疾病的自然史,疾病的病理改变已经到了可以检出的阶段但尚未表现出相应的临床症状,该阶段属于自然史的哪个阶段? ( )

A. 健康期　　B. 病理发生期　　C. 临床前期

D. 临床期　　E. 结局

3. 预防并发症和伤残工作属于 ( )

A. 一级预防　　B. 二级预防　　C. 三级预防

D. 四级预防　　E. 零级预防

4. 下列哪类疾病除需要针对其主要的危险因素采取一级预防的策略,还应兼顾二级和三级预防? ( )

A. 大骨节病　　B. 肿瘤　　C. 职业性疾病

D. 心脑血管疾病　　E. 病因不明确的疾病

5. 对临床预防服务的概念描述最准确的是 ( )

A. 临床环境下的三级预防服务

B. 社区卫生服务机构的治疗服务

C. 临床环境下的常规治疗服务

D. 临床环境下的一级预防与二级预防服务

E. 由公共卫生人员负责执行

6. 关于化学预防方法，不正确的是　（　）
A. 对婴幼儿补充叶酸降低发生神经管缺陷的风险
B. 对育龄或怀孕妇女和幼儿补充含铁物质，降低发生缺铁性贫血的危险
C. 绝经后妇女用雌激素预防骨质疏松
D. 用阿司匹林预防心脏病，脑卒中
E. 在缺氟地区补充氟化物降低龋齿发病率

7. 个体表现为步态不稳、语言不清、狂躁不安、谵语等脑炎的特殊神经症状，可能是下列哪类化学元素引起中毒的表现？　（　）
A. Pb　B. Hg　C. Cr
D. Cd　E. Ti

8. 引起介水传染病的污染是　（　）
A. 热污染　B. 放射性污染　C. 生物性污染
D. 物理性污染　E. 化学性污染

9. 下列哪项不是地方性氟病的特征？　（　）
A. 氟斑牙一般在恒牙形成期发生
B. 长期生活在该病区，氟斑牙和氟骨症均可能发生
C. 氟骨病有欺辱外来人现象
D. 骨质疏松与骨质增生可发生于同一人身上
E. 地方性氟病山区高于平原

10. 下列哪种中毒表现为“疯帽匠综合征”？　（　）
A. 慢性铅中毒　B. 慢性汞中毒　C. 慢性苯中毒
D. 一氧化碳中毒　E. 氰化物中毒

11. 下列哪种中毒可出现“电击样死亡”？　（　）
A. 慢性铅中毒　B. 慢性汞中毒　C. 慢性苯中毒
D. 一氧化碳中毒　E. 氰化物中毒

12. 下列哪种中毒可用依地酸二钠钙进行首选治疗？　（　）
A. 慢性铅中毒　B. 慢性汞中毒　C. 慢性苯中毒
D. 一氧化碳中毒　E. 氰化物中毒

13. 下列哪种症状可用静脉注射葡萄糖酸钙进行解痉治疗？　（　）
A. 慢性铅中毒　B. 慢性汞中毒　C. 慢性苯中毒
D. 一氧化碳中毒　E. 氰化物中毒

14. 下列哪种症状可用皮下注射阿托品进行解痉治疗？　（　）
A. 慢性铅中毒　B. 慢性汞中毒　C. 慢性苯中毒
D. 一氧化碳中毒　E. 氰化物中毒

15. 呼吸性粉尘是指　（　）
A. 粒径＜5um 的尘粒　B. 粒径＞15um 的尘粒　C. 粒径＜15um 的尘粒
D. 粒径＜15um 的尘粒　E. 粒径＜5um 的尘粒

16. 长期从事矽尘作业所引起的以肺组织纤维化病变为主的全身性疾病称为　（　）
A. 尘肺　B. 硅肺　C. 硅酸盐肺

D. 粉尘沉着症　　E. 粉尘性阻塞性肺病

17. 生产劳动过程中长时间站姿作业和坐姿作业所导致的最常见的疾病是（　　）

A. 下背痛　　B. 下肢静脉曲张　　C. 胼胝
D. 颈、肩、腕损伤　　E. 腹疝

18. 什么是诊断职业病的先决条件？（　　）

A. 病史　　B. 体格检查结果　　C. 职业史
D. 生产环境监测结果　　E. 实验室检查结果

19. 若持续吸入高浓度、游离二氧化硅含量高的粉尘，经 1～2 年即可发生的疾病是（　　）

A. 速发型硅肺　　B. 迟发型硅肺　　C. 早发型硅肺
D. 晚发型硅肺　　E. 石棉肺

20. 职业病诊断应由多少名以上取得职业病诊断资格的职业医师集体诊断？（　　）

A. 2　　B. 3　　C. 5
D. 7　　E. 9

21. 某皮鞋厂制帮车间女工，工龄 3 年，近来常有头痛、头晕、乏力、月经过多等症状，多次化验检查 WBC 波动在(4～4.5)×109/L，血小板低于 80×109/L。如果考虑是某种职业中毒，该中毒可能为哪种中毒？（　　）

A. 铅中毒　　B. 汞中毒　　C. 刺激性气体中毒
D. 苯中毒　　E. 有机磷中毒

22. 对于有戒烟意愿的吸烟者，临床医生应该立即采取的措施是（　　）

A. 提供强化干预服务　　B. 帮助确定戒烟日期　　C. 帮助确定随访日期
D. 宣传戒烟的好处　　E. 提供戒烟药物

23. 健康促进的核心策略是（　　）

A. 制定健康的公共政策　　B. 创造支持性环境　　C. 强化社区行动
D. 发展个人技能　　E. 调整社会消费

24. 一食堂，就餐者就餐 1h 后，陆续出现唇、指甲以及全身皮肤青紫等症状。根据中毒症状，中毒的原因最可能是（　　）

A. 钡盐中毒　　B. 赤霉病毒中毒　　C. 磷化锌中毒
D. 亚硝酸盐中毒　　E. 黄变米中毒

25. 某大学，同宿舍的 8 名同学聚餐，吃了一种鱼后，出现皮肤潮红、头晕、头痛、心悸、胸闷、血压下降，荨麻疹或哮喘症状，引起中毒最可能的病原是（　　）

A. 河鲀毒素　　B. 霉菌毒素　　C. 组胺
D. 有机磷农药　　E. 沙门菌

26. 2001 年 5 月，某单位 10 位同事在海鲜馆聚会，吃完海产品 5h 后，陆续有 8 人出现腹痛、频繁腹泻、里急后重不明显，继而出现恶心、呕吐，重症者出现脱水，少数出现休克、意识障碍，3 天后中毒症状逐渐好转，发生食物中毒的最可能原因是（　　）

A. 沙门菌　　B. 葡萄球菌肠毒素　　C. 肉毒毒素
D. 李斯特菌　　E. 副溶血性弧菌

27. 某家庭 5 人，吃了自制的豆酱后，出现头晕、头痛、乏力、食欲缺乏，随后出现视力模

糊、眼睑下垂、吞咽困难、声音嘶哑、颈无力、头下垂,经治疗后逐渐恢复健康,发生中毒的最可能病原是 ( )

A. 副溶血性弧菌　B. 李斯特菌　C. 沙门菌

D. 肉毒毒素　E. 葡萄球菌肠毒素

28. 某地某年 8 月发生了一起由食用蛋、奶糖制作的雪糕而引起的食品中毒,症状为腹痛,腹泻,大便如水样黄绿色便,少数病人有脓血便,部分病人体温为 38～39℃,多数人潜伏期为 12～24h,你认为最可能是哪种食品中毒? ( )

A. 葡萄球菌肠毒素中毒　B. 副溶血性弧菌食品中毒　C. 变形杆菌食品中毒

D. 沙门菌属食品中毒　E. 肉毒毒素中毒

29. 河鲀毒素在哪个部位毒性最大? ( )

A. 眼睛　B. 肝脏　C. 卵巢

D. 肾脏　E. 脾脏

30. 属于人工被动免疫的制品是 ( )

A. 卡介苗　B. 脊髓灰质炎疫苗　C. 麻疹疫苗

D. 白喉类毒素　E. 白喉抗毒素

(二)配伍选择题

31—35 题共用选项。

A. 一级预防　B. 二级预防　C. 三级预防

31. 病因明确而且是人为的疾病,应采取的预防措施 ( )

32. 病因或危险因素不明又难以觉察的疾病,应采取的预防措施 ( )

33. 有组织地进行预防接种,提高人群免疫水平,预防疾病 ( )

34. 发现传染性疾病,尽早隔离 ( )

35. 针对某些疾病的高危个体服用药物预防疾病的发生 ( )

36—40 题共用选项。

A. 相加作用　B. 独立作用　C. 协同作用　D. 增强作用　E. 拮抗作用

36. 各污染物联合作用发生的总效应大于各污染物单独效应的总和,说明各污染物之间存在交互作用 ( )

37. 多种污染物对机体的总效应等于各污染物成分单独效应的总和 ( )

38. 一种污染物对某器官或系统无毒性作用,但与另一种污染物同时或者先后暴露使其毒性效应增强 ( )

39. 两种或两种以上的污染物作用于机体,由于各自的作用受体、部位、靶细胞或靶器官不同,所引发的生物效应无相互干扰,各污染物之间无交互作用 ( )

40. 各污染物在体内交互作用的总效应低于各污染物单独效应的总和 ( )

(三)多项选择题

41. 关于健康的组成,下列哪项是正确的? ( )

A. 身体　B. 智力　C. 情绪

D. 精神　E. 人际交往和社会适应

42. 下列关于生活污水危害的描述正确的是 (　　)

A. 水体富营养化的主要原因是大量磷、氮污染水源

B. 水体富营养化导致水体有机物增加、溶解氧增加、水质恶化

C. 水体富营养化导致水体有机物增加、溶解氧降低、水质恶化

D. 水体富营养化中,由于占优势菌的浮游生物的颜色不同,水面往往呈现绿色、红色、蓝色等,这种情况出现在淡水中称为"赤潮"

E. 水体富营养化中,由于占优势菌的浮游生物的颜色不同,水面往往呈现绿色、红色、蓝色等,这种情况出现在海湾称为"水华"

43. 土壤污染引发的疾病主要包括 (　　)

A. 肠道传染病和寄生虫病　　B. 钩端螺旋体病　　C. 炭疽病

D. 破伤风　　E. 肉毒中毒

44. 碘缺乏地区分布总的规律是 (　　)

A. 山区高于丘陵　　B. 丘陵高于平原　　C. 平原高于沿海

D. 内陆河的上游高于下游　　E. 牧区高于农业地区

45. 地方性克汀病诊断的必备条件是 (　　)

A. 出生、居住在缺碘地区

B. 具有不同程度的精神发育迟缓,智商低于 54

C. 神经系统障碍

D. 甲状腺功能障碍

E. 排除碘缺乏之外原因所致疾病

46. 下列哪些属于氟骨症的诊断要点? (　　)

A. 生活在高氟地区

B. 饮用高氟水、食用被氟污染的食物或吸入被氟污染的空气

C. 临床上有氟斑牙和氟骨症的表现

D. 氟骨症的 X 线表现

E. 排除其他非氟性改变者

47. 下列关于热适应表现的描述正确的是 (　　)

A. 出汗能力增强

B. 汗液中无机盐含量减少

C. 肾脏和汗腺对氯化钠的重吸收能力增加

D. 汗液在皮肤表面形成大滴状流淌以加快蒸发散热

E. 皮温和中心体温先后降低

48. 铅中毒引起卟啉代谢障碍干扰血红素生成,下列哪些酶可能受到抑制? (　　)

A. δ-氨基-γ-酮戊酸脱水酶(ALAD)

B. 血红素合成酶

C. Fe^{2+} 络合酶

D. δ-氨基-γ 酮戊酸合成酶(ALAS)

E. 粪卟啉原氧化酶

49. 铅中毒引起卟啉代谢障碍干扰血红素生成，下列哪些可作为铅中毒诊断的重要指标？ （ ）

A. 尿中 δ-氨基-γ-酮戊酸（ALA）

B. 红细胞中游离原卟啉（FEP）

C. 红细胞中锌原卟啉（ZPP）

D. 粪卟啉

E. 尿卟啉

50. 下列哪些是慢性铅中毒的治疗措施？ （ ）

A. 易地酸二钠钙　　B. 二巯基丁二酸钠　　C. 二巯基丁二酸

D. 静脉注射葡萄糖酸钙　　E. 皮下注射阿托品

二、简答题（共 1 题，共 12 分）

1. 简述有氧运动和无氧运动的区别（概念、特点及作用）。（12 分）

三、论述题（共 1 题，共 16 分）

1. 举例说明主动免疫和被动免疫的区别（答题要点：主动免疫和被动免疫概念，主动免疫的两种类型的概念及举例说明，主动免疫和被动免疫特点）。（16 分）

四、案例分析题（共 1 题，共 22 分）

某糖尿病患者，男性，身高 1.68m，体重 80kg，从事办公室工作（极轻体力劳动），血糖和尿糖均高，高胆固醇血症，且有肾功能不全。根据其标准体重已经计算出全日总能量供给量为 1600kcal。请根据具体情况回答下列问题。

问题 1：如果按照碳水化合物：脂肪：蛋白质＝60：25：15 的比例，碳水化合物、脂肪、和蛋白质各需要多少克？（3 分）

问题 2：在选择碳水化合物的时候有什么考虑？什么是血糖生成指数？什么是糖负荷？（6 分）

问题 3：考虑到该患者还存在血脂异常，在补充脂类物质时有何考虑？（3 分）

问题 4：该患者有肾功能不全，在选择蛋白质上有何考虑？（3 分）

问题 5：糖尿病患者在餐次分配比例上有何要求？（2 分）

问题 6：什么是食物交换份？（2 分）

问题 7：该糖尿病患者总共需要多少份的食物？（1 分）如果分配到谷类、蔬菜、水果、肉蛋奶和油脂类，每类食物可以分配多少份？（2 分）

试卷A参考答案

一、选择题(每题1分,共50分)

1	2	3	4	5	6	7	8	9	10
E	E	B	A	E	D	C	C	D	D
11	12	13	14	15	16	17	18	19	20
C	B	A	A	C	E	C	B	A	D
21	22	23	24	25	26	27	28	29	30
C	E	A	C	B	C	C	A	C	B
31	32	33	34	35	36	37	38	39	40
B	A	A	A	A	E	A	C	D	C
41	42	43	44	45	46	47	48	49	50
A	D	B	A	B	ABCDE	ABCDE	ACD	ABCDE	CDE

二、论述题(共1题,共10分)

1. 以戒烟为例,论述临床场所戒烟的"5A戒烟法"的基本实施步骤。(10分)

参考答案:

(1)询问所有患者关于吸烟情况以及相关问题(Ask):可以将吸烟者状态分为不吸烟、吸烟(吸烟的年龄、吸烟的年份、定量评估目前的吸烟量、戒烟的意愿等)和戒烟三种状态。(2分)

(2)建议吸烟者戒烟(Advice):询问患者与吸烟相关的不良健康行为的发生情况和疾病的患病情况,宣讲戒烟的危害,态度明确地告诉患者需要戒烟很关键。(2分)

(3)评估吸烟者的戒烟意愿(Assess):根据评估结果可以将吸烟者分为愿意尝试戒烟的人和不愿意尝试戒烟的人,对于愿意戒烟的人采用行为改变的阶段模式提供戒烟干预,对于不愿意戒烟的人采用5R戒烟干预法提高戒烟者的戒烟动机。(2分)

(4)提供戒烟药物或者行为咨询治疗(Assist):对于有强烈戒烟意愿的患者,医生应该帮助患者确定戒烟日期以及提供关于戒烟的一揽子干预方案。(2分)

(5)安排随访(Arrange):随访可以采取面对面的方式以及电话随访的方式,在最开始的1~2个月内随访频率可以稍微高些(每周1次),之后的随访可以每月1次。通过随访增强信心,解决患者戒烟过程中可能遇到的障碍。(2分)

三、案例分析题(共2题,共40分)

【案例分析一】

【问题讨论】

1.根据上述描述梳理出"职业性慢性铅中毒"的诊断依据。(3分)

参考答案:

诊断依据:(1)详细可靠的职业史;(2)职业病危害接触史和现场危害调查与评价;(3)临床表现;(4)辅助检查结果;(5)排除其他疾病。

2.当您遇到腹绞痛患者时,应考虑哪些病症?(2分)

参考答案:

腹绞痛主要由腹部管状器官的肌肉痉挛或梗阻引起,如肠管、胆管及输尿管等痉挛或梗阻。常见疾病有急性腹膜炎、急性阑尾炎、胰腺炎、胆囊炎、盆腔炎、急性胃炎、肝硬化、肠梗阻、胆道或输尿管梗阻、胆石症、胆道蛔虫、肾绞痛、胃肠痉挛、肠扭转、肠套叠或肠系膜血管栓塞等。

3.慢性铅中毒患者可能出现哪些临床表现(每项临床表现需要简单解释)?(10分)

参考答案:

铅可以对全身各个系统产生影响。

(1)神经系统:铅中毒最敏感的靶点为神经系统,且对神经系统的损害是不可逆的。铅对成人神经系统的损害主要表现为:①类神经症、神经行为改变、疲乏、注意力不集中;②周围神经症状为早期出现感觉和运动神经传导速度下降,肢端麻木或呈手套袜子样感觉迟钝或缺失,视力减退,重者伸肌无力和麻痹,呈腕下垂(垂腕症);③严重者出现中毒性脑病,主要表现为表情淡漠、精神失常、运动失调,严重者出现昏迷、惊厥、呕吐,呈癫痫样发作。(3分)

(2)血液及造血系统:血液系统是铅中毒的重要靶系统,可有轻度贫血,多呈低色素正常细胞型贫血;点彩红细胞、网织红细胞、碱粒红细胞增多等。(1分)

(3)消化系统:主要表现为食欲缺乏、恶心、隐性腹痛、腹胀、腹泻或便秘。严重者可出现腹绞痛(也称铅绞痛)。(1分)

(4)口腔:口内有金属味道,口腔卫生不好者,齿龈边缘可出现蓝灰色的着色带。(1分)

(5)内分泌干扰:机体铅负荷的增高可对某些激素的代谢产生影响,比如可引起红细胞成熟和骨骼生长障碍,肾素分泌增加、生长激素和甲状腺素抑制。(1分)

(6)肾脏毒性:铅的肾脏毒性是一个渐进而隐匿的病理过程。该过程发展到一定阶段即变得不可逆。铅主要损害肾的近曲小管,导致肾小管的转运功能障碍,出现氨基酸尿、糖尿、高磷酸盐尿。半数以上的慢性铅中毒肾病患者可以同时患有痛风。(1分)

(7)心血管系统:铅与高血压的关系是该领域重点关注的研究问题。高水平与低水平

的铅接触均可导致血压升高。(1分)

(8)生殖和发育毒性:成年女性长期接触铅可引起流产、死产、早产、低出生体重、出生缺陷发生率较高。铅对成年男性的生殖毒性主要表现在精子数目减少、活动力减弱、形态改变。(1分)

4.要证实患者是铅中毒,还应做哪些相关检查?(1分)

参考答案:

生化检查:血铅、尿铅

5.慢性铅中毒的处理原则及注意事项是什么?(4分)

参考答案:

(1)驱铅治疗,首选依地酸二钠钙,与铅形成稳定的络合物而排出,用药时须注意"过络合综合征",用完一疗程后间隔3~4天重复用药,根据驱铅疗效决定疗程,监测钙、锌等金属的浓度。(2分)

(2)处理患者:①铅吸收患者,经驱铅治疗可继续原工作,3~6月复查一次;②轻度中毒者,经驱铅治疗可恢复工作,一般不必调离铅作业;③中度中毒者,经驱铅治疗原则上应该调离铅作业;④重度中毒者,经驱铅治疗必须调离,并给予治疗和休息。(2分)

【案例分析二】

【问题讨论】

1.医院门诊医生接到第一例病人时,首先可能会作何诊断?主要依据是什么?(3分)

参考答案:

医生可能会考虑为病毒性胃肠炎。(1分)

主要依据:病毒性胃肠炎(比如轮状病毒)的临床症状以急性胃肠炎症状(发烧、腹痛、腹泻、恶心、呕吐、大便水样便等)为主。(2分)

2.当医院门诊医生同天接到数例相同症状体征的病人时,应如何考虑?如何处理?(6分)

参考答案:

医生可能会考虑为食物中毒。(1分)

当医师怀疑为食物中毒,对重症者应该立即采取紧急措施:①立即向当地卫生行政部门(区疾病预防控制中心)和相关机构报告,并立即救治病人;②采集病人标本(最好在未进行医学处理之前),以备送检;③迅速采取排毒措施,如催吐、洗胃、导泻、清肠;④对症治疗,如输液纠正酸中毒和电解质紊乱、抢救循环衰竭和呼吸衰竭;⑤特殊治疗,如合理使用抗生素、抗毒素血清、调节饮食等。(5分)

3.如果当地卫生行政部门到达现场,应该做哪些事情?(2分)

参考答案:

①对病人采取紧急处理的同时及时报告上级卫生行政部门;②进行食物中毒的流行病学调查(人群流行病学调查、危害因素调查、实验室检查)。

4.按食物中毒的调查处理总原则,你认为食物中毒的调查必须包括哪些工作?(3分)

参考答案:

(1)对病人采取紧急处理,并及时向当地卫生行政部门和食品安全综合监管部门报告:①停止食用中毒食品;②采集病人标本,以备送检;③对病人的急救治疗、对症治疗和特殊治疗。

(2)对中毒食品的控制处理:①保护现场,封存中毒食品或者疑似中毒食品;②追回已售出的中毒食品或者疑似中毒食品;③对中毒食品进行无害化处理或销毁。

(3)对中毒场所采取消毒措施。

5.要确诊为何种类型的食物中毒,最关键的工作是什么?(2分)

参考答案:

要确诊为何种类型的食物中毒,最关键的工作是要有实验室诊断资料,由于采样不及时或已用药或其他技术、学术上的原因未能取得实验室诊断资料时,可判定为原因不明食物中毒,必要时可由3名副主任医师以上的食品卫生医师进行评定。

6.如何区分食物中毒是属于细菌型食物中毒还是化学性食物中毒?(4分)

参考答案:

细菌型食物中毒是指摄入被细菌和/或其毒素污染的食物而引起的中毒。在食物中毒中最为常见,发病率高,病死率较低,发病有明显的季节性,以夏秋季多见。(2分)

化学物性食物中毒是指含有化学性有毒有害成分的食品而引起的中毒。一般发病率、致死率均较高,发病无明显的季节性和地区性。(2分)

试卷B参考答案

一、选择题(每题1分,共50分)

1	2	3	4	5	6	7	8	9	10
B	C	B	E	A	E	E	B	C	B
11	12	13	14	15	16	17	18	19	20
E	D	A	C	C	B	D	A	D	A
21	22	23	24	25	26	27	28	29	30
E	A	E	D	D	C	E	E	A	A
31	32	33	34	35	36	37	38	39	40
E	B	C	A	C	E	D	A	A	A
41	42	43	44	45	46	47	48	49	50
B	D	B	D	C	ABD	BCE	ACDE	AD	CDE

二、论述题(共1题,共10分)

1.患者在戒烟门诊咨询时,医生根据评估结果可以将吸烟者分为四类:不吸烟者、曾经吸烟现在已经戒烟者、现吸烟并愿意尝试吸烟者、现吸烟但不愿意尝试吸烟者。根据不同类型的对象,请提出具体的戒烟干预指导意见。对现吸烟但不愿意尝试吸烟者运用提高戒烟动机的5A法提出干预要点。(10分)

参考答案:

(1)对于愿意戒烟的人:一般采取快速干预和强化干预的策略与措施。快速干预法基本遵循5A戒烟法的策略与措施。强化干预的策略与措施包括及时的健康咨询、健康行为干预和药物治疗。(2分)

(2)对于不愿意戒烟的人或者暂无戒烟意愿的人,采用5R法提高戒烟的动机。5R法的主要内容包括:①相关(Relevance),使吸烟者认识到吸烟与自己和家人密切相关,如果能结合吸烟者目前的健康状态和患病状态、家庭状况(比如妻子备孕、怀孕或者家中有小孩)进行干预更好;②危害(Risk),使吸烟者认识到吸烟的严重危害,特别是对自己本人可能造成短期或长期的危害以及对周围环境的影响,如果患者已经出现了相关的健康问题,强调继续吸烟会加重和恶化现在的病情,以及即使采用吸低焦油、低尼古丁烟或者其他形式的烟草(比如无烟烟草、雪茄和烟斗)并不能减少相关的风险;③益处(Rewards),使吸烟者充分认识到戒烟的益处,突出强调最可能戒烟相关的益处,比如改善体味、增加食欲、节约钱、良好的自我感觉、家庭和衣服以及周围环境清新、给孩子树立形象和榜样等;④障碍(Roadblocks),医生应该让患者意识到戒烟过程中可能遇到的障碍并为他们提供帮助,比如阶段状态、对戒烟失败的恐惧、体重增加、缺少家庭和环境的支持、抑郁、吸烟冲动、周围吸烟者的影响、缺乏相关的戒烟知识等;⑤反复(Repetition),利用每次与患者接触或交流的机会,反复强调戒烟动机的干预,对于尝试戒烟却失败的患者,应该告知多数戒烟成功的人都有反复多次戒烟失败的经历。(6分)

(3)针对不吸烟者、曾经吸烟现在已经戒烟者,给予鼓励和一级预防干预。(2分)

三、案例分析题(共2题,共40分)

【案例分析一】

【问题讨论】

1.上述医生作出的诊断存在什么问题?为什么会存在这样的问题?(3分)

参考答案:

考虑不全面,诊断不正确。因为:①没有全面地考虑一些生活背景,比如妈妈和外公都在一家蓄电池工作,男孩一家住在妈妈工作的蓄电池厂附近,男孩经常到厂里玩;②男孩其他方面的一些特征,比如老师经常反映儿子容易发脾气、注意力不集中,学习成绩不好,母亲反映孩子从小好动、容易走神,近期经常感到肚子痛和便秘等。

2.根据上述描述,初步诊断小强可能为经常接触铅导致儿童铅中毒。如果要做出正确的诊断,除了上述描述,请问小强还应做哪些相关检查?(1分)

参考答案:

生化检查:血铅、尿铅

3.造成儿童铅中毒的主要原因是什么?(3分)

参考答案:

(1)含铅汽油(汽车尾气);(2)工业污染造成的大气、土壤和水体铅污染;(3)铅作业工人通过工作服等将铅带入家庭;(4)铅还可以通过胎盘屏障进入正在发育的胎儿体内造成发育损害;(5)含铅文具和玩具;(6)含铅涂料;(7)含铅食品。

4.为什么儿童是铅中毒的高危人群?(3分)

参考答案:

(1)儿童铅中毒来源广泛;(2)儿童铅吸收率比成年人高,成人消化道的吸收率为6%~20%,儿童和孕妇的消化道吸收率为50%;(3)儿童容易发生钙缺乏,从而增加机体铅吸收;(4)儿童大脑和神经系统正处于发育阶段,尤其是0~3岁的儿童的血一脑屏障发育不完整会使得更多的铅向中枢神经系统转移。

5. 儿童铅中毒最敏感的靶部位是什么系统？请解释原因？（4 分）

参考答案：

铅中毒最敏感的靶点为神经系统，且对神经系统的损害是不可逆的。主要是因为儿童和胎儿正处于神经系统发育时期，对中枢神经系统的损害更为敏感，铅引起的儿童神经毒性不存在安全阈值。短期内接触高浓度的铅或长期接触超过 800μg/L 的铅即可出现头痛、呕吐、惊厥、昏迷等铅性脑病的表现甚至死亡。长期接触可导致儿童出现智商低下、语言和学习能力比正常儿童差、易激怒、多动、注意力难以集中、有攻击性行为、反应迟钝、嗜睡、运动失调等表现。严重的可出现听觉和视觉障碍，甚至颅部神经瘫痪。

6. 儿童铅中毒需要从哪几个方向进行评价？（2 分）

参考答案：

（1）询问铅的接触史是至关重要的一步；（2）症状和体征，儿童铅中毒的一个重要的表现是神经行为亚临床表现，从而影响儿童的学习和社会交往；（3）实验室检查，血铅是最有效的检查指标。

7. 儿童铅中毒的预防原则及其处理措施。（4 分）

参考答案：

儿童铅中毒的预防重点在一级预防和二级预防。

一级预防的中心思想是消除或尽可能减少铅接触。这需要政府制定相关政策和措施（比如使用无铅汽油）。而降低油漆、涂料、玩具、文具和食品中的铅含量也是非常主要的举措。同时通过对父母进行职业健康教育（不穿工作服回家、践行良好的生活方式等）减少儿童铅接触的机会、降低铅接触水平；进行营养干预（多食用含钙、铁、蛋白质、维生素丰富的食物和新鲜水果以及蔬菜）减少铅的吸收都可以达到一级预防的目的。

对于无法脱离铅污染的儿童，二级预防也很重要。二级预防主要是通过血铅筛查早期发现血铅水平高的儿童，对其进行及时早期干预，以降低铅对儿童机体的毒作用。

【案例分析二】

【问题讨论】

1. 镇卫生院接到报告后，首先应当开展什么工作？当卫生院同天接到数例相同症状体征的病人时，应如何考虑？做何处理？（3 分）

参考答案：

镇卫生院接到报告后应第一时间奔赴现场核实情况，并及时开展救治。（1 分）当同一天接到数例相同症状体征的病人时，则考虑食物中毒的可能。（1 分）因此，对病人采取紧急处理的同时及时报告当地卫生疾控中心或卫生执法监督机构。（1 分）

2. 市疾病预防控制中心接到报告后，如果怀疑是食物中毒，应做何处理？（6 分）

参考答案：

及时将事件报告给市卫生局和省疾控中心。（1 分）

除了及时报告，还应采取以下措施：（1）对病人采取紧急处理，包括停止食用中毒食品；（2）采取病人标本，以备送检；（3）对病人的急救治疗；（4）对中毒食品的控制；（5）保护现场，封存中毒食品或疑似中毒食品；（6）追回已售出的中毒食品或疑似中毒食品；（7）对中毒场所采取消毒处理。（5 分）

3. 简述细菌型食物中毒的发病机制。(3分)

参考答案:

(1)感染型:由于病原菌进入肠道,在适宜条件下大量生长繁殖,并侵入黏膜导致侵入性腹泻等,并且由于内毒素的作用,引起温度升高及侵入肠黏膜,产生胃肠道症状。

(2)毒素型:由细菌产生的肠毒素所致,肠毒素作用于小肠黏膜上的腺苷酸环化酶或鸟苷酸环化酶,使其产生cAMP、cCMP,从而导致水在肠腔潴留而致腹泻。

(3)混合型:由致病菌的侵入和肠毒素的协同作用所致。

4. 简述细菌型食物中毒与非细菌型食物中毒、霍乱及副霍乱、急性细菌型痢疾和病毒性胃肠炎的鉴别诊断。(8分)

参考答案:

(1)非细菌型食物中毒:有明确的食用有毒动植物或者食物中含有化学性污染物的饮食史,发病时通常潜伏期比较短,仅数分钟或者1~2h,一般无发热,除有胃肠炎症状,还常有神经系统和内脏损害等特有的表现,病死率高,经动物试验和化学分析可确定病因。(2分)

(2)霍乱及副霍乱:潜伏期多为1~3天,主要表现为无痛性腹泻,无恶心呕吐(多数为先泻后吐),无发热,腹泻呈米泔水样便,粪便培养或涂片后经荧光染色镜检找到霍乱弧菌或爱尔托弧菌可确定诊断。(2分)

(3)急性细菌型痢疾:一般恶心、呕吐较少,常有发热、里急后重,粪便多混有脓血便,下腹部及左下腹部明显压痛,粪便镜检有红细胞、脓细胞、巨噬细胞,粪便培养志贺氏菌属阳性。(2分)

(4)病毒性胃肠炎(比如轮状病毒):临床症状以急性胃肠炎症状(发烧、腹痛、腹泻、恶心、呕吐、大便水样便等)为主。(2分)

试卷C参考答案

一、选择题(每题1分,共50分)

1	2	3	4	5	6	7	8	9	10
E	B	B	C	A	D	D	D	C	B
11	12	13	14	15	16	17	18	19	20
A	C	E	E	D	A	B	D	E	A
21	22	23	24	25	26	27	28	29	30
E	E	B	D	C	C	D	B	D	A
31	32	33	34	35	36	37	38	39	40
A	B	A	B	C	A	B	E	C	D
41	42	43	44	45	46	47	48	49	50
ABCDE	ACDE	ABCDE	ABCDE	ABCD	ABCDE	ABCE	ABDE	ABC	ABCD

二、简答题(共2题,共12分)

1. 简述不良建筑综合征的概念、主要症状及特点。(6分)

参考答案:

概念:不良建筑综合征(sick building syndrome,SBS),亦称为病态建筑物综合征,主要是某些建筑物内空气污染、空气交换率很低,以致在该建筑物内活动的人群产生了一系列自觉症状,而离开了该建筑物后,症状即可消退。这种建筑物被称为“不良(或病态)建筑物”,产生的系列症状被称为“不良建筑综合征”。(2分)

主要症状:(1)眼睛,尤其是角膜、鼻黏膜及喉黏膜有刺激症状;(2)嘴唇等黏膜干燥;(3)皮肤经常生红斑、荨麻疹、湿疹等;(4)容易疲劳;(5)容易引起头疼和呼吸道感染症状;(6)经常有胸闷、窒息样的感觉;(7)经常产生原因不明的过敏症;(8)经常有眩晕、恶心、呕吐等感觉。(2分)

主要特点:(1)发病快;(2)患病人数多;(3)病因很难鉴别确认;(4)患者离开了该建筑物后,症状即可缓解或消退。(2分)

2. 简述突发公共卫生事件的定义及特点。(6分)

参考答案:

概念:指突然发生,造成或者可能造成社会公众健康严重损害的重大传染病疫情、群体性不明原因疾病、重大食物和职业中毒以及其他严重影响公众健康的事件。(2分)

特点(4分)

(1)突发性:突然发生、没有预兆、留给人思考或应对的时间少,必须在短时间内做出分析和判断。

(2)普遍性:影响广泛,有如"多米诺骨牌效应"。

(3)严重性:常导致大量的伤亡、严重影响受害者的身体健康。

(4)复杂性:超出了一般社会危机事件的发展规律,呈现"易变性"和"跳跃性"特点。

三、论述题(共1题,共16分)

1. 论述运动处方的制定原则及个体化运动处方制定的基本要点(运动前风险评估的内容、身体活动目标量的确定、活动进度安排、预防意外情况和不适的处理)。(16分)

参考答案:

(1)运动处方的制定原则(4分)

①制定运动处方要个体化,具有针对性;

②制定运动处方要循序渐进;

③制定运动处方要具有有效性和安全性;

④制定运动处方要具有全面性和长期性。

(2)个体化运动处方制定的基本要点

①运动前风险评估:主要评估内容包括个体健康史,当前的疾病状况,症状/体征,危险因素,当前的体力活动/运动的习惯、运动环境以及用药情况。(2分)

运动前风险评估包括自我评估和专业评估:自我评估有助于提高个体对危险因素的认知,最常用的自我评估方式是填写身体活动相关问卷,根据问题的回答情况及得分来决定是否需要寻求医学帮助。(2分)

专业评估:指由经过培训的专业人员进行的心血管、呼吸系统以及代谢性疾病危险因素及症状与体征的评估,用以决定个体身体活动或运动项目是否需要在必要的医学检查和医学监督下开展,以及是否需要进行运动测试。通过合理的个体分析及评估可以将个体划分为低危、中危和高危三个类别。(2分)

②确定身体活动目标量:运动处方在确定身体活动目标量时应遵循FITT原则,即确定身体活动的频度、强度、时间和频率。(2分)

③活动进度安排:循序渐进是成功的关键。对久坐少动的患者以及长期处于静态生活方式的人群,如果开始参加规律的运动锻炼,在考虑个体的体质、健康状况、年龄、身体活动量后,制定阶段目标和总目标,以日常身体活动水平为基础,循序渐进地增加活动量、强度、时间和频度。(2分)

④预防意外情况和不适的处理：个人在活动时或者活动后可能出现不适症状，应根据具体情况制定预防和采取应急处理的措施。比如在进行各类可能对身体有伤害的身体活动时，应使用防护器具。个体应掌握一些运动的基本知识，比如运动量适宜、运动量过大和运动量不足的标志有哪些等。(2 分)

四、案例分析与讨论(共 1 题，共 22 分)

一名 23 岁的男性，每天吸烟 1 支以上，每天饮酒 2 两以上，喜食油炸食品，喜欢食用腌制食品，每天均食用新鲜蔬菜，每餐菜食偏咸，无胃癌家族史，经常生闷气，吃饭时心情不愉快。表 1 为20—24 岁男性胃癌的危险分数表，第一列为评估的危险因素，第二列为各种因素所对应的危险分数，第三列针对部分可以控制或消除的危险因素，在建立健康行为后新的危险分数。请回答以下系列问题，并根据表 1 信息对该男性发生胃癌的风险进行评估。

表 1　20—24 岁男性胃癌的危险分数

危险因素		危险分数	可改变的危险分数
吸烟情况	不吸烟	0.62	
	吸烟	1.34	0.62
慢性饮酒或酗酒	否	0.58	
	是	1.38	0.58
食用油炸食品	<3 次/周	0.90	
	≥3 次/周	1.65	0.90
食用腌制食品	<3 次/周	0.94	
	≥3 次/周	2.11	0.94
食用新鲜蔬菜	<3 天/周	1.49	0.92
	5～7 天/周	0.92	
摄盐	正常	0.88	
	过多	1.44	0.88
胃癌家族史	无	0.74	
	有	2.11	
生闷气吃饭	无	0.90	
	经常	2.97	0.90

参考答案：

问题 1：什么是健康危险度评估？(2 分)

健康危险度评估是研究致病危险因素和疾病发病率或死亡率之间数量依存关系及其规律性的一种技术。该技术将生活方式等因素转化为可测量的指标，预测个体在一定时间发生疾病或死亡的危险，同时估计个体降低危险因素的潜在可能，并将评估信息反馈给个体。(2 分)

问题 2:什么是目前的危险分数、一般人群的危险分数、目标危险分数?(6 分)

目前的危险分数:根据目前的情况(个体的生活方式、遗传因素等)所计算的现实的危险分数。(2 分)

一般人群的危险分数:以同年龄、同性别个体的危险分数作为评估对象的参照,一般取值为 1。(2 分)

目标危险分数:有些与行为生活方式有关的危险因素是可以改变的,目标危险分数指的是改变一些可变的危险因素,全面践行健康生活的理想情况下计算得到的危险分数。(2 分)

问题 3:什么是低危险型、自创型、难以改变的危险因素型、一般危险型?(8 分)

低危险型:被评价者发生该病的目前危险因素小于 1,即低于同年龄、同性别一般人群的发病危险。通过进一步调整行为方式仍然可以进一步降低危险,但程度有限。(2 分)

自创危险型:被评价者发生该病的目前危险分数大于 1(说明危险分数的平均水平较高),而目标危险分数远小于目前危险分数,通过降低危险分数的措施可以降低发病危险。(2 分)

难以改变的危险因素型:被评价者发生该病的目前危险分数大于 1(说明危险分数的平均水平较高),而目标危险分数和目前危险分数相差较小(说明个体危险因素主要来自生物遗传和既往疾病史),通过降低危险分数的措施降低发病危险的可能性很小。(2 分)

一般危险型:被评价者发生该病的目前危险分数接近 1,目标危险分数和目前危险分数相接近,说明被评价者的发病危险接近于一般人群,降低的可能性有限。(2 分)

问题 4:根据表 1 信息对该男性发生胃癌的风险进行评估,并根据上述问题概念进行解释性说明。(6 分)

第一步:计算目前的危险分数(2 分)

目前的各项危险因素的危险分数分别为:1.34,1.38,1.65,2.11,0.92,1.44,0.74,2.97

目前的危险分数为:$(1.34+1.38+1.65+2.11+1.44+2.97)-6+0.92\times0.74=5.57$

第二步:计算目标危险分数(2 分)

目标危险分数为:$0.62\times0.58\times0.9\times0.94\times0.92\times0.88\times0.74\times0.90=0.16$

第三步:解释说明(2 分)

根据目前危险分数得出,目前该个体发生胃癌的危险性是同年龄组男性的 5.57 倍;根据计算得到的目标分数得出,如果个体践行健康的生活方式,发生危险性降低为 0.16,即该个体胃癌的危险度评估为自创危险型。

试卷 D 参考答案

一、选择题(每题 1 分,共 50 分)

1	2	3	4	5	6	7	8	9	10
E	C	C	D	D	A	B	C	E	B
11	12	13	14	15	16	17	18	19	20
E	A	A	A	E	B	B	C	A	B
21	22	23	24	25	26	27	28	29	30
D	D	C	D	C	E	D	D	C	E
31	32	33	34	35	36	37	38	39	40
A	C	A	B	A	C	A	D	B	E
41	42	43	44	45	46	47	48	49	50
ABCDE	AC	ABCDE	ABCD	AB	ABCDE	ABCE	ABCDE	ABC	ABCDE

二、简答题(共 1 题,共 12 分)

1. 简述有氧运动和无氧运动的区别(概念、特点及作用)。(12 分)

参考答案:

(1)有氧运动

概念:指躯干、四肢等大肌肉群参与为主的、有节律、时间较长、能够维持在一个稳定状态的身体活动(比如长跑、步行、骑自行车、游泳等运动)。(2 分)

特点:需要氧气参与供应能量,以有氧代谢为主要供能途径,也称为耐力运动。(2 分)

作用:有助于增进心肺功能、降低血压和血糖、增加胰岛素的敏感性、改善血脂和内分泌的调节功能、提高骨密度、减少体内脂肪堆积、控制体重。(2 分)

(2)无氧运动

概念:指以无氧代谢为主要供能途径的身体活动形式,一般为肌肉短时间而强有力的

收缩活动(比如哑铃、举重、拉力器等运动)。(2 分)

特点:运动中用力肌群的能量主要是靠无氧酵解供应,因此不能长时间维持在一个稳定的状态。(2 分)

作用:无氧运动主要表现在对骨骼、关节和肌肉的强壮作用,同时也有助于心血管健康和改善血糖调节等。(2 分)

三、论述题(共 1 题,共 16 分)

1. 举例说明主动免疫和被动免疫的区别(答题要点:主动免疫和被动免疫概念,主动免疫的两种类型的概念及举例说明,主动免疫和被动免疫特点)。(16 分)

参考答案:

(1)主动免疫

概念:暴露于特定抗原的结果,在随后的免疫反应中,浆细胞产生特异性抗体,预防传染性疾病的发生;在抗原接触到抗体产生之间有一段延迟,即接触抗原后数天才产生抗体。(2 分)

主动免疫包括天然和人工免疫。

主动天然免疫:人体接触病原体产生的自然感染,从而获得特定性免疫,包括记忆细胞的产生(比如小孩感染水痘病毒,就会产生对该病毒的持久性免疫)。(2 分)

主动人工免疫:又称人工自动免疫,指的是将疫苗接种到机体产生特异性抗体,从而预防传染性疾病的发生。疫苗是病原微生物或其代谢产物经理化因素处理后,使其失去毒性但保留抗原性所制备的生物制品(比如减毒疫苗、灭活疫苗、类毒素、亚单位疫苗、重组疫苗、DNA 疫苗等)。(2 分)

主动免疫的特点:主动免疫在获得后会持续存在很长一段时间,甚至可能因为记忆细胞的存在持续终身。(2 分)

(2)被动免疫

概念:①将抗体注射到体内,如果机体存在特异性抗原,抗体与抗原结合;②免疫具有时效性,提供即时免疫。(2 分)

被动天然免疫:又称为被动自动免疫,兼有被动和自动免疫的优势,使机体在迅速获得特异性抗体的同时,产生持久的免疫力。此类免疫一般用于疫情发生时或者母亲感染某传染性疾病时,用于保护婴幼儿或者弱势群体的一种免疫方法,使用较为局限,一般只能用于少数感染性疾病(比如 HBsAg 和 HBeAg 母体抗体通过胎盘转移到胎儿体内,并在初乳中转移到婴儿体内产生的免疫力)。(2 分)

被动人工免疫:采用人工方法向机体输入由他人或动物产生的免疫效应物,如免疫血清、免疫球蛋白、淋巴因子等,使机体立即获得免疫力,达到防治某种疾病的目的。其特点是产生作用快,输入后立即发生作用。但由于该免疫力非自身免疫系统产生,易被清除,故免疫作用维持时间较短,一般只有 2～3 周。主要用于治疗和应急预防。(2 分)

被动免疫的特点:被动免疫会随着时间的推移而消退。因为接受者不能获得记忆细胞,因此无法制造抗体,获得性抗体在机体存活的周期比较短。(2 分)

四、案例分析题(共 1 题,共 22 分)

某糖尿病患者,男性,身高 168cm,体重 80kg,从事办公室工作(极轻体力劳动),血糖和尿糖均高,高胆固醇血症,且有肾功能不全。根据其标准体重已经计算出全日总能量供给量为 1600kcal。请根据具体情况回答下列问题。

问题 1:如果按照碳水化合物∶脂肪∶蛋白质=60∶25∶15 的比例,碳水化合物、脂肪、和蛋白质各需要多少克?(3 分)

参考答案:

全日总能量供给量为 1600kcal,则:

碳水化合物供给量为 1600×60%/4=240g(1 分)

脂肪供给量为:1600×25%/9≈44g(1 分)

蛋白质供给量为:1600×15%/4=60g(1 分)

问题 2:在选择碳水化合物的时候有什么考虑?什么是血糖生成指数?什么是糖负荷?(6 分)

参考答案:

碳水化合物以复合或复杂碳水化合物为主,尽量选择低血糖生成指数和低糖负荷的碳水化合物。(2 分)

血糖生成指数(glycemic index,GI):指含 50 克碳水化合物的食物与相当量的葡萄糖(通常将葡萄糖的血糖生成指数定为 100)在一定时间内(一般为 2h)引起体内血糖应答水平百分比值。反映了食物与葡萄糖相比升高血糖的速度和能力,是衡量食物引起餐后血糖反应的一项有效指标。(2 分)

糖负荷:是将食物的血糖生成指数和食物中碳水化合物含量综合考虑的指标,是血糖生成指数与每 100g 食物所含碳水化合物的乘积,与血糖生成指数结合起来指导糖尿病患者的饮食。(2 分)

问题 3:考虑到该患者还存在血脂异常,在补充脂类物质时有何考虑?(3 分)

参考答案:

脂肪供给量占全天总能量的 20%~25%,多不饱和脂肪酸∶单不饱和脂肪酸∶饱和脂肪酸的比值为 1∶1∶0.8。胆固醇应低于 300mg/天,合并高胆固醇血症者应低于 200mg/天。(3 分)

问题 4:该患者有肾功能不全,在选择蛋白质上有何考虑?(3 分)

参考答案:

应限制蛋白质摄入,可根据肾功能损害的程度来确定,一般应占全天总能量的 10%以下或者按 0.5~0.8g/(kg.d)计算。增加膳食纤维的摄入,摄入总量应在 20%以上。(3 分)

问题 5:糖尿病患者在餐次分配比例上有何要求?(2 分)

参考答案:

糖尿病患者在餐次分配比例上通常要考虑糖尿病患者的饮食习惯、血糖或尿糖波动情况、服用降糖药或注射胰岛素时间及病情是否稳定来确定分配比例。应尽量少吃多餐,定时定量。(2 分)

问题 6:什么是食物交换份?(2 分)

参考答案:

将食物分为主食、蔬菜、水果、瘦肉、乳品和油脂 6 类,每类食物按可提供同等热卡(90kcal 或 376kJ)的重量定为 1 份。糖尿病患者根据自己所需热量和品种比例,在总热量范围内,同类食物可以相互替换。(2 分)

问题 7:该糖尿病患者总共需要多少份的食物?(1 分)如果分配到谷类、蔬菜、水果、肉蛋奶和油脂类,每类食物可以分配多少份?(2 分)

参考答案:

全天食物交换份数=1600/90≈18 份。(1 分)谷类为 11 份,蔬菜 1 份,水果 1 份,肉蛋奶 3.5 份,油脂 1.5 份。(2 分)

参考文献

[1]傅华.预防医学[M].北京:人民卫生出版社,2018.

[2]傅华.临床预防医学[M].上海:复旦大学出版社,2014.

[3]傅华.健康教育学[M].北京:人民卫生出版社,2017.

[4]王培玉.健康管理学[M].北京:北京大学医学部出版社,2012.

[5]杨功焕.执业医师与控烟[M].北京:人民卫生出版社,2013.

[6]姜恒,杨焱,王立立.简单戒烟干预手册[M].北京:军事医学科学出版社,2013.

[7]中华人民共和国卫生部疾病预防控制局.中国成人身体活动指南(试行)[M].北京:人民卫生出版社,2011.

[8]中国营养学会.中国居民膳食指南 2016[M].北京:人民卫生出版社,2016.

[9]孙长颢.营养与食品卫生学[M].北京:人民卫生出版社,2017.

[10]杨克敌.环境卫生学[M].北京:人民卫生出版社,2017.

[11]邬堂春,牛侨,周志俊,等.职业卫生与职业医学[M].北京:人民卫生出版社,2017.

[12]袁聚祥.预防医学学习指导[M].北京:北京大学医学出版社,2008.

[13]王瑞,黄丽娃.预防医学实训指导与习题集[M].武汉:华中科技大学出版社,2016.

[14]乌建平.预防医学实验指导[M].南昌:江西科学技术出版社,2011.

[15]冷言冰,韩琴,刘新.预防医学专业技能训练与实习指南[M].成都:西南交通大学出版社,2015.

[16]周建伟,沈洪兵,张绮.预防医学综合实验[M].北京:人民卫生出版社,2010.